2003 SARS

和平歸來

ISLAND NATION 國際橋牌社 + HOPING

和平不再 SARS 20周年紀念專書 永不歸來

封院後的和平醫院。（郭聖達提供）

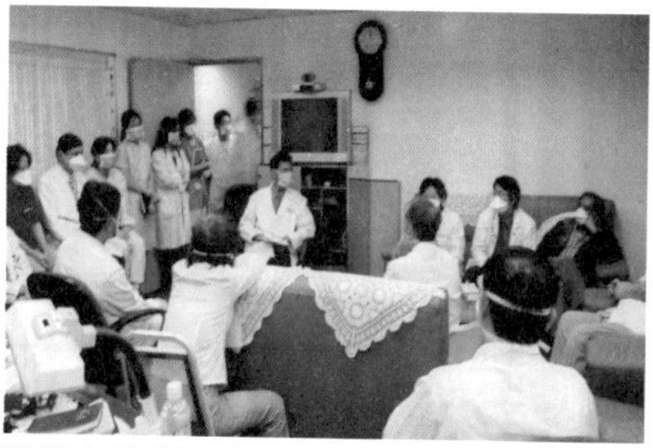

醫護人員動輒被叫到院長室群聚開會。（郭聖達提供）

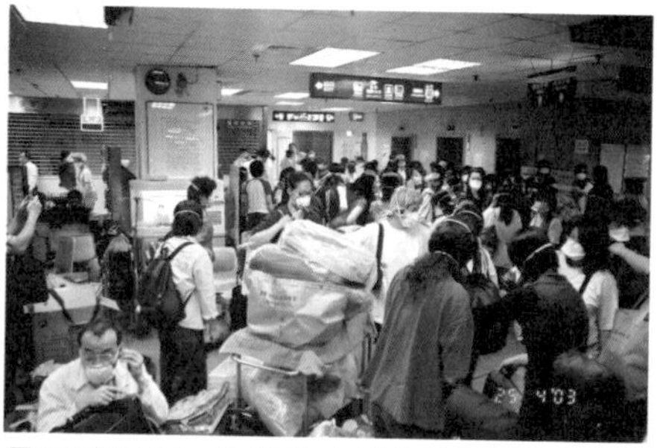

員工被召回，急診室人滿為患。（郭聖達提供）

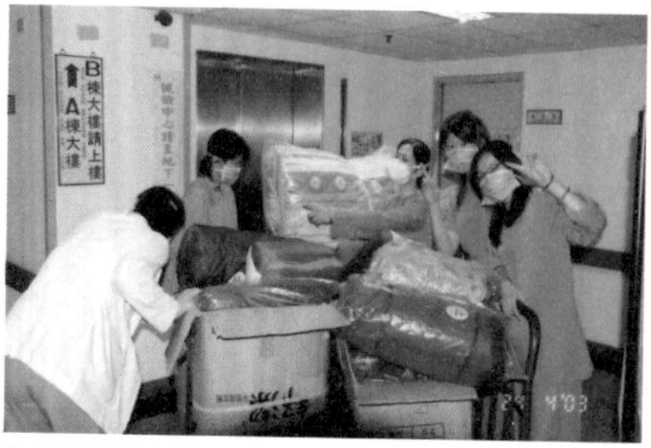

生活用品充沛，保命物資缺乏。（郭聖達提供）

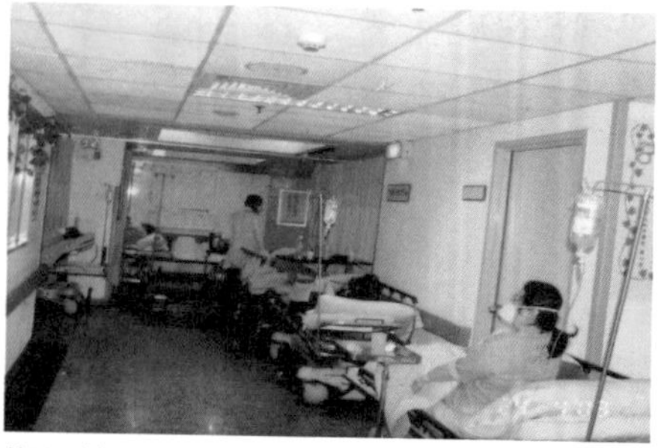

鄭雪慧已經染疫，卻被召回，躺在急診室外走道上的推床。（郭聖達提供）

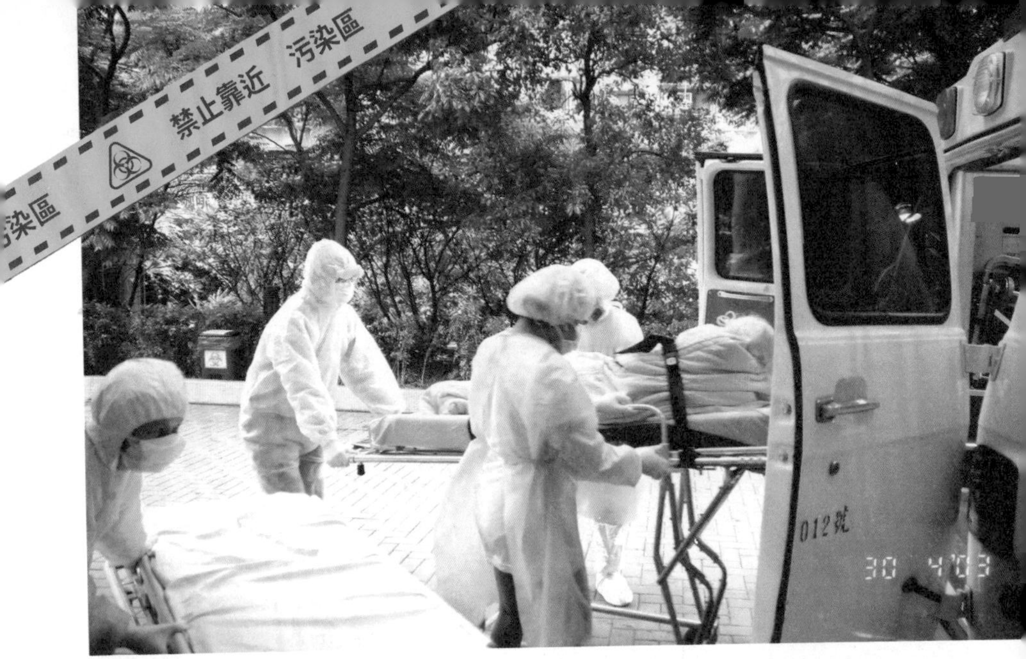

協助重症者轉院。（郭聖達提供）

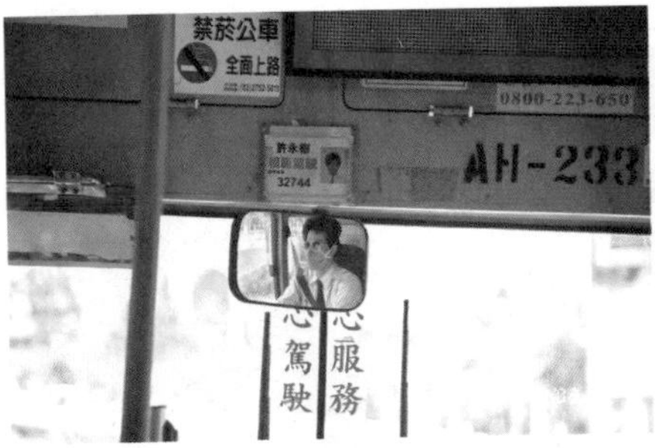

無名英雄，勇敢承擔載送任務。（郭聖達提供）

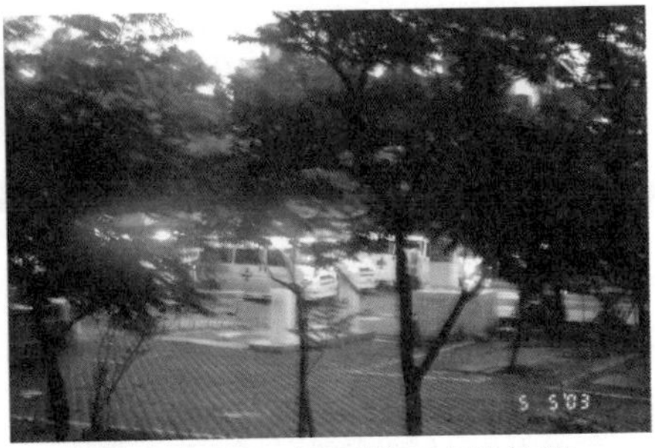
大遷徙毫無遮掩，攝影機可直接拍攝。（郭聖達提供）

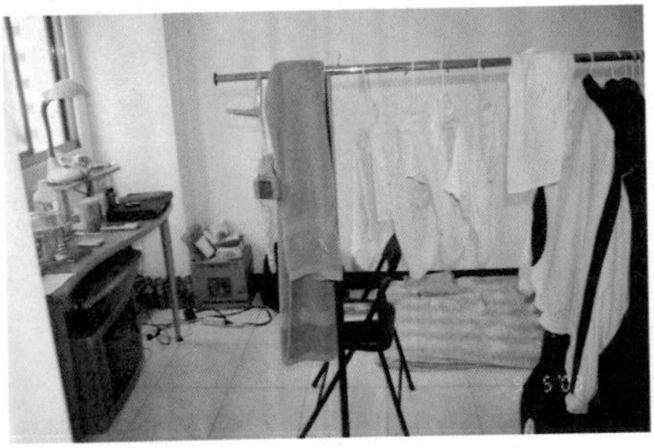
克難的隔離環境。（郭聖達提供）

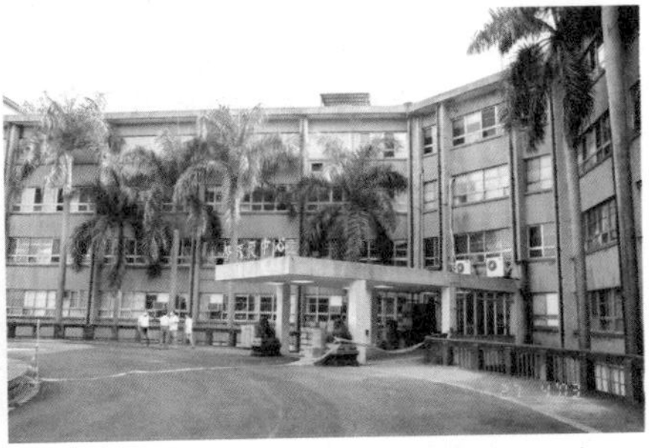
替代役中心也不平靜。（郭聖達提供）

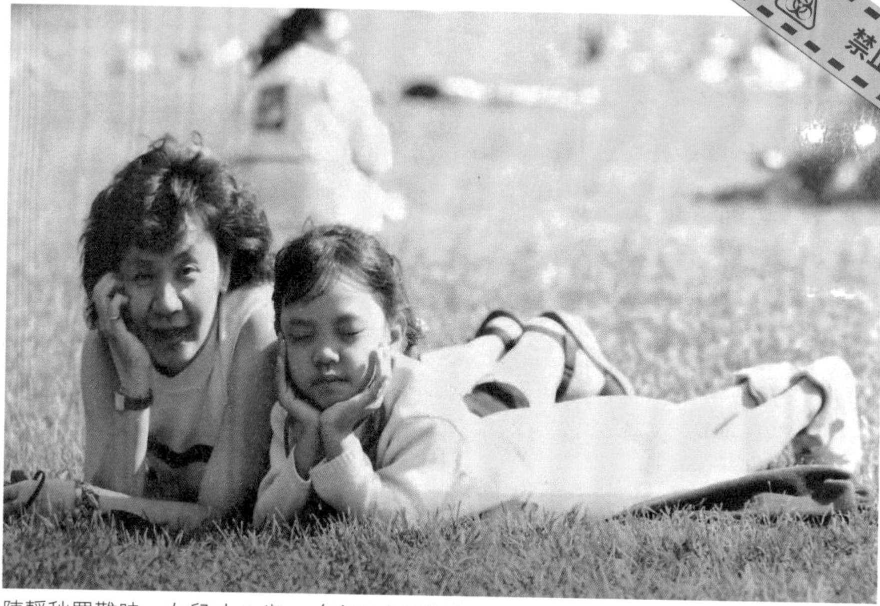

陳靜秋罹難時，女兒才 8 歲。（唐四虎提供）

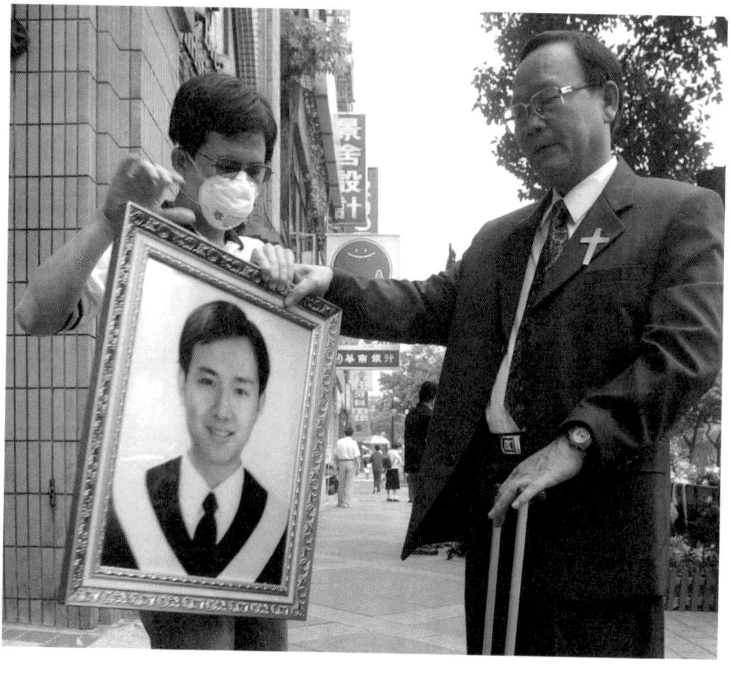

林亨華痛失愛子林重威。（中央社）

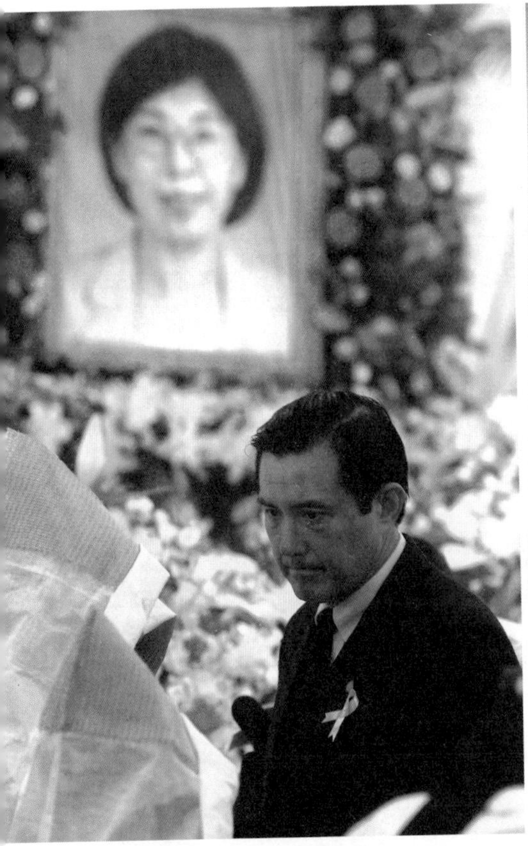

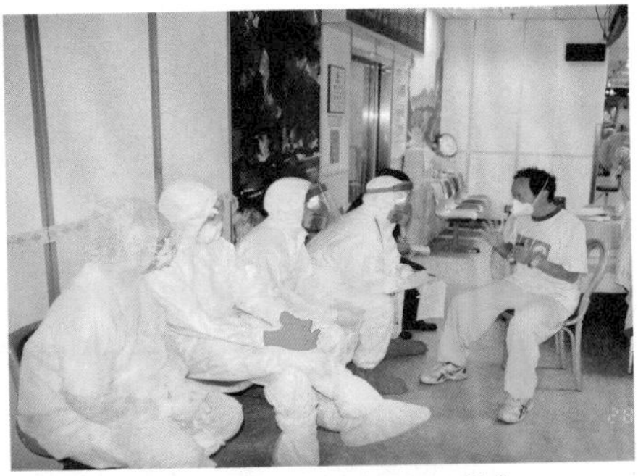

葉金川深入險區。（郭聖達提供）

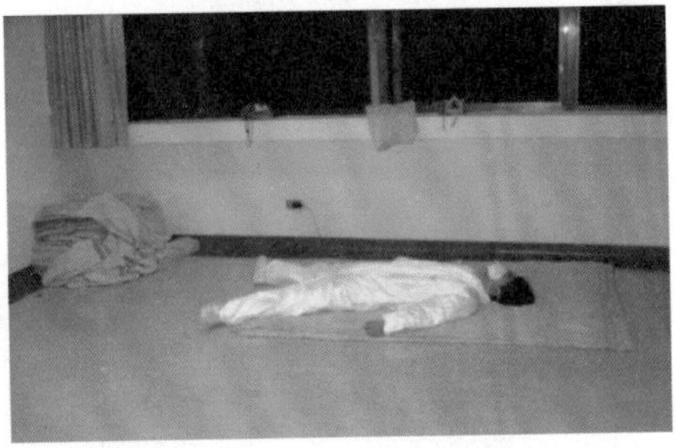

連續幾天幫病患插管，詹尚易累癱在地上昏睡。（曾唯倫提供）

馬英九慰問蔡巧妙家屬。（中央社）

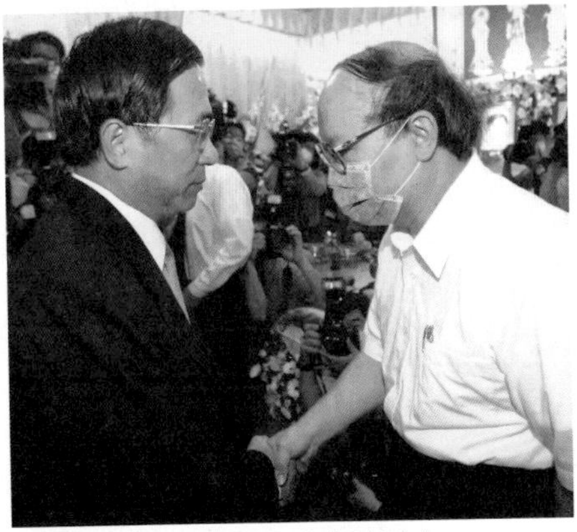

陳水扁慰問鄭雪慧的丈夫陳昌宏。（中央社）

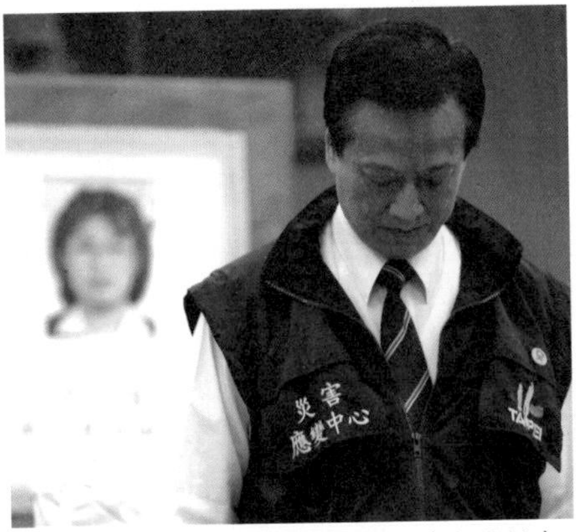

歐晉德在楊淑媜靈堂前默哀。（中央社）

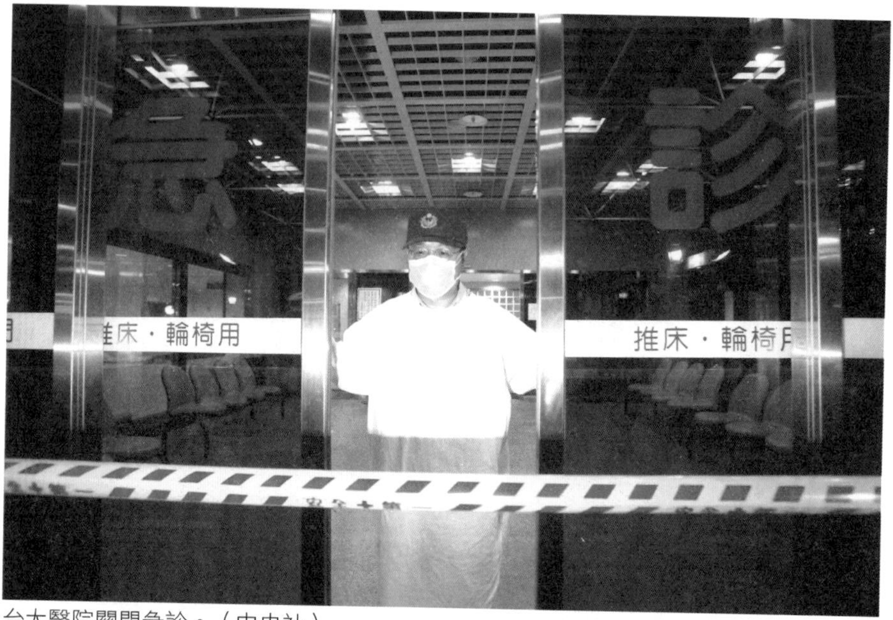

台大醫院關閉急診。（中央社）

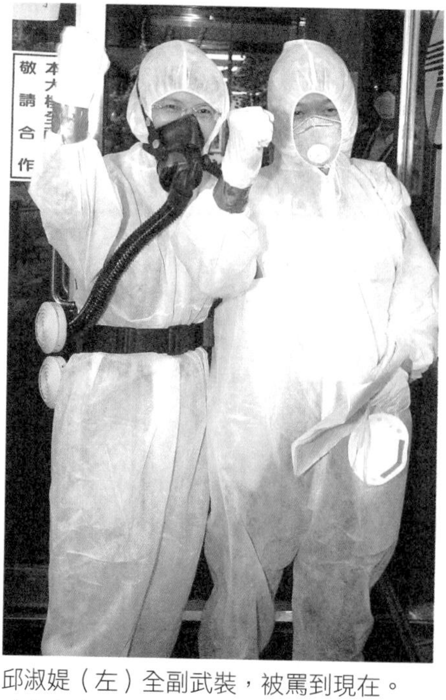

邱淑媞（左）全副武裝，被罵到現在。（自由時報，王敏為攝）

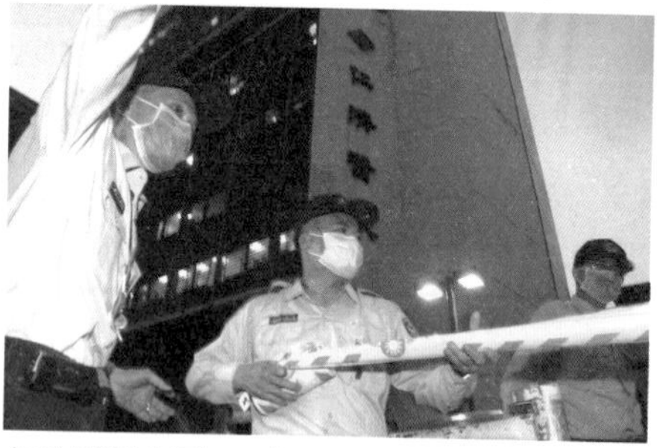
仁濟醫院封院。（中央社）

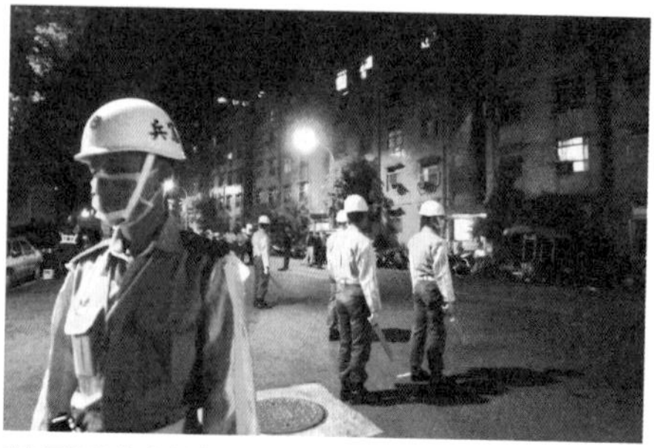
華昌國宅封樓。（中央社）

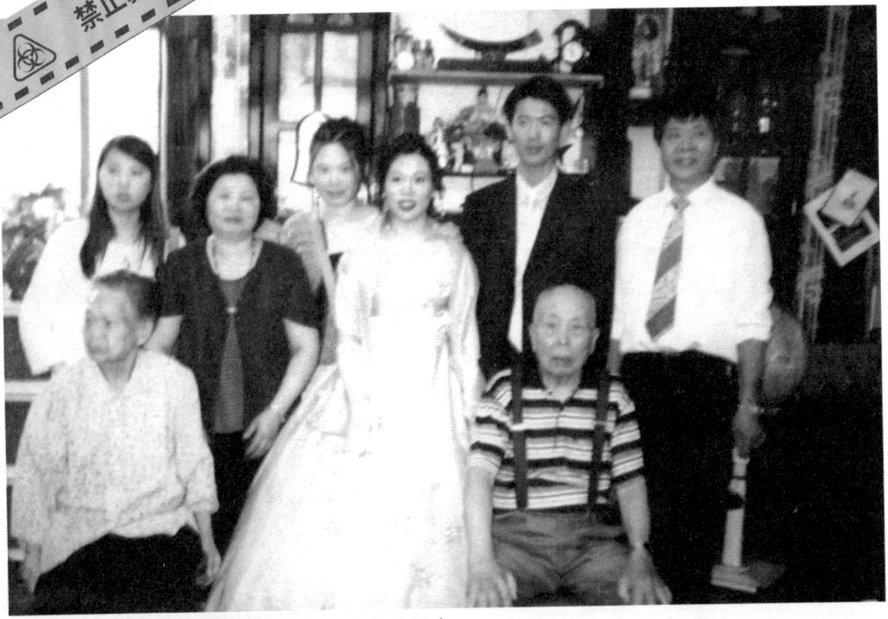

胡貴芳一屍兩命，新婚變永別。（中央社）

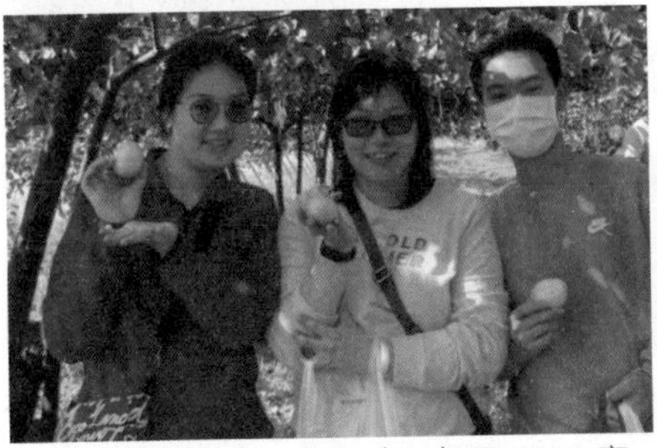

林美雪歷劫歸來，女兒（左）是 SARS 寶寶。（林美雪提供）

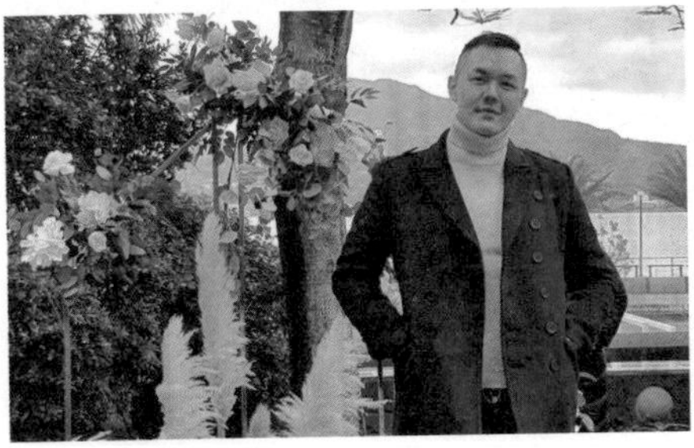

SARS 男孩陳睦雅，現在是工程師。（陳睦雅提供）

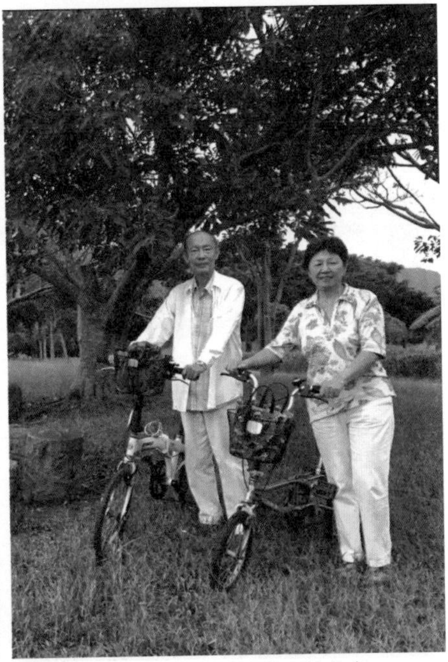

周經凱夫婦至今仍為洗刷汙名奔走。（周經凱提供）

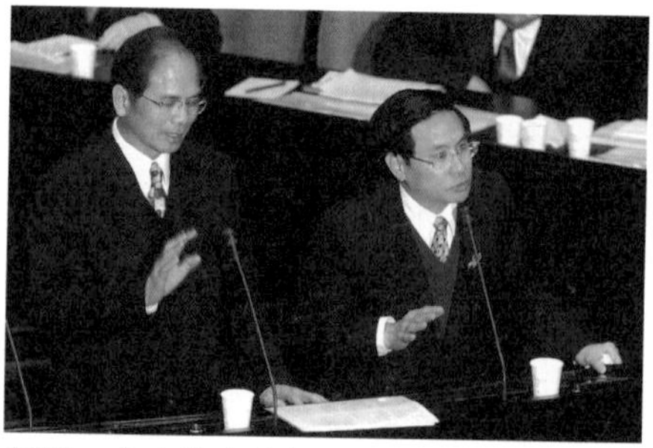

封院，中央也有責任，游錫堃（左）事前不知道，涂醒哲（右）被陳水扁摘去烏紗帽。（中央社）

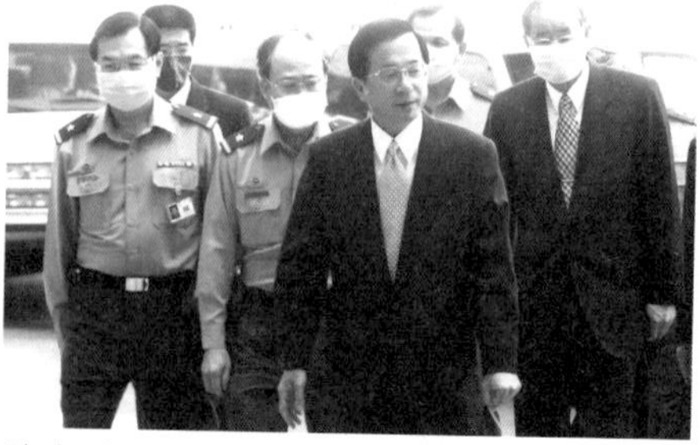

陳水扁 36 小時大作戰，左後方為陳宏一。（中央社）

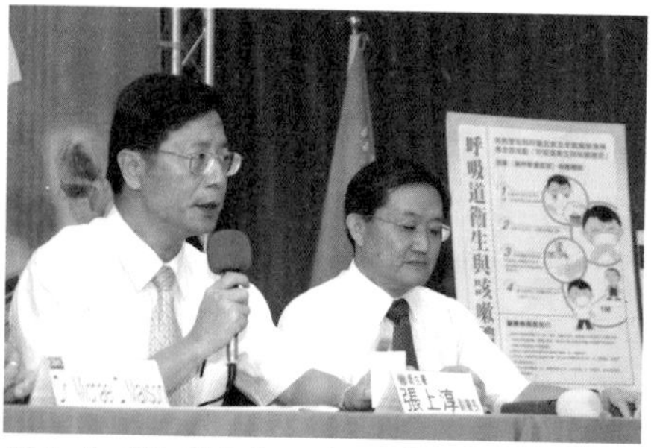

前台大感染科主任張上淳（左）負責調度病床，手握生殺大權。（中央社）

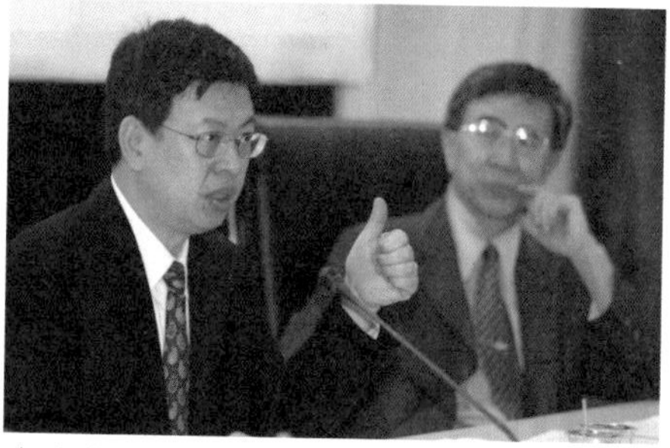

專家會議並非萬能，陳建仁（左）擔任召集人；總指揮李明亮（右）最後出手救援。（中央社）

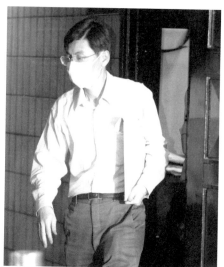

林榮第成為眾矢之的。（中央社）

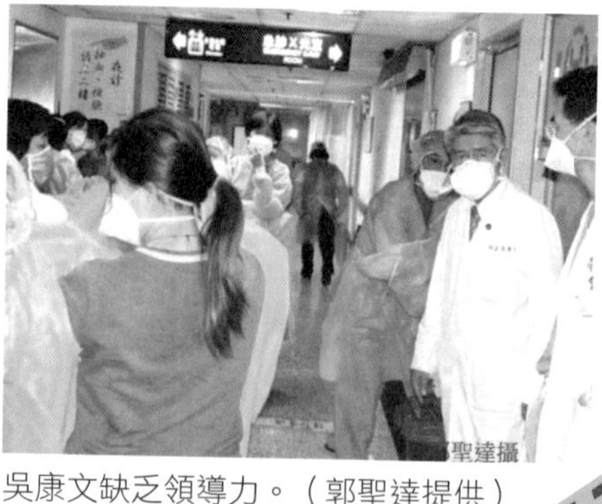

吳康文缺乏領導力。（郭聖達提供）

目錄

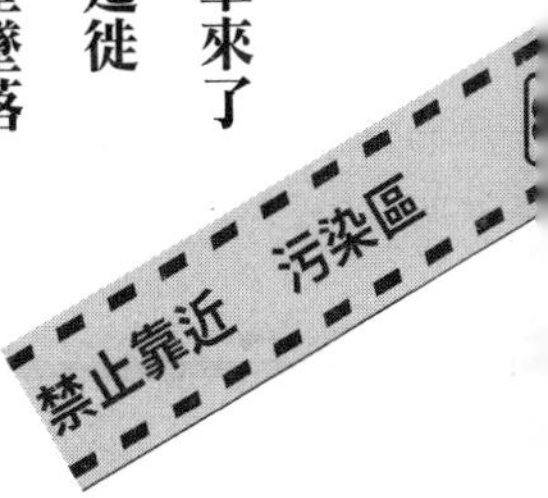

SARS來了

「世紀之疫」SARS（Severe Acute Respiatory Syndrome），短短不到三個月，奪走台灣七十三條人命。

SARS過後，科學家在廣東活畜市場的果子狸、貛、貉等動物身上，找到和人類SARS病毒十分相似的動物SARS病毒，基因組核苷酸的相似度達百分之九十九點六。

當進一步研究當地活畜市場的販賣商及動物屠宰工，前者的血液中有百分之四十，後者有百分之二十，存有SARS病毒抗體；菜販占了百分之五；實驗控制組人員為零。依此證明，全球SARS群突發，是由動物SARS冠狀病毒跨越物種，傳染給人類。（摘自《新型冠狀病毒與SARS經驗回顧》，張藏能）

研究學者發現，SARS在二〇〇二年十月起源於中國廣東省，最早在佛山、深圳、河源、江門和中山等地流傳，以廣州疫情最為嚴重。

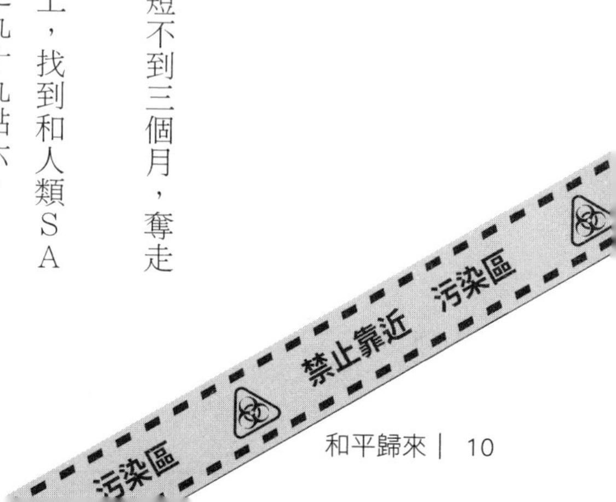

零號病人 東莞黃姓台商

台大醫院認為，SARS病例最早可能出現在二〇〇二年一月。一位四十四歲的東莞黃姓台商，連續兩天發燒，被送往當地石階醫院，幾個小時後不治身亡，家屬被告知死因為「肺結核」。

肺結核會吐血，若未經治療，一段時日的確會致命；但自二戰以來，發明抗生素，肺結核病人絕大多數都可以獲得治癒，不可能立即送命。然而，當黃姓台商妻子接獲病危通知，第二天趕到東莞時，卻只見到他冰冷的屍體。

黃姓台商的大姊是台大醫院護理部主任黃璉華，因其專業判斷，並透過醫界人脈，隔海與石階醫院爭執，院方最後同意將死因改為「肺衰竭」。

台商遺孀將先生的肺部X光片帶回，肺部一片浸潤蒼白，和一年多後的SARS病患如出一轍。所謂「肺衰竭」，不過因為肺部纖維化，而衰竭失去功能。

SARS肆虐台灣之際，台大感染科主任張上淳比對黃姓台商的X光片後斷言，他應該是台灣第一位死於「非典型肺炎」的患者。如果判斷屬實，真正震撼港、台兩地的SARS「零號病人」，應該是黃姓台商，而不是普遍認知的廣州中山大學附屬第二醫院六十四歲的腎臟科醫師劉劍倫，後者充其量不過是把病毒擴散出去的「第一位病人」。（摘自《台大醫

院ＳＡＲＳ危機管理》）

台大醫院檢驗醫學部主任蔡克嵩還提出另外一位東莞台商個案，做為佐證。他指出，也是在二〇〇二年的春天，台商連續一個星期發燒、咳嗽，到台大醫院門診，肺部發白的部分，已經從整片水狀變成樹枝狀，後來病情好轉，只需追蹤觀察，不必住院。過了兩個星期覆診，Ｘ光看來幾乎完全恢復正常。

沒想到，二〇〇三年三月，他又回來，原本因為甲狀腺問題到台大醫院，醫師瀏覽他的病歷，發現他去年的Ｘ光出現異狀，懷疑是ＳＡＲＳ，建議他抽血做ＳＡＲＳ抗體檢測，結果呈現陽性反應。

廣東省於二〇〇二年十一月至二〇〇三年二月間，最早出現的幾個指標案例，個案均與野生動物有過接觸。佛山肉品市場的一位商人，在二〇〇二年十一月中旬，確診為「非典型肺炎」，被視為全世界首起ＳＡＲＳ病例；河源市廚師黃杏初同年十二月十五日染疫，隔年一月十日康復出院。

至於一九五七年的亞洲流感、一九六八年的香港流感、一九七六年的豬瘟型感冒、一九九七年的禽流感，以及二〇〇三年的ＳＡＲＳ，都是由香港向外擴散。香港八成的病例，都可以追溯到劉劍倫。（摘自《恐慌在政治瘟疫蔓延時》／高志文著）

劉劍倫在二〇〇三年二月十一日到十三日間，在中山二院工作時，曾接觸過幾名非典型肺炎病人；X光片在二月十七日顯示，肺部左下區出現霧化情形，他卻不以為意。二月二十一日，他帶著太太到香港參加婚禮，入宿九龍的京華酒店。在港期間，他全程未戴口罩，還和妹夫一起出門逛街。第二天察覺身體有異，自行服用抗生素。直到病情加劇，才到香港廣華醫院就醫。

劉劍倫於三月四日病逝醫院，生前將病毒傳染給妻子、女兒和妹夫，以及酒店的十六名訪、住客，和廣華醫院的一名護士。

京華酒店成為疫情擴散中心，導致香港、加拿大、越南、台灣，相繼成為疫區。一位二十六歲的酒店住客，在威爾斯親王醫院住院治療，造成院內九十九名醫護人員感染。院內一名洗腎病人出院後，到「淘大花園」社區訪友，造成社區大感染，出現三百起病例。其中一位曾姓住民，在清明節前夕來台掃墓，將SARS傳染給弟弟，兩兄弟相繼死亡，住在台中的曾姓居民，成為台灣第一起死亡案例。

另一名七十八歲的酒店住客關姓華裔婦人，二〇〇三年二月二十三日返加後死亡，她的兒子於六天後病逝醫院，住院期間造成兩名病患和數名醫、護感染。

上海的美籍華裔商人陳強尼（Johnny Chen）到香港旅遊，剛好住在劉劍倫夫婦的斜對門，中間只隔了一個小客廳。當他轉往越南河內繼續旅遊行程時，才剛下飛機，就出現發燒、咳嗽等症狀，於二月二十六日進住河內的法國醫院，致使越南成為東南亞第一個疫區，前後共有六十三起病例。

吹哨者歐巴尼 抗煞犧牲

「無國界醫師」組織義大利分會會長、世衛傳染病學專家卡羅．歐巴尼（DR. Carlo Urbani），當時派駐在越南，是虔誠的天主教徒，具有悲天憫人的情懷。

當其他醫生不敢靠近陳強尼時，歐巴尼全天候守在他的病床邊，照顧、抽血、採集檢體，還騎著摩托車大老遠地將檢體送進實驗室化驗。

歐巴尼第一時間警覺到，院內恐有感染危機，提醒醫院要做好院內感控，包括：要工作人員不要回家，直接住在醫院隔離。越南因為他的通報，成為第一個抗SARS成功的國家。

陳強尼要求返港治療，一個禮拜後，戴著呼吸器上了飛機，仍不幸在三月十三日病逝醫院。他在河內住院期間，造成三十八名（一說二十二名）醫療人員感染、五人死亡，包括歐巴尼在內。

歐巴尼是全世界公認最早發現SARS的人，時間點在二〇〇三年二月三十日，發現攻擊病患的是一種新型嚴重急性傳染病，他在三月九日向世衛組織（World Health Organization，WHO）通報。三天後，世衛組織向全球發布旅遊警戒，三月十五日正式將「非典型肺炎」命名為SARS。

歐巴尼於三月十一日前往曼谷開會，下飛機後身體虛弱不堪，意識到自己可能感染ＳＡＲＳ，提醒前來接機的朋友，千萬不要靠近，並請醫院派救護車來接他。

歐巴尼被送進曼谷醫院的加護病房，由美國疾病管制中心（Centers for Disease Control and Prevention，ＣＤＣ）的醫師史考特．杜威爾（Scott Dowell）負責醫治。他採集歐巴尼的鼻咽拭子、血液和血清檢體，送往ＣＤＣ總部檢測。

一個禮拜後，歐巴尼病情一度轉好，不僅退燒，呼吸還變得順暢。不過，他自知病情沒有想像中樂觀，先行交代太太茱莉安娜，把兩個小孩送回義大利老家，她再返回醫院照顧。

歐巴尼在醫院前後折騰了十八天，期間雖然試了許多新藥，病情卻依然沒有轉好，不僅劇烈咳嗽，多半時間還處於昏迷狀態。為了減輕他的痛苦，醫師為他施打嗎啡、接上呼吸器。他在吸氣時眼睛睜開、呼氣時眼睛閉上之間，於三月二十九日痙攣而死，享年四十七歲。身後捐出肺臟，做為醫學研究。

「在他清醒時，我們默默相對。他非常痛苦，幾乎沒有力氣說話；自始至終，都想保護我，不願意讓我知道死亡即將來臨，寧願留給我一線希望。直到最後關頭，他才向我說，情況比他想像中嚴重。事後，我才體會到，當時他是在向我告別！」（摘自《卡羅．歐巴尼醫師傳奇》）

歐巴尼性命垂危之際，美國ＣＤＣ駐泰國新興傳染病監測中心的專家，正在台大醫院訪視。聽說台大醫院成功治癒勤姓台商，彷彿一線生機乍現，原以為歐巴尼就此有救，沒想到還是晚了一步。

前台大感染科主任張上淳憶及，CDC專家在台大醫院訪視過程中，曾發生過一段插曲。一位專家經過隔離病房時，曾經伸手測試了一下負壓，看看有沒有空氣外漏？當張上淳指了指掛在牆上的負壓監視器，他才尷尬地點了點頭。（摘自《中國時報》）

中國衛生部長 隱匿真相

根據可查的紀錄，中國曾經在二〇〇三年二月十一日向世衛組織通報，通報日期早於歐巴尼，通報內容為：廣東省爆發急性上呼吸道疾病轉而惡化為非典型肺炎的疫情，通報病例為三百零五例，其中醫護人員占一百零五名，有五人死亡。

另有訊息指出，中國衛生部長張文康，在二〇〇三年四月三日，舉行中外記者會時對外表示：「北京市只有十二例非典、三例死亡。」「中國的非典已獲有效控制，歡迎大家到中國旅遊、洽談生意，保證大家戴不戴口罩，都是安全的。」外科醫師蔣永彥認為張文康隱匿真相，據他了解，光是「三〇二醫院」已收治四十名病人、有兩名死亡；「三〇九醫院」收治六十名、有七名死亡；而四月四日，他所服務的「三〇一醫院」院長也證實，院內已有四十六起確診和疑似案例。

當晚，蔣永彥就以電郵方式，將訊息傳給《央視四台》和《鳳凰衛視》強調：「我所提供的材料全部屬實，我願負一切的責任。」美國《華爾街日報》和《時代》雜誌得知訊息後，以視訊的方式訪問蔣永彥，蔣毫無畏懼，將中國疫情的真實狀況，公諸於世。

由於蔣永彥的揭露，中國政府最終公開ＳＡＲＳ的防治情況；世衛組織也派員前往中國調查，病例數與蔣永彥掌握的數字大致相同。

四月十七日，中共中央召開政治局常委會，總書記胡錦濤在會中強調，任何人不得隱瞞和謊報疫情。三天後，張文康和北京市長孟學農遭到免職。

如入無人之境

前和平醫院院長吳康文遭到彈劾時喊冤，衛生署明知台灣與中、港經貿往來密切，境外移入案例在所難免，卻輕忽ＳＡＲＳ的嚴重性，沒有在第一時間對入境旅客採取有效的檢疫措施，導致ＳＡＲＳ病毒到處流竄，怎麼可以將疫情蔓延的責任，推到他一個人身上？

當中國在二〇〇二年十到十一月間，傳出ＳＡＲＳ（嚴重急性呼吸道症候群）疫情時，台灣衛生署疾管局透過「疫情監測組」，與北京「病毒組」取得聯繫，獲知廣東省在二〇〇二年的十一月十六日到二〇〇三年二月九日間，通報了三百零五起病例，其中有五人死亡，感染源來自廣東佛山、廣州、河源、江門、深圳及中山等六大城市；與中國衛生部在二〇〇三年二月十一日向世衛組織通報的內容吻合。（摘自《台灣抗ＳＡＲＳ紀實》）

前衛生署長涂醒哲最早聽到台商說，中國大陸正流傳一種傳染病，許多醫、護都遭到感染，但不知道感染源為何？一度以為是「黴漿菌」或「披衣菌」，他感覺「怪怪的」。直到

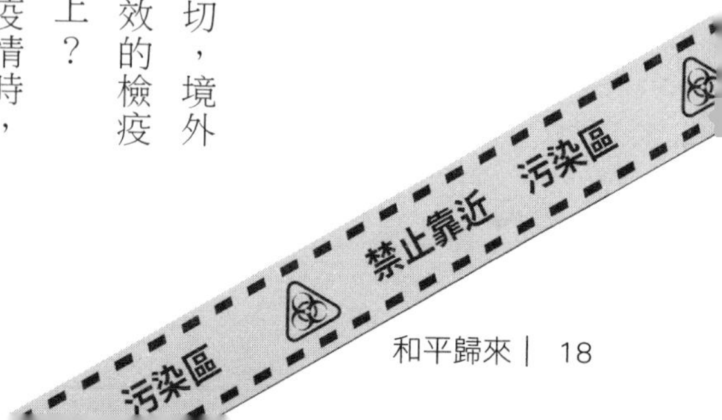

廣州中山大學附屬第二醫院退休教授劉劍倫將病毒帶往香港，他才進一步得知，這種新興傳染病，中國稱之為「非典型肺炎」。

涂醒哲試圖派員到中國了解，卻不得其門而入。直到四月八日，中研院生醫所副研究員何美鄉，以「台北市醫師公會」代表身分，接受中國衛生部資助的「中國醫學會」邀請，前往北京，才得以一探究竟。

首例SARS病患 勤姓台商

前衛生署副署長李龍騰在二〇〇二年底，到台北市衡陽路的「上海聯合藥局」買紅黴素，發現全部賣光時，才驚覺到疫情嚴重。「怎麼會？」經過他詢問，中國老百姓買紅黴素抗煞，波及台灣市場一藥難求。他心想：「這下慘了！」趕快回去告訴涂醒哲，這一波疫情規模不小，千萬得提高警覺。

當不明怪病在中國引起集體恐慌時，還不只紅黴素，從廣州到香港，凡是謠傳具有「防疫效果」的食、用品，包括：口罩、溫度計、消毒藥水、漂白水、酒精棉片、白醋、板藍根，都被搶購一空，市面上全數缺貨，白醋價格甚至從一瓶七、八元港幣，炒高到一百多元。

「世衛組織」剛開始摸不著頭緒，也沒有積極作為，從二〇〇三年二月十一日接獲中國衛生部，再到三月九日接獲歐巴尼的通報，晚了好幾拍，直到三月十二日，才對全球發出旅遊警訊。ＷＨＯ官員事後承認，他們的延遲通報，是造成疫情一發不可收拾的原因之一。

新加坡因為是ＷＨＯ會員國，得以與世衛組織同步掌握疫情。台灣因為沒有加入ＷＨＯ，只能在網上找資料，被動因應。如果不是勤姓台商在三月八日到台大醫院就診，觸動了台灣防疫的警鈴，恐怕後果難料。

等到勤姓台商妻子在三月十四日確診，政府在三月十六日正式宣告進入防疫期，隔天一口氣成立了跨部會會議和專家委員會。

勤姓台商被定義為台灣第一起ＳＡＲＳ病例，其實在他之前，自二〇〇三年二月起，就已出現多起境外移入案例，但政府邊境檢疫措施付之闕如，ＳＡＲＳ如入無人之境。李龍騰坦言：「政府剛開始根本沒有在管，等ＳＡＲＳ進來後才知道完了。就算開始進行邊境管制，也緩不濟急。」

加強邊境檢疫 不同調

在第一線防疫的政府官員，與大多時間窩在冷氣房的政府高層，對於是否及早進行邊境管制一事，有很大的歧見。即使衛生署和疾管局官員多次大聲疾呼，卻始終狗吠火車。

在首次專家會議上，疾管局長陳再晉即提出呼籲，認為自中國、香港輸入台灣的個案不斷，有必要加強「入境檢疫」措施，包括：限制旅遊業出團；要求乘客下機前，經醫師檢測，確定沒有感染，才可以放行。「ＳＡＲＳ主要感染源來自中、港，我們在第一線防疫，所遭遇到最大的困難是，無法阻止可能的感染個案移入。」

行政院祕書長劉世芳首次召開跨部會會議時問：「該如何不讓ＳＡＲＳ進來？」李龍騰當時斬釘截鐵地建議：「停止兩岸人民往來三個月！」「做不到！」劉世芳當場否決的原因至少有兩個，一是，當時國內生產毛額（ＧＤＰ）規模為三千億元，如果貿然停止兩岸交流三個月，勢必造成經濟損失五百億元。二是，「國際社會會以為我們歧視中國人！」李龍騰聽了又氣又失望。

政府從開始自失「邊境檢疫」的先機，是疫情得以長驅直入的關鍵。根據資料顯示，在二〇〇三年三月二十一日四名中鼎員工爆發集體感染之前，台灣已有十起「可能病例」，除了勤姓母子被列為本土個案之外，其餘八例都是境外移入，政府早就應該施以鐵腕。

當時，「航空器」已被國際社會視為可能的傳染途徑，但衛生署先期反應慢半拍，以「避免引起恐慌」為由，拒絕公布航班班號。直到搭機者人人自危，打爆衛生署和疾管局電話，他們才在隔天決策大轉彎，改而在報紙刊登所謂「航班班號」，最重要的「危險班機」，卻隱而不宣。連航空公司都是在事發五、六天後才被通知，更遑論進一步追蹤「危險班機」上的乘客。一下子說不必追蹤，一下子又緊鑼密鼓地追蹤。至於到底掌握了多少，沒有人知道。

（摘自《中國時報》）

中鼎員工搭乘的「危險班機」，人數最多，台籍旅客就有兩百多名，大多數人沒有留電話，居住地點又分散在各縣市，即使衛生人員採登門拜訪方式，效果有限，只掌握到十名乘客，衛生署的防疫能力，因此受到質疑，台北市衛生局長邱淑媞趁虛而入，在此間丟出將SARS列為「第四類法定傳染病」的倡議，把衛生署帶進死胡同。（摘自《聯合報》）

邱淑媞在三月二十日第一次發難，她以勤姓台商之子感染SARS、幾位實驗室同事同時出現症狀為由，呼籲中央若再不將SARS列為「第四類法定傳染病」，地方將無法取得權限，匡列接觸者，進行強制隔離。

當時「政治疫情」瀰漫，邱淑媞的倡議，中央認為不懷好意，衛生署搬出專家委員會做為擋箭牌，以會議決議認為「沒必要列入」，排除邱淑媞的「干擾」。

隔了一個禮拜，邱淑媞再次在記者會上開炮，衛生署重施故技，再次端出專家委員的議決，否決地方的提議。

疫情擴大　政策大轉彎

涂醒哲在三月二十七日下午四點，以記者會回敬邱淑媞，沒想到六個小時後，竟與行政院發言人林佳龍出現在媒體面前，一百八十度大轉彎，宣布隔天將公告SARS為「第四類法定傳染病」。

前總統陳水扁是令決策丕變的關鍵扭力。他在「中鼎事件」後，研判疫情有擴大的跡象，曾私下徵詢台大醫院、榮總、三總和和平醫院院長的專業意見，並與行政院長游錫堃會商，之後要行政院出面，扭轉之前衛生署的決策。

陳水扁的判斷十分精準。根據WHO在三月二十六日所公布的訊息顯示，中國當時的感染人數，已暴增為近八百人，其中死亡人數已達三十多人；而台灣每天往返兩岸的台商有上萬人次，政府怎麼敢豪賭？

當SARS指定為「第四類法定傳染病」後，醫療院所不得拒絕照顧病患、臨床醫師必須進行通報、強制居家隔離有法源依據、主管機關可以留驗接觸者或疑似感染者、政府機關可以循法源辦事。

教育部隨後訂出校園SARS疫情通報及停課標準，針對中鼎員工十九名出現疑似病例的子女展開清查。行政院人事局在取得行政裁量權之後，通令患病的公務員和學生，停止上班、上課。

交通部針對大眾交通工具、場站和十三萬四千具公共電話，展開全面大消毒，亦通令空服員和客運司機把口罩戴上，同時宣導航空公司櫃台和航警局人員，如何辨識疑似感染SARS的患者。

游錫堃在三月三十日，更在涂醒哲和交通部長林陵三陪同下，親自前往中正（現桃園）

機場的登機口，發放「SARS防治調查表」。

如果只靠民眾被動填寫資料，防疫依然有漏洞。因此，台北市衛生局防疫科科長張朝卿，趁出席中央防疫會議時呼籲，應加強入境管制、設立發燒篩檢站，卻遭在場官員嗆聲：「這樣做會妨害人權！」

行政院兩度召開跨部會會議，提出七項因應措施，邊境檢疫態度，依舊裹足不前，僅新增「禁止公務員前往病例集中區出差」；對於前往中、港、越等疫區的民眾，僅以「勸導」的方式，呼籲盡量不要前往。

關不關小三通　推拖拉

對於是否暫時關閉「小三通」？陸委會的態度，始終拖拖拉拉。除了馬祖主動行文給行政院，主張暫時關閉小三通之外，金門則陷入兩派意見。時任陸委會主委的蔡英文，在三月三十一日一大早，搭機前往金門，聽取當地意見，最後做出馬祖先行、金門暫緩的決定。疫情當頭，只在金門多增加六名人手，設置消毒毯、漱口水和手部消毒劑等。

蔡英文的想法是，防疫和兩岸交流必須平衡思考，如果醫療體系可以控制風險，就不該走到全面暫停小三通的地步。因此，金門一直拖到五月十七日，才不得不將小三通暫停。

陸委會副主委劉德勳當時發出新聞稿，對媒體的一番解釋，也令人捏一把冷汗。他指出：「台灣現有的SARS病例，都不是大陸人士帶來的，可見阻止大陸人士來台，只是阻止SARS蔓延的手段之一，兩岸共同強化防疫，才是阻止疫情蔓延的關鍵。」

《自由時報》以社論方式反擊，提到根據數據顯示，光是二〇〇三年三月二十八日和三十日，新增的兩例境外移入案例，包括：案十四和案十五，就是由北京和香港帶病上機。陸委會雖有政治和經濟方面的考量，但專家會議應本於專業，做出有效決議。可惜，四月二日召開的專家會議卻主張，從中、港、澳、星搭機入境的旅客，只需在登機門，由空服員量測耳溫即可。儘管「行政院SARS專家委員會」召集人陳建仁，在三月下旬出席《聯合報》舉辦的座談會時，提醒台灣已出現十五起可能病例，絕大多數都是境外移入，只要控制境外感染，就可控制整個疫情，卻依然無法扭轉決策走向。

《自由時報》痛批：「政府明知金馬地區防疫能力不足，卻派員勸阻不要關閉小三通，既與政府嚴加防疫的做法背道而馳，也漠視金馬民眾的健康。萬一小三通成為SARS防疫的大漏洞，陸委會將如何向國人交代？」

和平醫院封院前一天，李龍騰依然大聲疾呼，政府應採取更強烈的境管手段。「SARS已蔓延全中國二十六個地區，從感染區返台的民眾，即使沒有出現症狀，很可能是帶原者，如果只在機場、港口測量耳溫，或是隔離觀察三到五天，無法有效防堵疫情，應暫時切斷與中國、香港和澳門之間管道，否則防疫作為一旦崩潰，經濟損失就不只是上百億或上千億元。」可惜建議依然未被採納。

行政院尊重陸委會主張，將大陸與香港人士進行分類處理，只禁止北京、廣東、山西、內蒙古、香港等疫區之大陸「專業人士」來台、限制有疫情的省分民眾暫緩來台；但對於疫情嚴重的香港卻毫無限制。即使輿論抨擊，第二天，陸委會提出的補救措施，也只增列「暫緩核發香港人士來台落地簽證一個月」，依然把防疫放在第二順位。

《自由時報》批評：「政府防疫且戰且走，難與越南政府的鐵腕封關做法相比。隨著疫情延燒，政府窘態畢露，決策跟不上需求，勢必成為各界究責的焦點。」

「政府防疫不僅慢半拍，而且寬鬆標準不一，對於港人、大陸人、在港大陸人、在港外國人、不同省分的大陸人，訂定不同的來台標準。政府除了每天忙著防疫之外，還得花功夫分辨不同類別的旅客身分，如此防疫作為，豈能令人心安？」

「每天往返中、港、澳的消費者或是經商者，豈只有大陸人？難道香港人就不是高危險族群？只因陸委會認為，居住在香港的大陸人，經常進出中國，所以採取比較嚴格的標準？因為港府的防疫透明度比中國要高，所以標準比較寬鬆？怎麼沒想到，兩岸人士經常過境香港？陸委會這種做法，無異將台灣防疫之成敗，繫之於港府的身上，豈不諷刺？」

「政府既然不鼓勵國人赴中、港旅遊，同時限制軍、公、教人員前往中國出差，為何對大陸人士敞開國門？難道政府身處防疫關鍵時刻，還念念不忘每年數十件觀光旅遊的蠅頭小利？」

對於劉德勳強調，大陸配偶與婚生子女享有國人待遇，不特別限制其返台權利。《自由時報》反問，難道即使他們來自疫情嚴重的中國省分：台灣也應該無條件接受？難道SARS病毒會根據陸委會的分類，而各就其位？這種決策模式，怎不讓人懷疑？

扁急令 成立專責醫院

檢視行政院自二〇〇三年三月起的防疫措施——

- 三月二十七日：公布居家隔離措施。
- 三月二十八日：公告SARS為「第四類法定傳染病」。
- 三月二十九日：出入境填寫SARS防治調查表。
- 四月十日：入境旅客量耳溫。
- 四月二十三日：出境旅客量耳溫。
- 四月二十四日：緩辦來自大陸疫區之專業人士申請案，延緩大陸地區人員（除配偶、子女）來台探親、探病、奔喪，暫停或從嚴處理大陸觀光客來台。
- 四月二十八日：強制隔離檢疫病例集中地區來台人士。
- 四月三十日：禁止十日內停留中港澳的外國人來台。

如果以四月二十四日和平醫院封院做為分界線，則在和平醫院封院一天之後，健保局才在中正（現桃園）機場架設中華民國第一台「紅外線感溫儀」；兩天之後，陳水扁總統親上火線，迫使「專責醫院」成立；四天之後，才針對疫情集中地來台人士採取強制隔離檢疫措施；六天之後，終於禁止十日內曾經在中、港、澳停留的「外國人」來台。

令人遺憾的是，相較於衛生署在四月二十日、二十一日召開「ＳＡＲＳ國際會議」，並在此內宣「三零政策」的風光；五月八日，台北先被ＷＨＯ列為「旅遊警示區」；五月二十一日，台灣被ＷＨＯ列為「旅遊警示區」；直至六月十七日，才被除名。台灣所蒙受的經濟損失，達六百四十三億元，比當初擔心損失的五百億元，還多出了一百多億元。

至於台灣引以為傲的「三零紀錄」，也在和平醫院封院前一天被打破。

李龍騰十分感慨地說：新加坡、香港、甚至北京的邊境防疫，做得都比台灣好；日本也早已實施入境量測耳溫的措施，台灣一直拖到四月十日才做。如果政府動作早一點，而且多做一點，或許不至於走到疫情全面失控的地步。

守住山海關

台大醫院成功治癒勤姓台商一家三口，打贏抗ＳＡＲＳ第一仗，同時揭開台灣全面抗煞首部曲。

勤姓「台商」其實不是台商，而是南部一家工廠的工程部經理，為了中國大陸新進工程，在二〇〇三年二月七日到二十一日間，前往東莞出差半個月。

他在二月二十一日返台，二十五日發病，照常上下班，曾經在二月二十六日下班前，向同事說腳痛，隔天以「感冒」為由，請假在家休息。同事雖然感覺奇怪，卻沒有危機意識，直到獲知他感染ＳＡＲＳ，才人人自危。

勤經理到台大醫院之前，先在幾家診所看診，病情未見好轉，勉強拖到三月八日到台大醫院急診。

根據《台大醫院抗煞訪談紀錄》記載，那天台大醫院急診部一如往常，病人頻繁進出，

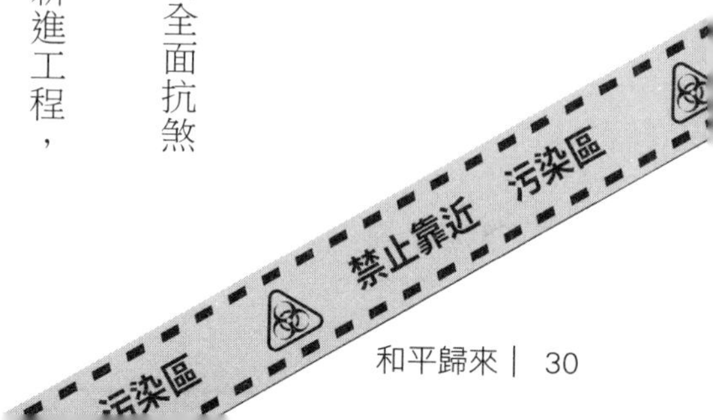

任誰都沒有想到，第一起SARS境外移入病例，竟悄悄到訪。

急診部主治醫師陳世英從X光片發現，勤經理兩邊肺葉出現彌漫性變化。由於WHO三月十二日才發布警訊，在此之前，因為尚未傳出疫情，因此他沒有多想；加上，勤先生到院隔天，出現呼吸窘迫症候群，插管治療中，無從疫調，陳世英只好從他的家人口中，拼湊病人的病程。

勤太太回想，她先生開始只是發燒、肌肉痠痛，中間拉過幾次肚子，隨後出現咳嗽症狀。陳世英判斷，應該是「非典型肺炎」，但由於在「社區型肺炎」中，「非典型肺炎」原本就占一定的比例，他不敢確定，只能持續追蹤。

非典型病情急轉直下

台大醫院急診醫學部醫師連琬菁指出，勤先生到院當天，她剛好值夜班，急診內科診間鬧哄哄，一位學弟拿肺部X光片給她看，第一天兩葉肺部感染、第三天變成白茫茫一片。患者才五十多歲，身體健康，在給予百分之百的氧氣下，卻有如跑完長程馬拉松一樣，費力地呼吸、血氧濃度剩下常人的一半。她原以為插管後，病人被移至重症區照護，只是夜班的一個小插曲，沒想到卻成為台大醫院、甚至整個台灣進入SARS風暴的變奏曲。（摘自「愛在SARS蔓延時」徵文比賽佳作）

台大醫院加護病房護理長莊寶玉，在《台大SARS風暴記事》一文中透露，勤經理在三月十日轉入加護病房，他們壓根兒都沒想到，他竟然是SARS病人。「我們過去收了許多奇怪案例，有愛滋病、腦膜炎和水痘……，並沒有把眼前這名『肺炎患者』，與SARS聯想到一起。沒想到，他竟是病毒的信差！」

直到三月十三日晚上，她下班回家，看到外電報導，香港、越南疫情嚴重，她不禁懷疑，躺在加護病房第六病床的病人，莫非是SARS患者？那一夜，她輾轉難眠。

她向一位在疾管局工作的學妹透露：「你們有一位同事的爸爸，才從大陸回來沒多久，就住在我們台大醫院，搞不好就是非典型肺炎？」三月十四日召開晨會，莊寶玉進一步建議，將勤姓病人轉至負壓隔離病房。由於當時滿床，不好挪動，她心想：台大醫院加護病房獨步全球，幾乎一人一室，已具隔離效果。話才說完，疾管局副局長許國雄就出現在台大醫院，而勤太太後腳馬上跟至。

疾管局昆陽檢驗中心資深員工郭明珠個性熱心，平日喜歡和同事吃飯、聊天，注意到隔壁「分枝桿菌實驗室」的勤姓替代役男，一連幾天忙進忙出，神情顯得鬱鬱寡歡。那幾天，她從電視新聞得知，廣東、香港疫情嚴重，他的父親會不會感染SARS？

她向與他同一實驗室的研究助理打聽，獲知勤父剛從廣東回來，正在台大醫院加護病房治療。

三月十四日，郭明珠參加疾管局的例行讀書會，結束後刻意留下，聽到疾管局長陳再晉視訊問前病毒組組長陳豪勇：「有沒有國內外疫情最新發展？」對方回答：「一切如常！」她忍不住插嘴：「陳組長，別人家沒有非典，我們這裡可能有喔！」陳再晉進一步追問：「怎麼回事？」郭這時透露：「勤姓替代役男的爸爸，正在台大醫院急救！」

陳再晉馬上連線勤姓役男，對方坦承，他父親的臨床症狀，與衛生署才在記者會宣導的「非典型肺炎」症狀很像。陳大吃一驚，指派副局長許國雄、防疫組長陳國東和陳豪勇，立刻趕到台大醫院。

郭明珠回頭加緊實驗，發現台大醫院送來勤經理的痰液檢體，在登革熱、退伍軍人症和鉤端螺旋體等三個項目打勾，可見並不知道他感染SARS。

許國雄等三人進到隔離病房，看見勤經理戴著氧氣罩昏睡中，緊接著與台大醫師討論患者病情，莊寶玉突然跑來告知：「勤太太在急診室，也出現肺炎現象！」令所有人詫異不已，認為代誌大條了。（摘自《回首SARS》、《中國時報》）

二〇〇三年三月十四日，台大醫院與衛生署分頭與SARS正面交鋒。

台大醫院急診部督導林綉珠回憶，那天早上她接到莊寶玉的電話，要她留意勤太太來急診。「我一聽，直覺大事不妙，全身起雞皮疙瘩，趕緊衝到大廳找人。放眼望去，滿坑滿谷都是病人，我不知道她名字，光憑『勤太太』三個字，眾裡尋她千百度，實在無從找起；加上，我怕引起恐慌，只好一個、一個診間問，好不容易把人找到。她身邊圍了一些人，看似家人，全都戴著口罩，顯得很不尋常。我將她帶到一間獨立的心電圖室，只留一名家屬在場。經過兩個小時的聯絡，將她轉至樓上的病房隔離。處理好之後，才想到自己有沒有戴口罩？」

時任台大醫院急診部主治醫師蘇展平回憶，勤太太出現在急診室，沒有人知道，她曾經到過加護病房。急診實習醫師看她神色緊張，以為她精神有問題，跟她晤談半小時。當聽說她的丈夫正在加護病房隔離治療，如遭晴天霹靂。

陳世英透露，其實，勤太太早在三月六日也發燒，卻顧著照顧先生，以為自己只是感冒。

（摘自《當台大醫院碰上ＳＡＲＳ》／李素芳採訪整理）

啟動第三級防護措施

許國雄緊急聯絡台大醫院感染科主任張上淳，當時他正在看診，分不開身。他同時接獲感控小組的告知，有一名中年婦人因為發燒到急診室，初步判定為肺炎。她的丈夫幾天前也因為肺炎引起呼吸衰竭，在加護病房治療中。

張上淳請孫姓總醫師前往了解，很快獲得回報。中年婦女的確出現發燒和肺部輕微浸潤現象。只是，他感到百思不解：「自我從醫以來，從來沒有聽過，有先生把肺炎傳給太太的，而且兩夫妻同時住院，很不尋常。」

他和衛生署副署長李龍騰通電話，李也感覺奇怪。就理論而言，肺炎不會相互傳染，尤其肺葉兩側同時出現病兆，遭高度傳染性病毒感染的可能性很高。

張上淳認為，急診醫師在第一時間迅速掌握勤太太身分，是令台大醫院控制疫情的關鍵。到現在為止，他都不知道，他們當時是如何辦到的？

陳再晉說，是他打電話給台大醫院急診室主任陳文鍾，要他注意。當勤姓役男得知母親有狀況，緊急向他求援。「我母親也發燒了，怎麼辦？」「還能怎麼辦？趕快送台大醫院啊！」

當時，台大醫院院長李源德正在龍潭開會，指示副院長林芳郁進行危機處理。「專案工作小組」成立，由張上淳擔任召集人，決定升高防護網、將勤姓夫妻隔離、不准家屬探視。

傍晚，「感管小組」召開臨時會議，決定啟動等同於生物實驗室等級的第三級防護措施，為台大醫院史上第一次，包括：強制醫護人員須經過三道關卡，才可以進入負壓隔離病房；病房內所有物品，必須當成汙染源處理。

衛生署長涂醒哲剛結束美國疾管中心（ＣＤＣ）的訪問行程，正在趕往機場的路上，接獲消息後，立即指派衛生署駐華府衛生官郭旭崧，商請ＣＤＣ派員協助。ＣＤＣ派駐曼谷的防疫專家，兩天後抵達台灣。

三月十六日清晨，涂醒哲一下飛機，趕往衛生署了解狀況，並於傍晚召開國際記者會，宣布勤姓台商為台灣第一起SARS「疑似病例」，四天後改列為「可能病例」。

勤經理的老闆張先生看到電視新聞，打電話給報社，透露東莞有上萬名台商，個個人心惶惶。由於中國全面封鎖消息，他們不敢向官方詢問，只好發動廠內台籍幹部，針對工廠四、五百名員工篩查。根據東莞台商研判，勤經理很可能是在香港轉機，或從東莞前往機場的巴士上遭到感染。（摘自《中國時報》）

張上淳坦言，面對SARS，當時他們毫無經驗可循；加上，找不到致病原，只能在黑暗中摸索。

醫界原本推測，勤姓夫婦為接觸性感染，應為同一種致病原；但弔詭的是，兩人症狀卻不盡相同。照理說，非典型肺炎如果是細菌性感染，白血球值會上升；若是病毒性感染，白血球值會下降。但是，勤姓夫婦一高、一低，令人難以捉摸，處理起來相當棘手。

大膽活體實驗露曙光

三月十五日早上，張上淳在「專案工作小組」會議上，提出一個大膽建議，亦即對勤先生進行肺部活體切片。活體切片除了技術上有困難，道德爭議更大。副院長林芳郁當場提出質疑：「肺部活體切片，是否符合醫療倫理？」另外，當一刀劃下去，病毒會散布整個開刀房，也是極大的挑戰。

經小組審慎評估，認為全世界既然不知道ＳＡＲＳ究竟是細菌感染，還是病毒所致，加上傳染途徑不明，因此跳脫框架，願意讓張上淳一試。（摘自《台大醫院ＳＡＲＳ危機管理》）

三月十七日是多事之秋。首先，活體實驗在這一天早上進行。有突破性發現，研判致病原可能是一種副黏液病毒（Paramyxovirus），為ＲＮＡ（核醣核酸）病毒的一種。由於抗病毒藥物 Ribavirin 可干擾ＲＮＡ的傳遞，抑制病毒蛋白的合成，有效阻止病毒複製，所以取得共識，可以用這種抗病毒藥物，治療病患。

專案小組還發現，勤姓夫婦的肺部Ｘ光片變化非常急遽，短短數天就從局部浸潤到完全白掉，研判免疫機轉造成肺部傷害，所以在施予抗病毒藥物之後，應續予類固醇治療。

另外，勤太太住進隔離病房三天後緊急插管，隔天白血球及血小板明顯下降，可能因為「噬血症候群」（Hemophagocytic syndrome）作怪，必要時應用免疫球蛋白治療。

院方對勤先生採取「非典型肺炎」或「微生物肺炎」藥物治療，成效不彰，最後改採「支持性治療」，讓他轉危為安。所謂「支持性療法」，並非提供特效藥，而是嚴密監控病人的基本生理資料，維持病人一定的血氧濃度，保持水分和電解質平衡。照顧起來相當複雜，需要團隊共同努力才能達成。

自從找到突破性治療方法，勤太太成為最大的受益者，在歷經抗病毒藥物、類固醇和免疫球蛋白三個步驟的療程治療，三月十九日體溫下降，隔天退燒，顯見療效不錯。之後，許多病人都套用相同模式，成功獲得治癒。

醫師插管遭飛沫感染

台大醫院收治勤姓夫婦後，莊寶玉和幾位護士陸續出現頭痛、喉嚨痛、咳嗽、發冷、發熱等症狀，內心因此恐懼不已。至少有兩位護理人員在照顧勤先生時，被飛沫噴到。

三月十七日下午，勤太太插管，現場有三位醫師、兩位護士和護理長莊寶玉。蔡子修醫師站在勤太太的左前方，指導第二年住院的潘姓醫師插管，潘除了戴N95口罩之外，還特別向莊寶玉要了一副防護面罩戴上。當勤太太因插管劇烈咳嗽時，飛沫往左前方噴濺；偏偏蔡子修曾用手扶了一下口罩，可能因此造成間隙，讓病毒侵入。

其他人則提出另外四種可能，一是，蔡子修在插管當天早上，曾經進入病房，幫勤太太做了半小時的超音波。二是，蔡醫師雖然未執行插管，但曾經聽病人的呼吸音，與病人靠得很近。三是，蔡子修插管後，繼續在加護病房停留一個多小時。副院長陳明豐推測，蔡醫師可能因為太過勞累，抵抗力下降，讓病毒有可乘之機。張上淳向媒體的說法是：「口罩在說話時沒有密合、為病人治療時風口的位置、治療後防護裝備卸下時手的接觸，都有可能。」至於蔡子修本人，無法確知真正的感染原因。（摘自《當台大醫院碰上SARS》／李素

芳採訪整理）

蔡子修是台大醫院胸腔科第五年的住院醫師，實務經驗豐富，從三月十四日起，就被指派照顧ＳＡＲＳ病患。

他在三月十七日協助勤太太插管，三月二十一日下班前，感到身體倦怠，晚上體溫升高。對於出現ＳＡＲＳ疑似症狀，他有所警覺，立刻向院方通報。接下來兩天，正逢周末假日，他把自己關在租屋處。

隔離期間，蔡子修的體溫始終在三十七度上下，無法確定感染ＳＡＲＳ。張上淳不放心，要他在三月二十五日晚上，趁人潮稀少時，自行步行到台大醫院急診。

當天急診醫學部醫師江文莒值班，前一天聽蔡子修提起，已連續幾天發燒無力，「應該只是感冒。」等他發病第五天到急診室，Ｘ光片顯示，果然有一小塊肺炎痕跡，立刻被安排住進隔離病房。

住院四天，蔡子修狀況一直未見好轉，體溫曾經高過攝氏三十八度，吃了退燒藥，一度退燒；一旦停止服藥，體溫馬上回升。雖然沒有明顯咳嗽症狀，但整體病況看來，與ＳＡＲＳ十分相近。

三月二十七日，行政院將ＳＡＲＳ列為「第四類法定傳染病」，台大醫院將他通報為疑似病例，確認他為台灣首位遭ＳＡＲＳ感染的醫師，醫護人員情緒徹底崩潰。莊寶玉指出：

「我們不敢拒絕照顧病患，但內心十分恐懼，只好把眼淚往肚裡呑。」

「以往胸腔科醫師常常出現，當時卻不見人影；倉庫的工作人員，不再願意把醫材送進護理站；來做工程的外包商，只剩下一家；連我們要驅離攝影記者時，都遭到回嗆：『你以為我喜歡到這種地方來？』」

蔡子修受訪時說，當發現身體出現症狀，原以為把自己關幾天後，就會沒事，沒想到後來被叫回醫院。「住院期間，我一直發燒，感覺非常不舒服，好像暈車一樣，一直想吐，得靠安眠藥入睡，以減緩不舒服的感覺。」

在蔡子修之前，台大醫院所收治的ＳＡＲＳ病人，全都插管治療，蔡子修瀕臨插管邊緣，張上淳擔心，插管通常有百分之五十以上的死亡率，好在蔡子修歷劫歸來，實屬不幸中的大幸。「為了讓他安心，我每天早、晚都和他通電話，告訴他：『生命是罐頭，膽量是開罐器。』自信與勇氣十分重要！」

蔡子修是內科部主任楊泮池的學生，當他看到自己的學生與死神拔河，眼淚不禁在眼眶打轉。他向李源德坦承，這是他從醫以來，第一次感到害怕。「我不像以前那麼有信心，心裡做了最壞的打算，如果誰倒下，誰就上前補位。」

治癒勤姓夫妻及兒子

三月十七日，張上淳忙得不可開交之際，勤經理的兒子也發起燒來，張要他先在家自行隔離。一直到三月二十日，他依然高燒不退，到台大醫院照完Ｘ光，確定必須住院隔離。屆此，勤姓一家三口在醫院團聚，只有女兒倖免於難。

前馬偕醫院醫學教育委員會主委郭許達記得，「胸腔醫學會」在三月中召開例行研討會，楊泮池拿出勤家三口的胸部Ｘ光片，供與會人員討論，令他們感到不可思議的是，短短幾天，三個人的肺葉整個白掉，病情惡化的速度相當快。（摘自《回首ＳＡＲＳ》）

張上淳歸納台大醫院收治的八個案例發現，負責診療勤經理的五位醫生，多數沒有戴口罩，其中一位耳鼻喉科醫師，還曾近身看他的喉嚨，卻沒有人發病。

第一位從中國返台的中鼎員工，在三月二十六日凌晨兩點到台大醫院急診，由江文莒醫師負責診療，發現他的胸部Ｘ光呈現浸潤現象，診斷為ＳＡＲＳ可能病例，安排他住進負壓隔離病房。第二天晨會結束，急診室又來了兩名中鼎員工，當院方正聯絡轉診事宜時，第四位也來報到。

張上淳從中鼎感染者身上，歸納出結論——四位中鼎員工並非在香港返台的一小時航行中感染，而是從香港飛往北京的班機上感染，後者航行時間為三個小時，可見短時間接觸，ＳＡＲＳ的傳染力不強；相對地，長時間處於密閉空間，感染機率較高。

台大醫院成功治癒勤姓一家，讓兩夫妻得以在四月十八日悄悄出院，勤家兒子也在五月十二日重返昆陽實驗室，促使美國駐越南外交官把兒子送到台灣、指定由台大醫院醫治。

台大醫院陸續將經驗分享，強調致勝關鍵在制敵機先，「專案工作小組」和「專家研究小組」，發揮相當功能。

時任台大醫院醫學研究部主任的何弘能回顧，二〇〇三年三月二十六日下午，台大醫院院長李源德、醫學院院長陳定信、副院長許世明提議，籌組「台大SARS研究團隊」，邀集分子醫學副主任李芳仁、免疫學所長伍安怡、微生物學所長王錦堂和感染科主任張上淳共同討論，在四月二日正式成軍，由楊泮池和何弘能分任正、副召集人，確立「P3實驗室」管控、檢體處理流程和研究方向。

那段時間，他們起早貪黑，大量閱讀國外最新報告，並且上網找資料。一有新的發現，就端上台面討論。

四月三日，他們首先發現SARS病人有血球呑噬現象（Hemophagocytosis），之後首開先例，將類固醇和免疫球蛋白（IVIG）等藥物，用在SARS患者身上。

六天後，病毒培養成功。病人檢體經過RT-PCR及核酸定序，證實為冠狀病毒所感染，邁出台灣與世界醫療接軌的一大步。

分離出第一株病毒株

台大醫技系副教授、病毒檢驗科主任高全良帶領的「P3實驗室」，居功厥偉，自三月十四日境外病例移入開始，即傾全力動用所有可以培養的細胞，設法培養病毒。剛開始時亂槍打鳥、徒勞無功，直到國外提出冠狀病毒獨鍾「綠猴腎細胞（Vero E6）」的報告，與高全良想法不謀而合，進而取出冷凍許久的細胞，不眠不休地培養，最終找到冠狀病毒，後續研究接著遍地開花。

首先是高全良在電子顯微鏡下發現病毒顆粒（Virus Particle），和台大教授黃立民利用SARS病人恢復期血清，建立免疫螢光抗體檢測方式（IFA）。另外，陳培哲帶領的研究團隊，也大有斬獲，完成SARS病毒全基因體二九七一四個核苷酸定序，命名為「台灣一號（TW1）」。（摘自《台大醫院抗煞訪談實錄》／李素芳採訪整理）

那段期間，高全良每天從早上七點進實驗室，熬到凌晨才出來。一個人在偌大的空間獨處五、六個小時，不僅膀胱要有力，有時候腦海中甚至出現幻覺。「那時候，我經常在午夜十二點多離開實驗室，門都已經關了，只好穿著實驗衣、戴著大口罩、手提皮箱，穿越中山南路走回舊大樓，孤星冷月、夜半獨影，回想自己當時根本是個怪叔叔！」

「找病毒花了一個星期，因為是台灣第一例，所以必須更加小心求證。我們從勤姓台商兒子的檢體，分離出冠狀病毒，與病人的血清、抗體對照，終於在四月九日宣布，經過RT－PCR及核酸定序，確定台大七個SARS病例，都是冠狀病毒感染。」

當第一株冠狀病毒株，像皇冠冠冕般展現時，高全良的興奮之情難以言表。「雖然知道冠狀病毒是致病原，但沒有親眼目睹，總是憾事一件。偏偏病毒顆粒很難捉摸，當它在細胞內生長時看不清楚，等到它破膜而出，又來不及。有一天晚上十一點多，我和病理部醫師蕭正祥發現細胞開始變化，拿到電子顯微鏡下固定，正好拍到病毒穿膜而出排成一列的那一剎那，既漂亮又彌足珍貴。」

一場疫戰下來，高全良足足瘦了五公斤。「P3實驗室在醫院和醫學院中間，我每天戴著N95口罩、拿著沉甸甸的實驗道具，不敢搭電梯，從西址研究室走到新大樓，爬一百零二階，才能氣喘吁吁到達目的地。這還不包括要穿越地下室的景福門通道上到一樓，又要走個十幾階。這麼用力地爬樓梯，要不瘦也很難！」

台大醫學院的發現還不僅止於此，事後他們採集「十大指標案例」檢體，與香港、加拿大、越南的SARS病毒株比對，發現勤姓經理與香港「淘大花園」的社區感染者，為同一病毒株。

疾管局研究檢驗組也有突破，在二〇〇三年三月二十五日深夜，從勤太太的咽喉拭子檢體中，偵測到SARS病毒的基因片段，由昆陽實驗室博士楊志元連夜帶往美國CDC，經與從越南、香港等地送去的檢體進行基因序列比對，結果趨於一致，這讓美國疾管中心得以對外證實，導致SARS疫情擴散全球的致病元凶，可能為一種變異性的冠狀病毒。

這是一場不能輸的戰役，退一步即無死所。好在，台大醫院守住了！台灣守住了！

面子工程

二〇二〇年，當COVID-19進入社區，前疾管局長施文儀呼籲，千萬不要為了爭「零社區感染」的面子，而忙著「刻花」，這樣做很不切實際。

前疾管局長蘇益仁感覺，當時的氣氛很像和平醫院封院前，政府為了維持「三零紀錄」，而忽略積極防疫才是當務之急。況且，「零社區感染」的紀錄，早就在和平醫院封院前五天被打破，因此爭面子，還不如爭裡子。

台大醫院成功治癒勤姓台商聲名遠播，連美國駐越南外交官，都執意將十歲幼兒送到台灣醫治。

這名叫克里斯多福的男童，是在越南旅遊時出現疑似ＳＡＲＳ症狀，身為美國軍人的父親派駐越南，執意用軍機將他送進台大醫院。

前衛生署副署長李龍騰透露，這名外交官只相信台大的醫術。為此，行政院還特別在二

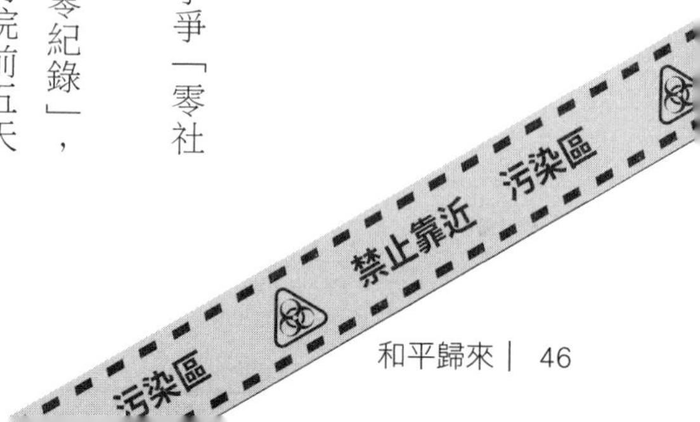

〇〇三年三月二十一日召開評估會議，接受男童的轉診。

外交官之子來台治療

衛生署大開國門迎接美國外交官之子，飽受立法院的抨擊。施文儀不諱言，這是政府自抗ＳＡＲＳ以來，所承受的第一道壓力。「政府要求台商留在原地，卻破例讓美國小孩來台，最後雖然檢測為陰性，仍免不了遭到立法委員的輪番炮轟。當ＳＡＲＳ變成政治問題，只好用政治手段來解決。」（摘自《回首ＳＡＲＳ》）

陳世英時任台大醫院急診部主治醫師，負責與另外一位總醫師和護士接機。二〇〇三年三月二十一日清晨，他們穿著手術衣，外罩雙層隔離衣，戴著P100面罩、帽子、手套和腳套，在松山機場停機坪等候。按照事前規畫好的動線和除汙程序，一路安排男童進入台大醫院兒科的隔離病房。

在等候的空檔，陳世英和美國疾管局專家聊到小男孩的病徵，專家認為根據接觸史和臨床症狀研判，男童並未感染ＳＡＲＳ。（摘自《台大醫院抗煞訪談實錄》）

護理師羅惠如接到命令，負責照顧男童。儘管照樣做著手邊的工作，但只要電話鈴聲響起，她就神經緊繃。「當我戴好口罩，往最角落的病房走去，看見醫護人員在玻璃門外向家屬解釋，小孩正在看卡通，我的心裡反倒有些不捨。十歲大的小孩應該無憂無慮，他卻離鄉背井，忍受身體的不舒服，任人在玻璃門外指指點點。」

因為語言障礙，每當羅惠如等人全副武裝進到病房，總是要汗流浹背，跟他比手畫腳一番。他露出一對眼睛，直盯著器材看。一看到空針，就害怕、發脾氣，嘴裡吐出一連串的英文，令人聽不懂。後來他解釋，並非衝著醫護人員來，而是之前在越南打過很多針，眼前一切對他來說，只有厭惡兩個字。

一旦醫護人員不小心碰到他手上的瘀青，他馬上痛得哇哇叫。後來羅惠如做了一個簡易冰敷袋給他，想減輕他的疼痛，沒想到被他當成玩具玩。

他的病況逐漸穩定，可以下床走動，並且轉到普通病房。當重新取回自身的主導權，他變得開心不已。（摘自《照顧SARS病童之心得》）

儘管從二〇〇三年二月起，境外移入個案不斷增加，但政府自豪於WHO以「*」標注台灣為亞洲唯一「僅有局限性地區性傳染」的區域。衛生署長涂醒哲當時自負地說：「我們是被境外傳入的，並非在本土流行，目前只有勤姓台商對他太太的一級感染，並未有二、三級的感染，世衛組織也發布台灣為局限感染區。到目前為止，SARS在台灣並未擴大，中央防治機制的啟動，『超過世界水準』！」

SARS入侵初期，台灣維持超過一個月的零輸出、零死亡、零社區感染的紀錄，後來被政府編織成「三零政策」。最早提出「三零」這兩個字，是行政院長游錫堃。二〇〇三年四月九日，他在行政院會說，在醫護人員的努力下，台灣迄今無死亡病例，治療成果受到國際重視，台灣的醫療水準及防疫成績，正是我們爭取加入世衛組織（WHO）最有力的基礎。他責成外交部，應多對外宣揚台灣零輸出、零死亡、零社區感染的「三零」成果。（摘自《自由時報》）

緊接著，陳水扁總統在四月十三日出席國際扶輪社年會時重申，台灣因為與中國關係密切，受到SARS疫情波及，卻能做到零輸出、零死亡、零社區感染，以及世衛組織和美國的高度肯定。如果中國希望與台灣共同防疫，就應該歡迎台灣加入WHO，不要繼續杯葛和抵制。

李龍騰透露，其實，「三零政策」最早是陳水扁的原創。涂醒哲雖然有不同意見，卻只能聽「老闆」的命令。

涂醒哲坦承，維持「三零紀錄」是政府的既定目標，也是高層賦予他的任務，他必須使命必達。

拚三零紀錄挺進世衛

即使二十年過去，陳水扁依然堅持，「三零政策」是政府引以為傲的一項政績。「我們進不了WHO，在沒有任何指令可以依循下，能夠維持『三零紀錄』很不簡單。『三零』是台灣爭取加入WHO的『附屬品』，雖然紀錄後來被打破，但不能怪涂醒哲，第一個破口在『市立』和平醫院，最後一個院內感染的醫院是陽明醫院，同樣是『市立』的，不然SARS早就結束。」

政府不斷誇耀「三零」成果，目的在為五月爭取加入WHO鋪路。台灣因為不是WHO的會員國，在一九九八年腸病毒發生時，嘗盡苦果。這個不愉快經驗，成為後來台灣爭取加入WHO的動力。

五年後，SARS來襲，台灣在第一時間就主動向WHO進行通報，卻始終未獲任何回音。世衛組織發布全球旅遊警訊時，更刻意漏掉台灣，儼然當作台灣並不存在。

不是WHO的會員國，面對SARS兵臨城下，最大的損傷是，無法取得WHO提供給香港、越南和中國等疫區的資訊，只好透過美國間接取得，時機慢了好幾拍。

因此，涂醒哲腦筋一轉，認為最直接的方式就是召開「國際研討會」，乾脆把世界各國防疫專家請到台灣，提供他們的寶貴經驗，而且要辦就辦全世界第一個。「我們只有一個禮拜時間準備，光是寫邀請函，我就寫了一百多封。」

涂醒哲所謂要辦就辦「世界第一個」，指的是必須搶在中國的前頭。因為根據李龍騰當時所掌握到的訊息，「台北市醫師公會」等民間團體，以及多位知名學者和專家，均已接到中國方面的邀請函，預計在四月二十三、二十四日兩天，前往北京參加「海峽兩岸控制、預

防非典型肺炎學術演討會」，衛生署想捷足先登。（摘自《自由時報》）

研討會召開前，陳水扁利用機會，頻頻加碼與中國較勁，包括抨擊：「台灣、中國防疫，根本是一邊一國！」「中國刻意隱瞞數字，黑數至少有五倍之多，這種『只顧面子，不顧人命』的做法，根本草菅人命！」

陳水扁還透露，美國參議院多數黨領袖私下告訴他，台灣防疫做得比美國還要好。他們前一站到北京訪問，心情忐忑不安，等落腳台灣，心中的大石頭才終於放下。

台北市長馬英九為了與中央互別苗頭，也去函給ＷＨＯ，聯合衛生局長邱淑媞吹擂自身的防疫經驗。邱淑媞指出，首都防疫具有先進水準，不僅能力強、態度積極，還與世衛組織具備相同的水準。（摘自《中國時報》）

「ＳＡＲＳ國際研討會」在四月二十日、二十一日風光登場，有感染區十六位專家蒞臨，在現場發表論文。涂醒哲在致詞時呼籲，與會者應發揮正義感，支持台灣加入ＷＨＯ。

會議剛結束，涂醒哲就接到台大醫院感染科主任張上淳的電話：「和平醫院出問題了！病人都跑到我們台大醫院來！」從那天晚上開始，他就疲於奔命，直到卸任為止。

「根本做不到！」前花蓮慈濟醫院副院長、感染科專家王立信直言，要維持「三零紀錄」，根本強人所難，也有違醫療專業。ＳＡＲＳ透過飛沫就可以傳染，沒有任何人或地方，可以倖免於難。

張上淳認為，台灣進行「三零」保衛戰，如果是為提升國家形象、增強民眾信心，倒是無可厚非，只不過應對「零死亡率」有所保留。因為WHO初期公布的SARS死亡率為百分之四，台灣三十個案中，雖然無一例死亡，其中不無僥倖因素。就科學的角度說，不能因此認定，台灣的照護就比其他國家好，或許只是還沒有碰到而已。（摘自《當台大醫院碰上SARS》／李素芳採訪整理）

以和平醫院四月二十四日封院為分水嶺，「三零」中的「零輸出」紀錄，早在四月二十三日那天被打破。一位六十四歲的香港婦人，在四月七日以探親的名義進入台灣，實為躲避香港疫情而來。醫護人員懷疑，她是「淘大人」。

婦人來台之初，先在家隔離十天，出關前最後一天開始發燒，前往台中榮總就醫。院方很快確認她是SARS患者，將她移入隔離病房。

疫調人員訪視時，她不僅隱瞞接觸史、謊報地址和電話，還謊稱護照丟了。

起初，她被專家委員會列為「待審個案」，直到四月二十二日轉為「可能病例」，她早就提前一天出院。等境管局接到通知，她已回到香港。長榮航空直到兩天後才被告知，原來婦人是他們公司的乘客。

至於「零死亡」紀錄，則在四月二十六日打破。

台灣第一起SARS死亡案例，是台中的曾姓居民。他在和平醫院封院第三天，病逝於中國醫藥學院附設醫院。迫於「三零」壓力，衛生署中間拖十四小時，才告知台中市衛生局。時任台中市長的胡志強向陳水扁提出抗議，批評衛生署延遲通報，讓第一線的指揮官很難做事。「我聽說並非醫院刻意隱瞞，而是衛生署要他們暫時不要公開。這種做法我不能接受！」

「三零紀錄」一夕間破功，令陳水扁感到意外。因為先前行政院都向他報告，疫情完全被控制住了。當和平風暴瞬間來襲，他已無暇追究，只好先按捺住情緒，出面拯救沉船。

網子破了

台灣防疫出現破口，令台大感染科主任張上淳感到扼腕：「完了！防疫網破了！如果疾管局能謹慎處理案一四九，或許和平醫院不至於走到封院這一步。」

案一四九指的是板橋曹女士。她在二〇〇三年三月二十七日，為了探視摔斷脊椎的婆婆，將珍藏多年的金鍊賣掉，先還了債務，把剩餘的錢，買了婆婆最愛吃的熱狗，與先生搭中午一點零五分的自強號南下，回彰化老家探親。

就像電影《向左走．向右走》的劇情，香港「淘大花園」社區的六十三歲曾姓居民，在清明節前夕來台掃墓，上機前已有感冒症狀，卻執意來台。他對弟弟說：「如果我真的會死，也要先向父母告別！」（摘自《聯合報》）

曾男在三月二十六日抵台，在台北住了一晚，第二天搭自強號列車南下，坐在第三節車廂，與曹女士和丈夫蕭先生，隔了三節車廂。

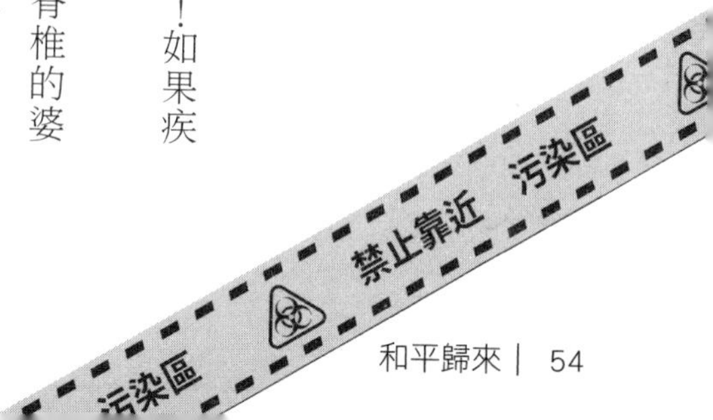

曾男的弟弟住在台中，從事顧問業，五十六歲，兩兄弟感情深厚，操著同樣的廣東口音。在哥哥抵達前，他們全家戴起口罩，並通知讀高中的小女兒，暫時不要回家。弟弟到台中火車站接哥哥回家，兩兄弟在車內拿下口罩，聊了二十分鐘，弟弟因此染疫。他們原本計畫當天到彰化掃墓，卻因為哥哥身體不舒服，臨時將行程取消。第二天一大早，哥哥前往中正（現桃園）機場，搭乘國泰班機返回香港。

曹女士高燒不退 肺浸潤

曾男返港當天，曹姓婦人搭自強號北返，身體出現狀況，先在住家附近診所看病，醫生認為只是「感冒」，要她不必擔心。

此後，一連八天，曹女士高燒不退，連續跑了三家診所，病情未見好轉，拖到四月九日，才在次子陪同下，前往和平醫院掛急診。

曾姓居民返回香港直接住院，中間曾經打電話回台灣，要弟弟小心，但已經來不及。弟弟在三月三十日發病，先去兩家診所看病；四月三日高燒不退，才到中國醫藥學院附設醫院就醫。

王任賢時任中醫感染科主任，回憶曾男到院時，症狀很像感冒，若非他主動提及，哥哥正在香港住院治療，否則王任賢不會馬上安排他住進隔離病房。

曾姓男子住院頭幾天，只是發燒，沒有咳嗽，精神看來不錯，還能談笑風生、看書打發時間。沒想到，四月十一日劇烈咳嗽，心跳快得像剛跑完百米賽跑。院方為他插管治療，並發出第一張病危通知。

中醫組成龐大醫療團隊，陣仗之大，甚至超過搶救自家董事長陳立夫。但是，曾男病情持續惡化，肺部嚴重纖維化，硬得跟塑膠一樣。情急之下，院方只好向台大醫院求助。

台大醫師柯文哲在四月十九日帶領葉克膜團隊南下搶救，讓病人的心、肺得以暫時休息。

四月二十四日，醫師在曾男的血液中，發現有黴菌感染的跡象。由於他已中年，抵抗力變差，進而引發敗血症。四月二十六日，經六、七個小時搶救無效後，宣告不治。

至於他的哥哥，則早他兩天，在醫院病逝。

曹女士到和平醫院放射科醫技部主任何常健的門診，何主任見她臉色不好、發燒，安排她去照X光。X光片顯示，她的肺部嚴重感染，何高度懷疑她感染ＳＡＲＳ，立刻照會胸腔科主任羅志鵬和感染科主任林榮第前來會診。

和平醫院前後總共有十二位醫師診治過曹女士。急診室醫師辛國輝與消化內科主任劉政德認為，她的白血球數高達一萬兩千，不符合低於一萬，才能判定為ＳＡＲＳ的標準，未認定她感染ＳＡＲＳ。相反地，林榮第相當堅持，指曹女士的X光片顯示，有大量肺浸潤現象，

應該就是ＳＡＲＳ，緊急向衛生署進行通報。（摘自《監察院公報》）

林榮第指揮專人，幫曹女士戴上N95口罩、穿上防護衣，先送到急診室隔離，同時啟動院內三級防護措施，並且聯絡轉診事宜。

轉診新光醫院 高度警戒

新光醫院同意接手，曹女士在三名穿著Ｄ級防護衣的醫生、護士和司機護送下，進入新光醫院。轉診前，林榮第附上曹女士的檢體和Ｘ光片，還在病歷上注明「疑似ＳＡＲＳ」，讓新光醫院得以避免院內感染的風險。

新光醫院感染科主任張藏能指揮若定，先將急診室到隔離病房的通道封鎖、清空在場人員，還指示特別用推車，將患者推進專用電梯，送到隔離病房，所經之處全面消毒。

曹女士躺在推床上，幾乎喘不過氣來。早上送到，下午就出現呼吸衰竭，院方立刻為她插管。

只要回想起當時的狀況，蕭先生就嚇得腿軟。「下午三、四點左右，太太突然咳得厲害，咳到都尿褲子了。我把她扶到廁所，她一直喊氧氣不夠、無法呼吸，我看情況危急，趕快去找醫生。」（摘自《中國時報》）

當時，曹女士的肺部有五分之四浸潤，院方發出病危通知。為了避免她在插管時強力抗拒，醫師為她施打痲醉劑，讓她昏睡兩個禮拜，偶爾才睜開眼睛。

當張藏能在曹女士的痰液中取得病原之後，立刻到實驗室做「革蘭氏」染色抹片。雖然在周邊發現許多發炎細胞，卻找不到致病原蹤跡。（摘自《新冠病毒與SARS經驗回顧，張藏能》）

疾管局 誤排除可能病例

和平醫院送走曹女士後，感控幹事王永芳依衛生局督導魏惠志的指示，簽請將醫師何常健、護士何蜀西、林姓放射師、黃姓批價人員等A級接觸者隔離十天。沒想到，隔天疾管局竟將曹女士排除為「可能病例」。消息傳出後，接觸者紛紛解離。除了何蜀西主動聲請居家隔離外，其他接觸者上班的上班、出國的出國。其中，一位密切接觸者連續請假十二天，飛到溫哥華探望妻女；另外兩位則在台南、高雄兩地旅遊。

四月十四日，昆陽實驗室完成曹女士的檢體檢測，三個檢體PCR均呈現陽性反應。和平醫院緊急把人召回，卻為時已晚，其中三人已陸續發病。

曹女士的先生、妹妹和次子，聽說她被排除，立刻前往醫院探視，因此遭到感染。

曹女士的主治醫師張藏能則說，曹女士的先生偷偷跑進隔離病房，立刻被醫護人員發現，通知台北縣衛生局，用專車將他送回板橋住處居家隔離。

四月十六日，疾管局通知台大醫院，有一位「蕭先生」身體不適，太太正在新光醫院隔離治療，懷疑他可能也感染SARS，希望台大醫院收治。電話中還特別交代台大醫院，必須出動前後空調分離的超級加護型救護車。

台大急診醫師陳世英接獲命令後，親自前往板橋接人。救護車在狹窄的巷道回轉，四位「太空人」一下車，如同電影《危機總動員》場景，四處尋找目標，卻始終不見蕭先生人影。原來，他因為緊張，擅自跑到馬路邊去等。救護人員把他「撿」上車，立刻在車內問診。

陳世英不知道他是曹女士的先生，心想：「臨床症狀與SARS早期表現吻合，但沒有接觸史，怎麼會染煞？」等回到醫院，確認患者的胸部X光出現變化、抽血結果也符合SARS的實驗室變化，立刻安排他住院隔離治療。（摘自《當台大醫院碰上SARS》／李素芳採訪整理）

曹女士的次子，後來高燒不退，被送往台北署立醫院治療，病情很快被控制。

曹女士去過的四家診所，照樣門庭若市。記者訪問台北縣衛生局長周志浩：「為何不採取隔離措施？」周表示，曹姓婦人遲至四月二十七日才被列為「可能病例」，已經過了潛伏期，診所人員無一人發病，自然沒有隔離的必要。

疾管局排除曹女士確診最大的後遺症是，原本她穿過的隔離衣，用紅色塑膠袋彌封，當警報一解除，卻被當成一般衣物處理，以致後患無窮。

蘇益仁急叩 邱淑媞不理

和平醫院和新光醫院總共送了三個檢體到昆陽實驗室檢測，由國衛院臨床研究組主任蘇益仁負責。他三度確認曹女士的檢體呈現陽性，病毒量相當大，急著告訴台北市衛生局長邱淑媞，同時也在「SARS專家委員會」據理力爭，卻如狗吠火車。

蘇益仁在四月十五日一連打了好幾通電話給邱淑媞，幕僚都說她在開會。蘇要對方務必轉達：「和平醫院和新光醫院都是市立醫院，屬於衛生局的責任醫院，必須採取立即的隔離措施！」邱淑媞直到第二天才回電，蘇在電話中再次重申：「案一四九絕對是SARS！她到過和平醫院，歸台北市衛生局管，妳一定得做好防治措施！」

邱淑媞事後向公視的記者說，接到電話後，她有交代防疫股長，並且通知和平醫院和新光醫院，要他們做好院內感控。（摘自公視紀錄片《和平風暴》）

私底下，她向專家委員會確認，得到答案：「這個案子已經排除了！」以為風平浪靜，就把蘇益仁的話，拋到九霄雲外去了。

「實在太遺憾了！如果邱淑媞在四月十六或十七日將疫情控制住，和平醫院就不會爆發嚴重的院內感染！」

「專家委員會委員竟犯下如此嚴重的錯誤，將陽性個案否決。就因為這個致命的錯誤，使疫情一發不可收拾。」

「台灣總共有七百六十四個SARS個案，全由十七位委員根據X光片進行判斷，大家說是就是，缺乏實驗室的支持。」

二〇〇三年七月，蘇益仁整理個案血清，在七百六十四個個案當中，發現有三百八十四例呈現陽性反應；換句話說，如果以X光判斷，一半都是錯的。

在被排除的個案當中，蘇益仁發現，有三十幾個抗體呈現陽性反應。換句話說，有四成的SARS個案，都像曹女士一樣被排除。

用證據說話 如狗吠火車

四月十五日的專家會議上，蘇益仁一人起身力戰群雄，口若懸河講了二十分鐘，態度十分堅決。「我們從香港大學拿到檢驗試劑（PCR primer），檢測三次都是陽性，不能因為世衛組織沒有將『微生物檢驗』列入指引，以及她沒有旅遊史和接觸史，就將她排除。」

涂醒哲還原現場，指當時委員分成三派，激烈爭執。「臨床醫師派」人數最多，堅持曹女士沒有旅遊史和接觸史、症狀也非典型，而將她排除。

「公衛派」學者認為，每天通報上來那麼多「疑似病例」，應該多一點敏感度，寧可錯殺，不能錯放，即使做白工，也沒有關係。

蘇益仁被歸類為「檢驗派」。涂醒哲不否認，他憑證據說話；只是，衡量科學與民主的兩端，他只能服膺民主。

專家小組召集人陳建仁解釋說：「我們從美國CDC取得病毒株後，才建立分子診斷工具。在四月十六日之前，專家小組沒有確診能力。曹女士屬於早期病例，只能判斷她是疑似病例；但就臨床診斷和旅遊史、接觸史來看，無法確定她是可能病例。即使她是疑似病例，和平醫院應該給予適當的處置。」

至於邱淑媞問過哪一位委員，他並不清楚。專家會議雖然沒有投票機制，但是，會議當天有共識決。

事實上，除了曹女士之外，從三月二十六日到四月十六日，和平醫院通報的六起疑似病例，全都遭到排除。四月十六日，和平醫院通報的不是普通人，而是院內三位醫護人員，都沒有喚起衛生局和衛生署的警覺性。

直到四月二十二日，和平醫院爆發院內感染，邱淑媞才向蘇益仁「自首」，承認蘇是對的。蘇耿耿於懷，當面質問她：「我一個禮拜前就告訴妳，妳為什麼不處理？」邱辯稱：「是你們委員會中有人說不是！」

如果再找不出感染源，「零社區感染」的紀錄可能就要破功。疾管局大海撈針，好不容易比對出，曹女士與「淘大花園」的曾姓居民，同時出現在三月二十七日的自強號列車上，雖然彼此隔了三個車廂，但推測雙方可能曾經擦肩而過，進而造成接觸感染。

但是，曹女士對主治醫師張藏能說，她懷疑自強號上站在她後方的一位長髮女子，可能是感染源。當時，長髮女子不斷咳嗽，還一度坐在她的椅背上，和她的臉很接近。曹女士對這名四十多歲的女子印象深刻，是因為她在桃園站拖著一個搭機用的大行李箱下車。

二〇〇三年六月，台大醫學院與衛生署疾管局合作，利用分子流行病學，針對台大醫院的八起案例，加上和平醫院兩起無接觸史的散發病例，進行ＳＡＲＳ冠狀病毒傳染來源及途徑分析，結果在十一株病毒中發現，台大醫院的醫師蔡子修與勤姓夫婦，以及香港「淘大花園」的曾姓居民相近，又與多倫多、新加坡和香港大學的病毒型別相似。

至於和平醫院兩位患者的病毒株型別，與麵攤老闆、仁濟醫院、高島屋女員工、中鼎員工，以及香港中文大學病患的病毒株型別相似，反而與台大醫院病例和香港「淘大花園」的曾姓居民型別不同，相對推翻了曹女士為曾姓居民感染的推論。

基因定序比對　追感染源

前台大醫院肝炎研究中心主任陳培哲指出，如果非要斷定曹女士的感染源為何，必須取得她的病毒基因序列，進行親緣比對。可惜當時他們並未採樣，所以無法下一定論。

涂醒哲透露，疾管局曾經保留若干檢體，以備事後追蹤。ＳＡＲＳ發生隔年，疾管局重新篩檢台中曾姓居民遺留在中國醫藥學院附設醫院的唾液檢體，進行基因定序比對，發現曹女士與曾姓男子屬於同一病毒株，可以確定他就是曹女士的感染源。

蘇益仁參考科學家比對二〇〇二年底到二〇〇三年兩岸三地六十一棵ＳＡＲＳ病毒株後發現，ＳＡＲＳ疫情共分成三波：第一波，發生在二〇〇三年一月底，廣州醫院疫情爆發前；第二波，則是劉劍倫引發的香港京華酒店和「淘大花園」社區疫情。到這個階段，病毒開始突變，台灣屬於第二波的延續、也是第三波。（摘自《蘋果日報》）

張藏能於二〇一三年二月在《感染控制雜誌》提出國衛院論文佐證，和平醫院的ＳＡＲＳ病例病毒株為同一個來源。「台灣ＳＡＲＳ早期個案，如勤姓台商，屬於境外移入；和平醫院的突發群，則為本土感染，兩者病毒並不相同。和平醫院的突發群，在二〇〇三年四月二十日之後爆發，與境外移入的時間點完全不同。」相對推翻台大醫學院的推測。

張藏能指出，曹女士拔管隔天，和平醫院爆發嚴重的ＳＡＲＳ突發群，指標病例劉姓洗衣工，因為經常出入急診室收取衣物，研判因此遭曹女士感染。「曹女士的ＳＡＲＳ病情相當嚴重，傳染力很強。根據她的檢體檢驗結果顯示，病毒量非常大，很可能是和平醫院的『超級傳染者』。」（摘自《中國時報》）

蘇益仁斬釘截鐵地說，劉姓洗衣工就是被曹女士感染，已無需爭辯。他極有可能是到急診室收取衣物時，被她感染。

前台北市顧問葉金川曾經提出一份調查報告，指曾姓男子不僅感染了曹女士，她的先生和兒子也受害。曹女士雖然只在和平醫院急診室短暫停留四十分鐘，但因為是發病第四天，傳染力相當強，所以才會感染給劉姓洗衣工和李老太太。李老太太後來轉診仁濟醫院，又把病毒帶過去。

前和平醫院小兒感染科醫師蔡秀媛曾經手繪和平醫院院內感染路徑圖，認為曹女士、劉姓洗衣工和胡姓男子，是造成院內感染的三大源頭。「洗衣房在洗衣服的時候，將病人殘留在衣物上的飛沫打散，形成無孔不入的空氣傳染。劉姓洗衣工感染後，在院內四處走動，才會使B棟八樓全面遭受波及！」（摘自《和平醫院抗SARS實錄》）

和平醫院小兒科醫師林秉鴻在《隔離日記》中透露：「二〇〇三年五月三日，我在科辦公室發現一份文件，為一位B棟遭感染的醫師所寫，……謎底終於揭曉，B8的感染源來自洗衣工人，而洗衣工人則是遭曹姓婦人所感染……。」

李龍騰雖然比較傾向認為，曹女士就是和平醫院院內感染的源頭，但因為當時並未採集她的檢體，進一步比對，因此不敢斷言，她就是感染源。「不然，該如何解釋，院內感染時、在和平醫院好幾個地方發生？」

衛生署在《台灣抗SARS紀實》中也認為，劉姓洗衣工可能在收送衣物時感染。「當曹女士被懷疑感染SARS之後，X光室立刻做了清消，唯獨漏掉她所穿過的隔離衣。」

密件揭連串疏失 釀大禍

公視紀錄片《和平風暴》製作人馮賢賢，透過特殊管道取得和平醫院院內感染實際人數發現，不到三十天，就有多達一百五十人疑似感染SARS，醫護人員占了四十位。

根據監察院的調查報告顯示，和平醫院封院前、後，SARS「可能病例」有九十五例，其中二十二人死亡，堪稱台北市近年來「最大的防疫漏洞事件」。

對於和平醫院失守，蘇益仁耿耿於懷，在二〇〇三年五月九日提交疾管局長陳再晉一份密件，卻被他拒收。他鍥而不捨，再將信函轉寄給新上任的抗煞總指揮李明亮，同時在便利貼上注明：特別注意「案一四九」。「如果了解此案，就可以進一步了解事件的全貌。」

李明亮後來把蘇益仁的密件公開，蘇在便利貼上寫著：「李教授，我在四月十五日專家委員會中力爭，將案一四九列為SARS確診病例未果，將實情告知台北市衛生局長邱淑媞，並未獲得採納與重視，進而種下和平大禍。大禍絕非單一因素所造成，而是一連串致命錯誤及疏失所使然，包括醫師、病患、邱淑媞和陳再晉，都必須負責。」

他手繪感染路徑圖，直指曹女士就是和平醫院的感染源，也是仁濟醫院、高雄長庚醫院院內感染的源頭。

他還揪出和平醫院一位林姓醫師是始作俑者，要不是他在外兼職，因為業績考量，把曹女士轉介到和平醫院，才造成那麼嚴重的院內感染。

蘇益仁研判，台北縣發生多起無頭公案，找不到感染源，應可從曹女士的源頭找起。

李明亮在五月十九日下午四點，將蘇益仁的密件，呈報給陳水扁總統，陳主張嚴辦。李明亮認為，因為阿扁隔年就要競選總統連任，因此態度顯得嚴峻。

至於他本人，處理ＳＡＲＳ遍地烽火，已焦頭爛額，無力進一步深究。後來，蘇益仁接任疾管局長，他認為，若依然沒有定論，案一四九，恐怕將成為永遠的無頭公案。（摘自《走過ＳＡＲＳ》）

全院擴散

根據北檢起訴書記載，和平醫院至少有工作人員、病患和家屬在內五十七人，被劉姓洗衣工感染，堪稱和平醫院最大的「超級感染源」。

前和平醫院感染科主任林榮第所提最初感染途徑有三條，分別為洗衣房、Ｂ棟八樓和Ａ棟七樓的胡姓患者。（摘自《監察院公報》）

一位化名「Ａ」的醫師，二〇〇三年五月八日在「批踢踢實業坊」上留言，指劉姓洗衣工四月九日到急診室，並非去收取衣物，而是去看「尿結石」（編按：應為腎結石）。當時，他就躺在曹女士的隔壁床。

在此出現兩種可能，第一，劉姓洗衣工因此感染ＳＡＲＳ，曹女士正是感染源；第二，若能證實他的發病時間比曹女士早，則感染源另有其人。

洗衣部領班童建榮早在二〇〇三年三月底、四月初懷疑，和平醫院地下室的洗衣房發生感染。「髒衣服在洗衣房堆了一堆！」他跑去問林榮第：「是否已有院內感染？」林當時矢口否認。

四月十四日，急診室把未經消毒的「紅色塑膠袋」送進洗衣房，上面貼著「疑似SARS」的紙條，童建榮更加確定，直接嗆林榮第：「你們這裡有SARS！」沒想到林竟然對他咆哮：「你隨便說說！」童反擊：「這裡明明就有SARS！」林榮第拗不過，才派一位蘇小姐前往處理，但不管童建榮好說歹說，對方始終虛應故事。童感嘆：「如果院方早一點處理，或許就不會發生如此嚴重的院內感染！」（摘自公視紀錄片《和平風暴》）

當時和平醫院外包洗衣作業，由「佳星衛材公司」承包，總共派六位員工進駐和平醫院。他們每天至少負責一千兩百多件被單和衣物，感染風險是醫護人員的四十倍。

在如此高風險的環境下工作，六名員工均被列為SARS疑似個案，劉姓洗衣工第一個發病。童建榮向某護理長抱怨：「我們會被你們害死！」她還手比「噓」，要他不要聲張。

四月二十一日深夜十一點半，第二名洗衣工發病，童建榮送她去急診，立刻被通報為SARS疑似病例。

隔天，和平醫院爆發院內感染，醫院將空調關閉。童建榮在洗衣房連續工作數小時，汗流浹背，身體感覺很不舒服，先上樓到家醫科看門診，醫生卻要他轉去急診室。他在急診室等了兩小時，好不容易被注意到，急診室卻要他先回洗衣房。直到傍晚五點，看見院方派車來接，他才恍然大悟。「我搞不好已經得SARS了！」他不願意被送回家，只好用威脅的方式跟院方周旋。幾經交涉，院方終於點頭，讓他和另一名洗衣工，在晚上十點半，進住B棟八樓的八一一病房。

髒汙衣服床單堆滿地

兩人進到病房，看到眼前景象，幾乎被嚇壞了。「病房完全沒有清理，更別說消毒了。之前病人穿過的髒衣服，用『紅色塑膠袋』包著，就丟在垃圾桶裡。總共有兩桶，堆在浴室裡，廁所滿地都是嘔吐物。沒多久，又有一位身著防護衣的護士，將另一桶推進來。院方要我們留院觀察，卻把我們棄置在這裡，簡直草菅人命！」

前和平醫院急診科主任張裕泰懷疑，護理部副主任鄭雪慧可能在地下室遭到感染。「雪慧因為辦活動，好幾次到地下室找乾淨的桌布，汙水處理機剛好故障，導致汙水氾濫，那幾天我們進出停車場，必須掩鼻而過。加上，醫院和外包商價格談不攏，床單堆得滿地都是，遭汙水浸泡，很可能成為病毒滋生的溫床。」

鄭雪慧的家人私下透露，鄭雪慧和劉姓洗衣工曾經在電梯內近距離交談，在電梯裡感染的可能性最高。

從四月十七日到二十三日，和平醫院的通報數和死亡率，都攀到最高，B棟八樓成為重災區。護士鄭鈺郿估算，四十一位護理人員中，至少有一半感染。

劉姓洗衣工於四月九日發高燒，一連燒了四天，四月十二日出現畏寒、頭暈、上吐下瀉等症狀，二度到急診室。這一次停留較久，做了Ｘ光、血液和尿液檢查。

四月十五日晚上，他腹瀉不止，三度到急診室。經林榮第診斷，為沙門氏桿菌感染，被安置在Ｂ棟八樓的八〇一室。

八〇一室是普通病房，護理長陳靜秋警覺性很高，問王姓督導：「他是不是ＳＡＲＳ病人？」王回答：「ＳＡＲＳ病患都住在Ｂ棟七樓，離我們很遠，這邊都是肺結核病人，不要擔心。」

童建榮多次前往探視劉姓洗衣工，發現醫護人員沒有戴口罩，也沒有穿上防護衣，並不知道眼前這位病人，就是ＳＡＲＳ患者。

護士黃露儀堅稱，劉姓洗衣工感染的是沙門氏桿菌，不是ＳＡＲＳ，只需進行腸胃道隔離、處理排泄物和嘔吐物即可。「他剛來的時候，一直嘔吐、發燒和拉肚子，拉出來的都是黑便。問題是，當時他的Ｘ光片並未出現變化，不能怪主治醫師。」（摘自《和平風暴》）

事實上，劉姓洗衣工的Ｘ光片，在四月十四日出爐，肺部出現間質性浸潤現象，林榮第沒有起疑，並非尋常。

在劉姓洗衣工住院頭兩天，林榮第用退燒藥和第三代抗生素為他治療。四月十八日，劉姓洗衣工出現呼吸窘迫症候群，胸部X光片顯示，兩側肺部嚴重浸潤，林榮第這時才警覺到，他很可能感染SARS。距離劉姓洗衣工第一次出現在急診室，已過了九天，期間不知道他接觸過多少人？院內感染一觸即發。遺憾的是，林榮第既未向上通報，也沒有告知吳康文院長，反而將患者移往A棟的外科加護病房，並且謊稱他疑似感染傷寒，他也已做了通報。（摘自《北檢起訴書》）

洗衣工成超級傳播者

劉姓洗衣工是身障人士，一隻腳裝了義肢，身材胖碩，連走路都困難，平日就住在地下室三樓的洗衣房，喜歡串門子，與員工混得很熟。

四月十二日，他已經發病，卻仍穿梭在各病房收取衣物。B棟加護病房的護理長張晏菱到八樓時，還看見他在病房裡趴趴走。

四月十七日晚上，劉姓洗衣工劇烈咳嗽和喘息，內科住院醫師林重威值班，進病房為他插管。

陳靜秋當晚整理評鑑資料，過了下班時間還在院內，先生唐四虎在樓下等了她半小時，不見她下來，打電話給她，聽到陳靜秋說：「我就要進電梯了！」沒想到，就在她等電梯的空檔，一名護士衝了出來，大喊：「阿長、阿長，有一位病人一直在吐……。」陳靜秋趕忙回頭，連口罩都沒有戴，直接衝進病房幫忙，協助插管。就是這致命的兩分鐘，改變了她一生的命運。

林重威三月二十七日退伍，才到和平醫院半個月。父親林亨華透露，林重威視病如親，經常陪病人聊天，雖然懷疑劉姓洗衣工可能感染ＳＡＲＳ，但因為醫院並未告知；尤其，劉姓洗衣工病危時，家屬在一旁不斷哭喊：「他就快要死了，穿什麼衣服都不要緊，求求你們快一點！」林重威只戴了外科口罩，還來不及穿隔離衣，就衝進病房為他插管。（摘自《回首ＳＡＲＳ》）

張裕泰重建現場，指劉姓洗衣工當時意識清楚、不斷咳嗽、嘔吐，很難插管，越插不進去，他就越咳得厲害，反而增加插管難度。林重威後來在氣管上加接了加溼器，才終於完成插管。

書記楊淑媜坐在櫃檯，雖然離病房還有一段距離，但因為病房門沒有關，冷氣又吹著，因此受到池魚之殃。

地雷一個接一個引爆

劉姓洗衣工後來轉入加護病房，羅姓護士記得，他病況危急，一堆醫師圍著他的X光片看。「他還不斷將氧氣罩拔下，我還近距離訓過他。」

四月二十一日晚上，地雷一個接著一個引爆。王姓督導察覺，B棟八樓的十六名同仁中，有六人發病。其中鄭姓、施姓兩名護士和書記楊淑媜，都不約而同去了急診室，又以楊淑媜病況最為嚴重，高燒到攝氏三十九度多。

急診醫師葉繼煌見三人同時發燒、拉肚子和喉嚨痛，顯得很不尋常，問楊淑媜：「妳們怎麼都發燒？」

等上到八樓，看到連陳靜秋都在發燒，於是問陳：「妳們病房已經有好幾位發燒，怎麼連妳……。」陳靜秋起初回答：「之前我在花蓮度假三天，不知道病房有誰發燒？不過，我過去經常泌尿道發炎，也有類似的症狀，檢查後都沒有什麼。」接著她話鋒一轉，向葉坦承：「可是，這一次我感覺並不是泌尿道發炎，你幫我打點滴，打完之後我就回去！」臨走前，她對護士黃佩琦說，她不想在和平醫院看，想要去大一點的醫院。

當晚十一點半，童建榮剛好送林姓洗衣工去急診，看見陳靜秋正在門口等計程車。沒想到那匆匆一瞥，竟然是她的最後身影。

王姓督導請林榮第到急診室會診，他認為，楊淑媜感染肺炎、護士鄭鈺鄅扁桃腺發炎、施姓護士尿路感染。王督導問：「那為什麼三人同時發燒？」林回答：「湊巧！」之後，把她們安置在B棟八樓的普通病房。

劉姓洗衣工住院期間，黃佩琦剛好休假，回來之後發現，B棟八樓有五位護士發燒，她問：「妳們怎麼都發燒？」五人不約而同指向劉姓洗衣工的病床說：「大概是那一床吧！」

林榮第涉隱匿急卸責

林榮第結束會診，回到寢室休息，馬上接到急診室打來的電話：「洗衣房另一名林姓洗衣工，也被送來急診室，肺葉兩側有浸潤現象，高燒不退，有可能是SARS。」林榮第聽了大吃一驚，以非他值班為由，要其他醫生前往會診。范、王兩位醫師接手後，判定林姓洗衣工感染SARS，立刻進行通報。

林榮第一夜難眠，在凌晨四點多，打電話給A棟加護病房的黃姓護士，要她轉告護理長，通知值班醫師，將劉姓洗衣工進行通報。

四月二十二日一大早，他到醫院，調出劉姓洗衣工的X光片，交給不知情的陳威慎醫師，要他找放射科主任方鶯珍和胸腔科主任羅志鵬解讀，並將結論寫在病歷上。

當天上午，他一口氣通報了六個SARS疑似個案，並首度向吳康文報告，還有另外三名員工也發燒，院內感染可能已經發生。

五十二歲的外科醫師張深港，當天下午衝進急診室說：「我好像有發燒，會不會不只是感冒？」X光片出爐，醫師懷疑：「張醫師的片子好像有問題！」就在此時，院內又傳出其他員工發病，短短幾個小時，增加四起疑似病例。院內高層這才驚覺，代誌大條了。

當晚，葉繼煌與林榮第一起夜診，聽到隔壁診間電話不停在響，林三不五時就跑出去接聽。回家以後，葉繼煌向懷孕七個月的妻子說：「我感覺林榮第怪怪的！」說完，就跑到頂樓獨居。

遭劉姓洗衣工感染的五十七人中，除了和平醫院員工、病患和家屬之外，連到醫院載客的計程車司機、修理提款機的工人，都未能逃過一劫。一場浩劫，奪走了鄭雪慧、陳靜秋、林重威、楊淑媜、蔡巧妙，以及清潔工陳呂麗玉和病患蔣金鐘等七條人命。

追回藥癮男轉送台大

被懷疑是和平醫院另一條傳播鏈的胡姓藥癮患者，將SARS感染給張深港、林姓放射師，和同病房的林、位兩名病患，以及其中一位患者的外籍看護工Murabyah。護產科護士林佳鈴因為照顧印傭，不幸喪命。

前台北市顧問葉金川研判，胡姓男子因與劉姓洗衣工為舊識，所以交叉感染；但此說法遭胡的家屬駁斥。家屬指陳，胡姓男子失業在家兩個月，不曾出過國，也沒有接觸過大陸人士，如果說他是超級感染者，並不公平。如果他是，為何九位家屬沒有遭到感染？

胡男的腳在三月中旬被鐵釘扎到，引發蜂窩性組織炎，在四月十八日前往和平醫院急診，被安排住進A棟七樓的七一三病房。

神經外科主任許堅毅在他住院當天，為他照了第一張X光片，並未發現異狀。等到四月二十日又幫他照了一張，懷疑他感染SARS。正要進一步安置他，他卻因為藥癮發作，擅自離院。院方費了九牛二虎之力，好不容易才把他找回來。（摘自《和平醫院抗SARS實錄》）

當胡姓男子出現在林榮第的診間，林嚇得要他站遠一點：「你的X光片有問題，趕快到台大醫院去！」胡男於是穿上三級防護隔離衣，被送進台大醫院。

當時在台大醫院急診部擔任主治醫師的陳世英回顧：「四月二十一日，和平醫院說要轉診一位疑似感染SARS的胡姓病患來，可是我們還沒有動身，對方卻已經主動將病人送到我們的急診來了。從詢問他的病史發現，胡先生曾使用過靜脈注射的成癮藥物，病情比較複雜，雖然胸部X光兩側肺葉上方有浸潤現象，但臨床抽血不那麼典型，不容易判讀。不過，為了安全起見，我們還是安排他住進隔離病房。」

和平醫院急診室專任醫師張深港，在四月二十二日被送進台大醫院加護病房隔離，剛開始情況還好，沒想到四月三十日病情急轉直下，緊急插管治療，一個月後治癒出院。對於自己究竟如何遭到感染，他無法確定，只說在和平醫院幾個指標案例中，他只接觸過胡姓男子。不過，經過實驗診斷及檢體分析，檢驗醫學部醫檢師鍾明義認為，他應該不是SARS患者。「所以，和平醫院的感染源，究竟是誰？隨著時間的移轉，真相恐變得模糊。」（摘自《台

大醫院抗煞訪談紀錄》／李素芳採訪整理）

時任台大醫院感染科主任的張上淳也認為，胡姓男子並未感染ＳＡＲＳ，問題可能在於，ＰＣＲ檢測出現「偽陰性」。

問題是，與胡姓男子同病房的兩位患者，也都感染ＳＡＲＳ。其中第三床、八十三歲的位老先生，三月九日曾經照過一次Ｘ光，當時肺部並未出現異狀，原本預計在四月二十日出院，沒想到第二張Ｘ光片出爐，卻出現肺炎跡象。醫師許堅毅馬上安排他住進Ｂ棟負壓隔離病房，後來因為有院內護士感染，負壓隔離病房不夠，於是又將他移往Ａ棟的加護病房。萬萬沒想到，卻不幸分配到與劉姓洗衣工同一病房，轉來轉去，始終無法逃脫厄運。

位老先生的兒子向媒體控訴，指院方不但沒有警覺，把他的父親與胡姓男子安排在同一間病房，也沒有對胡男積極治療，只幫他打退燒針，連累到他父親白白丟掉性命。

就像蝴蝶在巴西輕拍翅膀，一個禮拜後，帶給美國加州一場龍捲風一樣。當四月九日與曹姓婦人同時出現在和平醫院急診室的李老太太，一個禮拜後轉診仁濟醫院，將仁濟醫院捲入ＳＡＲＳ風暴當中，而萬劫不復。

四月二十二日這一天

二〇〇三年四月二十二日，在和平醫院悶燒長達十三天的SARS疫情，終於一次爆開。院內、外亂成一團，充滿著一片山雨欲來風滿樓的氣氛。

台北市衛生局防疫科人員一大早進入醫院排查，到傍晚查出七個疑似個案，其中一人病況危急，感染源分散在急診室、A棟五樓病房和洗衣部等多處。

中研院生醫所副研究員何美鄉向檢察官說明，和平醫院早該在四月九日曹姓婦人到院時就提高警覺，卻一再錯失感控良機。如果第一關沒有守住，至少在四月十四日，劉姓洗衣工的X光片出爐時，必須嚴陣以待，卻再次漏接。如果不是院內醫師向新光醫院副院長黃芳彥吹哨，總統陳水扁下令徹查，否則衛生署疾管局和台北市政府，都被蒙在鼓裡。

和平醫院隱匿疫情，將所有人推向風口浪尖。身兼感控幹事的護理長王永芳，接受台北市政府調查時強調：「我們不能通知各科室和部門，因為這樣做，等於我們在宣布疫情。我

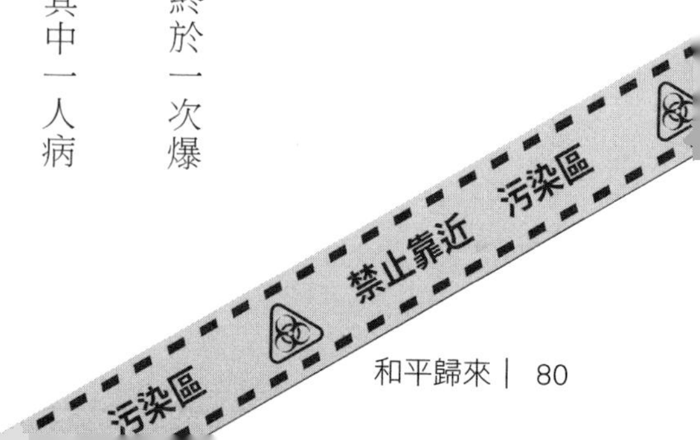

們只能提醒：『疫情尚未過去，要加強防範……。』但不會說醫院有ＳＡＲＳ。」

感染科主任林榮第對院長吳康文第一次單線報告，是在四月二十二日上午八點三十分，也是第一次吐實，可能有院內感染的危機。

紙已經包不住火，吳康文卻要林榮第三緘其口，不要對外證實。即使當天的主管會議上，他依然只是要大家小心防範。因此，在場沒有一個人戴口罩，不知ＳＡＲＳ早已兵臨城下。

Ｂ棟六樓一位護理人員透露，林榮第曾試圖揭露疫情。他在主管會議上，拿出個案Ｘ光片解說，吳康文卻警告：「那是你說的，不是我說的！」

北檢約談和平醫院二十三位員工，他們眾口一詞說，在四月二十二日之前，醫院內或許有流傳耳語、同事之間也私下議論，但從未從高層口中，聽到有關ＳＡＲＳ的任何訊息。

前消化系內科主任郭象義證稱，他在四月十日第一次聽說，加護病房傳出感染；以及封院前一個禮拜，他發現八樓的住院醫師不約而同跑到七樓去休息。直到四月二十一日晚上，護理長陳靜秋、書記楊淑媜和兩位護士發病，他心中的謎團，才一次解開。

前和平醫院內科主任黃蓮奇撰文指出，四月二十日下班，他無意間聽到助理說，Ｂ棟八樓有多名護士和病人發燒。第二天上班，他跑去問林榮第。對方說：「依照診斷的三大標準來看，應該不是ＳＡＲＳ。」林榮第同時強調，他已經報告院長，正在處理中。

隔天下班，內科、外科和護理部主管，被通知到院長室開會。他們等到晚上九點半，都不見吳康文人影，不明白他為何要召集這個會議？

第二天下班，同樣情節又上演一遍，只是這一次，吳康文在九點多現身。他才剛和台北市衛生局長邱淑媞開完會，一屁股坐下就宣布隔天要關閉急診。

結核病患　占據負壓病房

前衛生署長涂醒哲把和平醫院院內感染歸咎於台北市立醫院，在台北市政府的通令下，利用肺結核病人，把負壓隔離病房填滿，再以沒有病房為由，將病人轉出，卻忽略掉非典型症狀病人，以致造成感染。

台北市衛生局副局長許君強曾經下軍令狀，不得拒收ＳＡＲＳ病患。他在二〇〇三年四月二日召開「市立醫院因應ＳＡＲＳ隔離病房調派討論會議」，要求依照《傳染病防治法》的規定辦理。除此之外，他還要各市立醫院清查專責肺結核和ＳＡＲＳ病人的病房（床）數，並提供「呼吸道隔離病床通報表」。只不過這項命令，當天就被邱淑媞推翻。

邱淑媞在同一天舉行「松德專區案」會議，指示市醫團隊以收治結核病患為主，將ＳＡＲＳ個案轉送醫學中心。如果無法收治，才以「松德專區案」因應。

事後，她接受公視紀錄片《穿越和平》專訪時，並未加以否認，只是解釋這樣做，係礙於「三零」壓力，不容有半點差錯。至於和平醫院，只需處理肺結核病人就好。

前衛生局防疫科長張朝卿指出，當時連各大醫學中心都用同樣的方式處理，只要一發現ＳＡＲＳ病例，都努力將病人轉出去。另外，還有一個原因，不少來自台北縣（現新北市）的病人，跨區到台北市立醫院就醫，把醫院塞爆，必須衛生局出面拜託，或許有醫院願意收治。因此，衛生局規畫「松德專區案」，希望空出負壓隔離病房，收治ＳＡＲＳ病患。只是成效不彰，最後不了了之。

和平醫院並非沒有收治ＳＡＲＳ病患，從二〇〇三年三月二十六日收治第一位ＳＡＲＳ疑似病患中鼎湯姓員工開始，到四月二十三日封院前一天，他們總計收治了二十三位ＳＡＲＳ病患和接觸者。不過，態度是，能不收就不收。

四月二日當天，林榮第在向全院兩百二十二位員工演講時提到：「和平醫院沒有能力收治ＳＡＲＳ病患！」吳康文中途進場，附和說：「原則上，和平醫院不收ＳＡＲＳ病患。」

全台北市有七家市立醫院有負壓隔離病房。和平醫院封院前，除了慢性病防治院、忠孝醫院和萬芳醫院還有空的病床，其餘中興醫院、仁愛醫院、和平醫院和陽明醫院都已滿床。以四月二十三日晚上為例，四十六張病床，只有五床空著，使用率達八十九%；問題是大多數被肺結核患者所占用。

和平醫院有五間隔離病房、九張病床，四月九日到二十二日，全都收治開放性肺結核患者；四月十七日到十九日三天，肺結核患者與ＳＡＲＳ患者或密切接觸者比例為五比三；

四月二十日到二十一日上午，全又被開放性結核病患填滿；四月二十一日下午，剩下兩張空床。

當院內護士鄭鈺郿和書記楊淑媜被通報為ＳＡＲＳ疑似病例時，院方並不是將開放性結核病患移出，而是用「大風吹」的方式，把林、位兩位ＳＡＲＳ患者移至普通病房，把負壓隔離病房空給自己員工住。

直到封院當天下午，ＳＡＲＳ病人暴增，和平醫院才清空隔離病房，開始收治ＳＡＲＳ患者。

前和平醫院急診科主任張裕泰堅持，和平醫院的負壓隔離病房，充其量只是裝了冷氣的單人病房，並非合格的負壓隔離病房。「不是我們不收，是我們沒有能力收。一開始我們就向衛生局反映，但衛生局堅持要我們收；如果我們不收，就要開罰，所以我們不敢不收。」

張裕泰認為，和平醫院爆發院內感染的原因是，疾管局在四月十日將曹女士排除為確診個案，因此衍生六天的空窗期，院內工作人員和病患、家屬趴趴走，才會釀成大禍。

前和平醫院小兒感染科醫師蔡秀媛提到，國衛院臨床研究組組長蘇益仁做出曹女士三次檢體均呈現陽性，竟然被疾管局推翻，令人覺得不可思議。吳康文打從心底就不相信，和平醫院會爆發院內感染。

一位和平醫院小兒科醫師透露，輕敵是爆發院內感染的原因之一。「院內高層始終認為，醫院很乾淨，不會感染ＳＡＲＳ。吳康文甚至在會議上還開玩笑說：『要怎麼預防ＳＡＲＳ？請多喝沙士！』現場竟響起如雷的掌聲。」

其他原因還包括：「三零」壓力與業績掛帥等。

創駐診拆帳制 拚翻床率

林榮第在二〇〇三年五月二十七日向監察院坦承，和平醫院在三月底因為收治ＳＡＲＳ接觸者和中鼎湯姓員工，業績開始下滑，他於是交代，隔離病房盡量收治肺結核患者。四月初，衛生局想把一位三總ＳＡＲＳ疑似病例轉到醫院，他即以黃姓開放性結核病患做為擋箭牌，拒絕對方轉診。

當時，衛生局有異議，吳康文去和蕭姓主祕溝通，提議市立醫院收治ＳＡＲＳ病患，應採取「輪序機制」。他反嗆：「其他醫院不也只收肺結核患者嗎？」蕭姓主祕啞口無言，只好眼睜睜地看著和平醫院的負壓隔離病房，被肺結核患者占據。

從吳康文接掌和平醫院以來，就以業績掛帥。院內醫師透露：「院長規定護理師必須做禮儀訓練，就像日本百貨公司一樣，一大早站在Ａ棟的大門口，配合著音樂，歡迎病患到院。只不過才實施沒多久，就碰上封院。」

二〇〇三年三月號《天下雜誌》報導，在吳康文的經營下，和平醫院成為市立醫院中，自償率最高、唯一不靠衛生局補助、可以達到收支平衡的醫院。ＳＡＲＳ爆發的前一年，和平醫院還獲頒「台北市健康醫院評鑑」最高榮譽。在不少醫護人員心中，吳康文是「不倒院長」。

張裕泰承認，吳康文的確是業務高手。自他擔任院長以來，業績從每個月五、六千萬元，提升為破億元。「他每周主動查房兩次，對病人噓寒問暖。別的醫院的病人，連院長的面都見不到；和平醫院的病人，一個禮拜卻可見到兩次。他的確有獨到之處！」

「吳康文還大力支持急診室，不管是路倒的民眾，還是萬華一帶的遊民，只要一一九送來，均來者不拒。每個月至少有三千多個病人，最多時還創下七千多人的紀錄，始終維持滿床的狀態。」

吳康文規定，急診室的病人，必須在四十八小時內，轉到樓上病房。餐廳拚翻桌率，和平醫院也必須拚「翻床率」。由於住院病人太多，護士小姐經常得請正在辦理出院的病人，到一旁的椅子上等待，好讓他們有餘裕清理病床，迎接下一位病人到來。

張裕泰認為，正因為如此，醫院一旦出現ＳＡＲＳ感染源，很快就會流竄到各個病房去。前和平醫院精神科主任李慧玟也指出，在這樣的經營、管理制度下，使得原本應該在Ａ棟的病人，因為病床不夠而住到Ｂ棟。誰感染、誰沒有感染，病人不知道，醫護人員也在狀況外。「如果你在婦產科病房，看到有內科的病人；或是在慢性病房，看到有感染科的病人，千萬不要大驚小怪……。可以不斷簽發住院的科，是醫院的金雞母。住院病人有限的科，或是沒有病床的科，是為應付醫院評鑑而存在！」（摘自《走出生命的幽谷》／李慧玟著）

和平醫院有「小台大」之稱，病人收得比別的市立醫院多、收費也比其他醫學中心便宜，內、外、兒科醫師每天忙得昏天暗地。二〇〇〇年占床率只有六成，自吳康文引進美國的「駐診拆帳制度」後，占床率以每年兩成的速度成長，最高達到九成以上。

醫師底薪不高，只要靠排檢、開藥、讓病人回診、抽血、安排住院等抽成，即可以彌補。業績不好的醫師，還會被吳康文請去喝咖啡。有的醫師甚至為了搶病人，搶到人緣不好，都在所不惜。

醫療體系市場化、忽視不賺錢的感染科別、將洗衣等業務外包，這些都是滋養病毒的溫床。

至於評鑑制度，是和平醫院另一項畸形產物。院內人士透露，封院前夕，醫護人員每天忙於評鑑，連ＳＡＲＳ來了，都不知道。「每年復活節是拚業績旺季，以二〇〇三年為例，活動原本排在四月十九日舉辦，後來不知道為何原因，延到二十五日。大家忙著辦活動，連四月二十二日爆發院內感染，都少有人注意到。」

對於衛生局推出的各種方案，吳康文更是熱中。以「十萬志工十萬心」為例，他就想方設法把人數衝高。

當系統性問題同時出現，明明看見眼前的冰山，卻無計可施。

疫情悶燒 高層粉飾太平

台北市相關主管官員透露，早在二〇〇三年四月初，他們就聽到和平醫院傳出院內感染的耳語。他們前往醫院視察，吳康文當著他們的面再三保證，絕不會有問題。

後來，四月十七日和十八日兩天，又傳出院內出現ＳＡＲＳ疑似個案，他們再次前往，高層依舊粉飾太平。直到四月二十日，突然有一、兩百位病人辦理出院，他們才驚覺情況不對，卻晚了一步。防疫出現破口，疫情向外蔓延，一路從仁濟醫院，燒進高雄長庚醫院。

北檢起訴書記載，四月二十二日的和平醫院亂成一團，住院病患人滿為患，院方無法將他們與ＳＡＲＳ病患區隔，吳康文只好下令他們出院；加上前面辦理出院的病人，都還沒有封院，和平醫院就跑出去好幾百人。

等到四月二十一日晚上，邱淑媞接到消息，緊急召開主管會議，見到幾位科長第一句話是：「兄弟！我們有麻煩了！」

四月二十二日早上八點，邱淑媞把吳康文叫到衛生局開會，他氣定神閒、語氣平和地說：「是病人要求出院，我沒辦法阻止！」

邱淑媞與台大醫院感染科主任張上淳討論後，向台北市長馬英九和副市長歐晉德報告。

馬即召開緊急會議，嚴陣以待。

衛生署長涂醒哲同時被張上淳告知，知道事情嚴重。以前，他主要靠前和平醫院院長、疾管局長陳再晉掌握和平醫院的狀況，院內感染爆發的前一天，他才親自去過。回來向涂醒哲報告：沒有問題。

等四月二十二日疫情大爆發，陳再晉打電話問吳康文的祕書，對方依然堅稱，和平醫院一點問題都沒有。事過境遷，他向祕書興師問罪，對方卻說：「我只是一個普通職員而已！」

至於張上淳得以迅速掌握和平醫院疫情，誠如他對涂醒哲所說：「和平醫院的病人，都跑到台大醫院來了！」

第一位是四月二十一日從和平醫院轉診的胡姓病患，張上淳說，他只知道和平醫院有些狀況，當時還沒有人告訴他，可能有醫護人員感染。直到隔天，在和平醫院工作的「朋友」打電話告訴他，和平醫院有好幾位醫護同仁發燒，其中張深港醫師已有肺炎症狀，於是他請急診部醫師陳世英去把他接過來。

陳世英回顧：「張教授通知我，和平醫院急診一位張姓醫師發燒，而且據說X光片有肺炎變化，特別叮囑我全副武裝，戴上P100面罩，去和平醫院接他。剛到和平醫院時，我的心情還很輕鬆，直到看到張醫師的胸部X光片後，倒抽了一口冷氣——是非常典型的ＳＡＲＳ變化；加上後來他的抽血結果和我的問診，感覺八九不離十。」

正當陳世英準備離開和平醫院時，突然有一張胸部X光片遞到他的眼前，患者肺部兩側浸潤。陳世英問了患者的年紀、病史和職業，經護士小姐告知，對方是和平醫院四十多歲的洗衣工，身體本來非常健康、沒有病史，不過幾天的光景，先是發燒、咳嗽，然後X光片就變成這樣，正在插管治療中。

同一時間，又有一位護士向陳世英說，樓上還有幾位護士小姐發燒；讓他感到背脊發涼，連忙告訴張上淳。張第一句話是：「你有沒有穿好衣服？」

等陳世英把張深港接到台大醫院，與蘇展平醫師討論，擔心和平醫院出問題，沒想到一語成讖。（摘自《和平醫院抗煞訪談紀錄》／李素芳採訪整理）

四月二十二日晚上，陳水扁與黃芳彥在電話中討論台中曾姓居民的病情，電話剛掛掉，黃芳彥就又打電話到官邸，以「一艘沉船」形容和平醫院的處境，建議總統派「部隊」搶救，或許B棟八樓的醫護人員還有救。

陳水扁指示涂醒哲危機處理，涂指派疾管局副局長許國雄立刻趕往和平醫院，與邱淑媞、林榮第、吳康文等人會商。

許國雄當晚十點多，進入醫院前，在門口等同仁送隔離衣來，但等了半天，卻不見人影，眼看時間已經晚了，只好戴著N95口罩，硬著頭皮進去。（摘自《回首SARS》）

許國雄進入院長室，就要吳康文把窗子打開，對方一臉錯愕。接著，他要吳把七位疑似個案病歷和X光片調出來。許國雄看著看著……，心情一直往下墜。尤其是看到其中幾位年輕病患，肺部出現明顯變化，對吳康文嚴肅地說：「這件事情很重要！」吳這時候才一臉著急，努力想找出解決之道。

下樓時，許國雄建議邱淑媞，將急、門診關閉，同時開始準備醫護人員的隔離處所。

探病民眾 遭無預警封院

邱淑媞只同意關閉急診，卻反對關閉門診。她擔心慢性病人回診或領藥，會受到影響，也會引發大眾恐慌。涂醒哲只好再派層級較高的副署長李龍騰前往溝通。

李龍騰當時剛開完會、回到家，正準備洗澡，突然接到涂醒哲的電話，立刻衝出家門，跳上計程車。他在醫院門口下車，警衛要他戴上口罩，他感覺如臨大敵。等上到三樓，一見到邱淑媞，就命令她：「一早把B棟和急診室關閉！至於A棟要不要關，妳自己決定！」

接下來的一個小時，不管李龍騰對邱淑媞好說歹說，嘴皮子都快要說破，她大多時候不吭聲，一說話就表示不同意。第二天早上，卻逕自宣布，從四月二十四日起，一連兩周，門診緊縮、停收住院病患，令李龍騰氣急敗壞：「她號令一出，和平醫院又跑掉四分之一的病人！」

各醫院拒收來自和平醫院的病患，許多患者因此成為人球。一位百歲人瑞黃老太太，遭到台大醫院拒收後，想再回到和平醫院，卻不得其門而入。

李龍騰一連兩天忙得天翻地覆，等四月二十四日一覺醒來，聽說和平醫院即將封院，心想：「完了！連配套都沒有，就要直接封院？這下真的完了！」

對於和平醫院把不相干的人召回，連探病的民眾都被關在裡面，許國雄至今不敢苟同。

他與蘇益仁、張上淳和邱淑媞，都是「和平醫院諮詢小組」的成員，經常開會到深夜。蘇益仁記得，封院那天晚上，邱淑媞如驚弓之鳥，簡直嚇壞了。她氣若游絲地哀求他：「你可不可以陪我去和平醫院？」蘇於是遊說小組成員，一起陪她去。

蘇益仁永遠忘不了眼前的情景，大呼：「天啊！這是什麼世界！已經深夜十一點多，醫護人員還站在窗邊求救。救護車、計程車一輛接著一輛，像逃難似地，把病人丟下就走。」

噩夢終於成真。眼見海嘯就要上岸，岸上的人，只能坐以待斃。

政治疫情

邱淑媞打贏ＳＡＲＳ列為「第四類法定傳染病」這場勝仗之後，一夕之間暴紅，經常受邀上李濤主持的ＴＶＢＳ《2100全民開講》節目。前衛生署副署長李龍騰多次與她同台，自認長相比不上她、嘴巴也說不過她，即使再有理，都像矮了半截。

邱淑媞身價翻紅，令執政要員內心五味雜陳。前衛生署長涂醒哲分析，邱淑媞曾經是宜蘭縣衛生局長、游錫堃的部屬。民進黨執政後，還一度想延攬她進入內閣。至於涂醒哲本身，曾經擔任過她的導師。邱淑媞讀研究所時，也聽過李龍騰的課。ＳＡＲＳ期間，她正在攻讀博士，指導教授正是專家委員會的召集人陳建仁。

當時就連《自由時報》也對邱淑媞多所讚譽，封她為「推廣預防醫學的高手」，具備專業和遠見，為了保護民眾，不在乎自己的仕途。

《天下雜誌》報導：「自從ＳＡＲＳ防疫戰開打，衛生局官員下班時間變成晚上

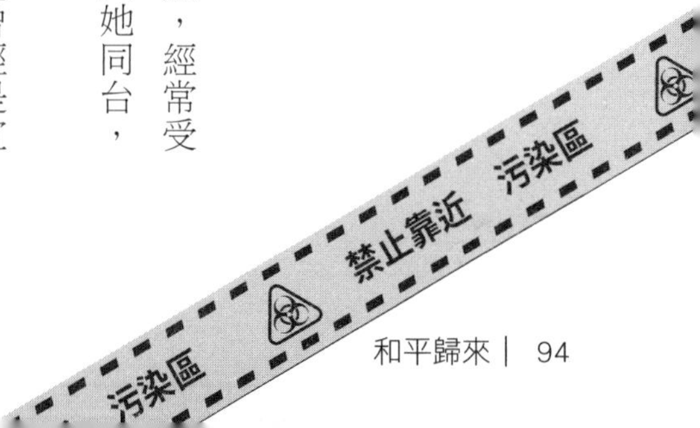

十一、二點。身為長官，邱淑媞更是以身作則，疫情最緊張時，一天睡不到三、四個小時。一名下屬透露，她的公文批注時間，常常是半夜兩、三點。但是，她總是笑臉迎人，從容不迫。」

邱淑媞與涂醒哲 過招

「四月三日下午兩點鐘，距離台灣首度通報非典型肺炎病例三個星期後，由台北市衛生局舉辦的『嚴重呼吸道症候群（ＳＡＲＳ）防治研討會』座無虛席，身著紫色套裝的衛生局長邱淑媞，在幾千隻眼睛注視之下，臉不紅、氣不喘，條理分明講述著疫情防治現狀、病情相關數據，並有餘力穿插幽默言詞。」

邱淑媞乘勝追擊，一連推出「送餐到府」和「公車全面消毒」等措施，令衛生署官員氣得跳腳。「她所提的這些構想，都是衛生署的發想。疾管局長陳再晉早在三月二十日就建議，將ＳＡＲＳ指定為『第四類法定傳染病』，只是涂醒哲為了慎重起見，四天後才開會討論，沒想到卻被邱淑媞捷足先登。」

李龍騰說：「另外，居家隔離期間送便當，衛生署早已交辦，只是下面的人一直沒動，市府人員過來開會，竟然當 Spy，把我們的構想搶去，變成邱淑媞的作秀題材！」

前台北市衛生局防疫科長張朝卿認為，邱淑媞很早就對ＳＡＲＳ提高警覺。二〇〇三年三月十五日，當知道台灣出現第一例個案時，就囑咐他們注意疫情的發展，並且到醫院訪視，務必做好防範。因此，當勤姓台商之子在三月二十四日住進台大醫院，他和台大醫院感染科主任張上淳打過招呼之後，就進入醫院疫調。「SARS爆發前，防疫科只有十個人的編制；SARS爆發後，我們工作量一下子變大，幾乎每天工作到午夜才回家。家，變成只是睡覺的地方。」

當勤姓役男實驗室的同事出現SARS疑似症狀，邱淑媞向中央喊話，建議將SARS指定為「第四類法定傳染病」。只有賦予法源，他們才能採取強制隔離。從此開始，邱淑媞即與涂醒哲過招，你來我往，好不熱鬧。涂開口就是批評台北市政府防疫經驗不足；邱則回擊中央防疫半吊子、慢半拍！

兩人首階段，經過兩個回合的隔空交戰，因為陳水扁總統的介入，把涂醒哲搞得灰頭土臉。

對於兩方的爭執，監察院各打五十大板。針對邱淑媞為了個人表現，刻意凸顯地方政府的角色，從未透過正式管道向衛生署建言，監察院認為，有違行政倫理。至於涂醒哲一再批評地方，卻未提出具體說明，監察院也認為，有不當之處。

涂醒哲承認，將SARS列為「第四類法定傳染病」，固然有其好處，可是，弊端更多。尤其，醫師和醫療機構在壓力下，很可能看到黑影就開槍，一有什麼風吹草動，就向上通報，反而會延宕專家會議審查的進度，進而占據寶貴的醫療量能，並且引發大眾的恐慌。依當時的《傳染病防治法》第十一條，就已經夠用了，根本沒有調整的必要。「如果時機成熟，我一定會列入，而不是像台北市政府這樣，突然間拋出來。」

對於馬市府動不動開記者會，涂醒哲也感到頭痛。諸如：要不要戴口罩？哪些場合應該戴？哪些場合不該戴？發燒應該幾度，才能判定為疑似病例？居家隔離必須幾天？地方政府老與中央唱反調。「像總統進入松山醫院前，我提醒他把口罩戴上。等他出來以後，接受記者的聯訪，我就建議他把口罩拿下，因為記者並非感染源。相對地，馬英九和邱淑媞天天戴口罩開記者會，這樣做會引起民眾恐慌。」

涂醒哲不是沒有釋出善意。他曾經邀請台北市政府與行政院一起召開記者會，對方不是擔心會被邊緣化，就是要馬英九站在C位，終究沒有談成。後來還是行政院長游錫堃徵用電視台時段，讓陳建仁、張上淳到電視上説，才將問題解決。

張朝卿認為，馬市府才是被打壓的一方。「我在二〇〇三年三、四月，數度出席中央的防疫會議，不僅位子被排在角落，所提建議也老是被打槍。在場的中央要員，一開口就是對市府一陣數落，沒有理性討論的空間。」

涂醒哲分析，馬英九當時有所謂的「葉爾欽效應」，邱淑媞以馬首是瞻，忘記自己是醫生，扮演他的攻擊手。「SARS防治必須依據學理根據，她會這麼離譜，是因為馬英九的決策，凌駕在她之上。」

「她曾經是和平醫院家醫科的醫師，怎麼會不知道，患者體溫必須在攝氏三十八度以上，才能判定為疑似病例。她也有來中央開專家會議，不會不知道，許多『偽陽性』，都是攝氏三十七．五度，她偏要少個〇．五度，為了凸顯地方防疫比中央嚴格。她這麼搞下去，醫療量能不被搞垮才怪！」

游錫堃承認，中央與地方原本就溝通不良，加上各自有各自的專家會議，因此各唱各的調。不只體溫訂定標準不一，連居家隔離要幾天，雙方也出現歧見。「台北市副市長歐晉德來疾管局開會，從來沒有提過，要將體溫設在攝氏三十七．五度。等開完會出去，卻做不同的宣示。當『SARS國際研討會』上的專家聽說，台北市政府竟然如此宣布，現場一片譁然。」其中，國泰醫院院長陳楷模就不客氣地說，訂出這樣的標準，只會帶給醫院困擾。差〇．五度，病人會多出很多，就算把台北市所有醫院開放，也承受不了。（摘自《回首SARS》）

「至於居家隔離中央訂為十天，馬市府卻偏規定十四天，一路爭議不斷。」涂醒哲記得。

扁馬角力 有瑜亮情結

一位前市府衛生官員分析，陳水扁和馬英九都是政治金童，陳水扁競選台北市長連任時，是馬英九的手下敗將，兩人早有瑜亮情結，難免在後來政策角力。涂醒哲和邱淑媞為前後任衛生局長，邱的個性極為好強，自然想與涂醒哲一爭高下。

二〇〇〇年政黨輪替，扁政權面臨「朝小野大」的局面。二〇〇〇年二月一日，游錫堃接任行政院長，在媒體寵兒馬英九面前，往往像個「小媳婦」。

游錫堃透露，馬英九每次到行政院開院會，兩隻腳都會不停地在桌下晃動，一副不耐煩的模樣。會才開到一半，他連個招呼都不打，就直接走出去，在行政院門口，接受記者訪問。要不是把院會正在討論的案子搶先公布，就是先聲奪人炮打中央。之後，游錫堃再想和記者說什麼，媒體非但不感興趣，第二天報紙也不會報導。

「和平醫院封院後，我要馬市長追蹤病患和家屬，他沒有照做，導致李姓婦人把疫情帶往仁濟醫院，造成第二家市立醫院封院。事情鬧大以後，他才向我求援，我不免向他抱怨：『之前叫你追蹤，你不追蹤，現在又把問題丟給我！』」

「按照權責劃分，仁濟醫院應該由台北市政府接管。然而，之前的和平醫院封院，已令他焦頭爛額了，又來了一個仁濟醫院，他完全不知道該怎麼辦？」

前總統陳水扁認為，問題出在他和馬英九之間，存在特殊的競爭關係。「我在一九九八年競選台北市長失敗，是他把我送進總統府。二〇〇二年他連任市長，我隔年要競選總統連任，彼此從來沒有停止過競爭。雖然我已公開表示，會全力支持馬市府防疫；但雙方在和平醫院封院一事上，觀念不同，以致在做法上，產生嚴重分歧。」

「我原本相信，馬英九既然決定封院，就一定會提出配套措施；沒想到，卻完全不是這麼回事。中央給他的建議，他完全不接受，就好像『獨立王國』的國王一樣，一意孤行，最後把封院搞成『同歸於盡』。我看再這樣下去不行，會死更多人，於是在四月二十六日親上火線，連夜召開國安高層會議，決定三十六小時大作戰。行政院拿他沒辦法，我只好動用國家機器，將防疫提升到國安層級，他和邱淑媞才不敢繼續抗拒。」

涂醒哲認為，自中央推出「三零政策」開始，馬市府就等著看中央的好戲。即使和平醫院爆發院內感染，邱淑媞都還預期，有大規模的社區感染發生。

中央和地方　雙頭馬車

封院當天，當「台北市ＳＡＲＳ防疫專家委員會」委員蘇益仁確認，邱淑媞連調度六十位醫護人員支援和平醫院都有問題，於是緊急聯絡涂醒哲。令蘇益仁狐疑的是：「中央為何遲遲不出手？」涂醒哲當時回答：「要就請台北市政府先動，中央才要介入！」蘇聽涂這麼說，整個人矇了，只好在晚上十點多，另向新光醫院副院長黃芳彥求援。

根據監察院的調查報告指出，面對ＳＡＲＳ疫情，地方政府不管就防疫專業，還是人力資源，都明顯超出可處理的範圍。緊要關頭，衛生署卻漠視不管，僅以公文行事，是導致防疫作為失序的關鍵。

衛生署負責建置專責醫院，直到和平醫院封院之前，都還沒有完成。多虧國軍松山醫院臨危受命，在封院第三天移出病患，否則，要等署立醫院或醫學中心，根本緩不濟急。

當游錫堃接到陳水扁的通知，內心感到十分納悶。因為先前涂醒哲都向他回報，和平醫院疫情已被控制。「為什麼阿扁總統卻說有問題？」他於是請蘇益仁隔天到官邸一趟。

四月二十五日，是台灣疫情峰迴路轉的一天。游錫堃一直忙到晚上十點十五分，才得以在官邸和馬英九、邱淑媞、涂醒哲、蘇益仁等人會面。游錫堃對馬英九說：「我不是公衛專家，也不是醫生。我是政治人物，也是你的長官。我建議，中央和地方應該停止口水戰，日後我保證絕不會批評你，連今天見面的事，都不會對外透露，請你放心！」

接下來，他把蘇益仁和馬英九關在書房裡，要蘇向馬做簡報。馬英九一時之間也難以置信，認為邱淑媞先前對他說，和平醫院疫情已完全被她控制，難道不是這樣？

隔天早上，馬英九請蘇益仁、涂醒哲和邱淑媞到「來來」飯店吃早餐，當場表示將親上火線主導防疫。之後，他不僅直接睡在辦公室裡，還在四月二十七日派市府顧問葉金川進駐和平醫院。

前台大醫院感染科主任張上淳慨嘆，中央、地方防疫不同調，讓第一線防疫人員戰得辛苦。（摘自《回首ＳＡＲＳ》）

前台大醫院院長李源德也指出：「政治角力、多頭馬車、不尊重專業、官大學問大、貽誤時間……，令人心寒！」

和平封院誰之過

二〇〇三年四月二十四日，和平醫院封院，即使二十年過去，責任歸屬依然爭論不休。

前衛生署長涂醒哲定義，封院決策是由台北市政府提出、決定，中央不過表示認可而已。然而，實際的狀況是：中央和地方共同提出、共同做出決定。

封院前一天，台北市衛生局長邱淑媞出席中央和地方組成的「聯合處理小組」專案會議，應知會議做出三點結論：第一，和平醫院Ａ、Ｂ兩棟大樓，將做為專門收治病人之用；第二，召回全院人員；第三，先解決醫護人員住宿問題。

前台大感染科主任張上淳證實，在和平醫院四月二十二日爆發院內感染之後，衛生署疾管局與台北市衛生局共同組成委員會，透過視訊的方式與和平醫院聯繫，發現院內一片混亂，個個人心惶惶，於是決定召回和平醫院員工，連同曾經到過和平醫院的發燒病人，並且同步派疫調人員進駐。

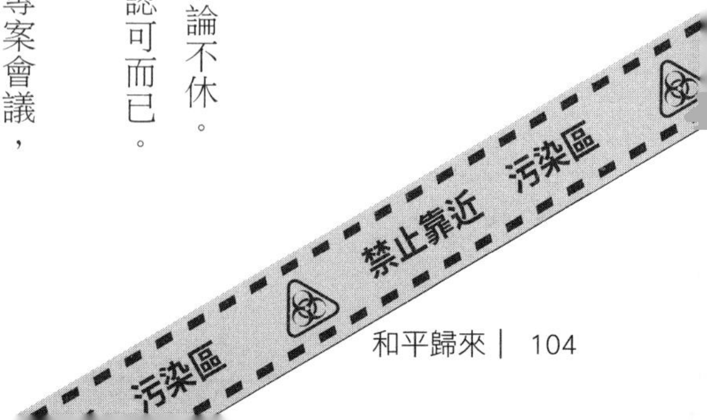

台北市長馬英九在四月二十四日早上七點舉行早餐會報，會中做出封院決定。「當時還沒有『封院』這個名詞，而是要全面管制人員進出。」（摘自公視紀錄片《和平風暴》）九點多結束會議，馬英九立刻接到行政院祕書長劉世芳的電話，轉達副院長林信義邀市府共商之意。

前行政院長游錫堃強調，當時林信義已接任「跨部會因應小組」召集人一職，封院決定，事前並未向他報告。

上午九點多，衛生署長涂醒哲發出署授疾字第0920000275號的「最速件」電子公文，正本給台北市衛生局，副本給台北市政府、和平醫院和疾管局，要求台北市衛生局成立「接管小組」進駐和平醫院，必要時得另組「諮詢委員會」管制人員進出，擬定分區使用管理內容，函報衛生署備查。

很明顯地，在封院一事上，衛生署希望搶頭香。當涂醒哲的公文十點鐘出現在台北市政府，歐晉德和邱淑媞還在趕往行政院的路上。

「台北市政府考慮封院的消息，不知道怎麼傳到疾管局和行政院？中央於是要台北市派代表到行政院開會，拉高到中央層級，由中央來宣布。連封院一事，中央和地方都搶著宣布，可見兩者之間存在很深的歧見，遑論相互支援。」張上淳說。（摘自《回首ＳＡＲＳ》）

歐晉德與邱淑媞到行政院開「研商台北市立和平醫院醫護人員感染ＳＡＲＳ因應措施」

會議，歐晉德在會中報告，和平醫院疫情嚴重，必要採取緊急措施。林信義主動詢及：「有沒有考慮封院？」「是否要中央支援？」歐答覆說，還有安置的問題需要解決。

可是，問題都還沒有解決，林信義就急著與歐晉德在中午十二點二十五分召開記者會，一起對外宣布和平醫院封院。會中共達成五點共識，與會人員都簽了名、畫了押。包括：第一，中央與地方全力合作，防止疫情擴散；第二，暫時關閉和平醫院，全面管制；第三，和平醫院所有病患集中治療、員工全數召回集中隔離、院內員工家屬居家隔離、過去兩周進出醫院之人員及病患進行追蹤，遇有症狀立即治療；第四，對於集中隔離所需處所，請台北市政府評估地點，由中央全力協助；第五，醫療資源及行政協助，中央政府各部會，必須做好協調工作，全力、主動、積極協助。

馬英九亦同步發出公告，僅強調要召回和平醫院員工，完全沒有提及任何配套措施。顯見，封院一事最後變了調，涂醒哲要求分區管制，邱淑媞卻只想把人關起來。

為了讓邱淑媞了解封院必須有的配套，涂醒哲打電話給邱淑媞，要她調派市立醫院副院長層級的人，進入和平醫院，協助院長吳康文穩住陣腳；並且徵調防疫旅館，做為醫護人員的檢疫處所，必須一人一室。「我以前做過台北市衛生局長，知道調度防疫旅館，必須透過市長室和副市長室，所以我囑咐她，一定要請市長和副市長出面協助。沒想到，她手腳那麼快，除了把人召回之外，其餘什麼事都沒做！」

邱淑媞不甩三配套決議

「台北市SARS防疫專家委員會」在四月二十三日召開第一次會議，會中做出三點決議：第一，進行「分艙分流」管制，劃分B棟為「感染區」、A棟為「清潔區」；將A棟住院病人移往陽明醫院，陽明醫院病人移往榮民總醫院。第二，有鑑於B棟醫護人力吃緊，由衛生局向其他市立醫院徵調六十位醫、護做為支應。第三，徵調萬華地區的旅館，做為醫護人員休息和隔離處所。

這三項配套措施，後來也被邱淑媞拋諸腦後。封院當天上午，專家委員會又開了第二次會議，蘇益仁當場質問邱淑媞：「昨晚給妳的三點決議，妳為什麼一項都沒有落實？」這時候邱淑媞一直尷尬地笑著，一句話都沒說，只蹦出一句：「你以為我權力有這麼大？」

衛生署在四月二十四日的發函，衛生局直到五月五日才回函，已是封院的第十二天。針對衛生署要求「提供集中隔離住所」這一項，當時的答覆還停留在「已評估妥適地點」階段。可見在封院前，台北市政府什麼配套都沒有。

前台北市政府顧問葉金川透露，等他進入和平醫院、摸清楚狀況後，就決定把人分批疏散出去。當時，市府仍然堅持採「集中不分散原則」，怕把人放出去，疫情會擴散。

馬英九在二〇〇三年七月二十九日給台北市議會「台北市和平醫院封院過程補充說明」

中強調：「以少數人之犧牲，以換取大多數人民之安全，此一決定應受肯定。」

歐晉德在《愛是行動——重返危機現場》一書中，透露自己是影響馬英九封院決策的影舞者。「我在與市府人員開會討論疫情時問吳康文：『和平醫院總共有多少人？』當知道超過一千人時，心想：『如果把這一千多人都放出去，每人接觸三個人，就有三千人遭到感染；如果這三千人再接觸三個人，就會再多出九千人感染……，如此繁衍下去，台北市豈不淪陷？』」因此他主張，應迅速將「感染源」切斷、把危機降到最低，以確保兩百六十三萬台北市民的安全。

他在接受公視《穿越和平》訪問時，與記者爆發激辯：「你知道嗎？萬華原本要封鎖，將全部的車擋下來……。」

在歐晉德的強勢主導下，原本晚上封院，也提前到中午，理由是：「萬一封院封晚了，汙染源會迅速擴散，還得花更多的時間補救。如果中午發布消息、晚上封院，不知道還有多少人從醫院跑出去？所以必須迅速採取行動。」

當時市府核心幕僚即抱怨，衛生局在封院前一天，才開始研擬各項因應措施，沒想到第二天就要封院。「即使我們再有心，時間也不夠用！」（摘自《中國時報》）

前台北市衛生局防疫科長張朝卿透露，他在封院前，從沒有聽過長官提及。等接獲指令，卻要他們馬上執行。

有些主管官員甚至是看到中午的電視新聞，才知道要封院。在此之前，他們只聽說要關閉急、門診。

一千多人關病毒培養皿

歐晉德把和平醫院想像成一個「大隔離病房」，不明白為何最後會變成「大病毒培養皿」？

和平醫院小兒科醫師林秉鴻在《隔離日記》中嘲諷：「政府怎麼會發明這種隔離措施？把一千多名和平醫院員工全部召回，和ＳＡＲＳ病人關在一起，這不是要做一千多份病毒培養嗎？」

前新光醫院副院長黃芳彥向陳水扁總統解釋：「和平醫院有如『病毒的天然培養皿』，在缺乏任何防護措施下貿然封院，把一千兩百個健康的人關在裡面，讓他們重複暴露在病毒前，若非超強體格，否則遲早會被感染！」

前衛生局長張珩坦言：「我贊成隔離，但和平醫院是疫區，應該把人從疫區移開，怎麼反而把人叫回去？……要政府承認不對，等於得對九百六十三個人負責。」（摘自《張珩與周經凱對話實錄》，二〇〇三年六月二十一日）

把人「召回」的決定，是中央和地方一起做成，包含在五點決議之中。如果追究責任，中央和地方都跑不掉。

蘇益仁感嘆，如果當時沒有準備好集中隔離處所，居家隔離都要比召回好。

「如果不把人召回，院內兩百多位病人，要由誰來照顧？」歐晉德辯稱：「沒有人要他們回來後，一定得住在醫院裡頭，他們可以住在替代役中心，全由自己決定！」（摘自公視紀錄片《穿越和平》）

身為市府「防止SARS疫情擴大緊急應變小組（後改為「台北市災害應變中心」）」的召集人，歐晉德不會不知道，替代役中心在封院第二天才開設，醫護人員根本沒有選擇的餘地；況且，裡面只有四百張床、六個人一間，只限B棟的人員進住，要如何同時擠下九百多人？

封院第十四天，他才承認，台北市曾經考慮公訓中心、替代役中心和國軍英雄館做為檢疫處所。但是，封院當晚，替代役中心沒有準備好，他在與吳康文通過電話後，要九百多人再撐一晚。（摘自《自由時報》）

張朝卿說，蘇益仁曾經建議將陽明醫院清空，做為專責醫院，幕僚不是沒有討論過，只是長官並未採納。他和沈希哲也商議過，採「單人房式（即一人一室）」隔離，最後也不了了之。

面對封院，中央同樣亂了方寸。前衛生署副署長李龍騰主張封院，但封院的手段是「淨空」，不是「封閉」。

四月二十九日，仁濟醫院封院，他在醫院樓下坐鎮指揮，先把八名SARS「可能病例」移往榮總，將七名「疑似病例」送往松山醫院；未遭感染的一百七十三名工作人員，全部移往桃園榮總「一人一室」隔離；不在醫院的工作人員，由台北市政府召回，一樣送往桃園榮總隔離；對於過去十四天內前往仁濟醫院者，居家隔離十四天。「這才叫做封院！」

第一線指揮官猶豫不決

對於權責劃分，李龍騰和疾管局長陳再晉也爆發激烈衝突。陳再晉認為，要不要封院，不是疾管局所能決定。李龍騰聽了之後怒嗆：「你是第一線指揮官，你無權決定？誰有權決定？」陳反擊：「那是游錫堃和馬英九的事！」李龍騰轉而向涂醒哲訴求，涂答應一早與總統會商。

前總統陳水扁強調，和平醫院封院，事前從來沒有人徵詢過他的意見，全由台北市政府和衛生署決定。他至今都不明白，為何當時涂醒哲和李龍騰會同意封院？「可能因為壓不住馬英九和邱淑媞。正因為決策錯誤，我才會在四月二十六日連夜召開國安高層會議扭轉。等處理完之後，直接摘掉涂醒哲的烏紗帽。」

抗SARS總指揮李明亮透露，二〇〇三年五月六日中午，游錫堃在官邸設宴，教育部長曾志朗應邀出席，他與馬英九熟稔，李透過他，與馬英九取得聯繫，在電話中，盛情邀約台北市政府共同防疫。

當晚，李明亮與馬英九見面，為表示誠意，他進一步允諾：「如果台北市政府不進抗煞團隊，我就不擔任總指揮。」馬英九態度軟化、鬆口說：「和平醫院封院一事，台北市確實必須承擔相當的責任。」（摘自《走過ＳＡＲＳ》）

和平醫院封院，把一千三百人關在裡面，至少影響五百多個家庭。

中研院生醫所副研究員何美鄉記得，封院當天，專家會議開到中午，委員們正準備吃便當，邱淑媞走了進來，向大家宣布：「我把和平醫院給封了！現在應該已經封了！」一邊說、一邊看著手錶，得意之情寫在臉上，把在場所有專家都嚇壞了。

何美鄉認為，和平醫院人口密度高，應採取疏散方式，將一般病人和ＳＡＲＳ病患分開，再把非ＳＡＲＳ病人移往他處。如果出現疑似症狀，再送回醫院。

封院前一天，她在專家會議上，特別打電話給加拿大和越南的醫院，以了解封院相關配套。沒想到才在徵詢，隔天就封院，令她感到傻眼。（摘自《回首ＳＡＲＳ》）

四月二十四日上午十點多，和平醫院主管會議開到一半，副院長李壽星到外面接電話，回來之後向大家宣布：「會不用開了！『中央』要來『接管』！和平醫院就要封院！」內科部主任黃蓮奇聽到「中央」二字，以為是中央接管，「否則和平醫院由衛生局管轄，何須由衛生局接管？」

上午十一點半，吳康文把全院員工集合在大禮堂，流著眼淚向大家宣布：「和平醫院成為管制區，是為了讓疫情減緩，希望大家同心協力，一起度過十四天的潛伏期，期勉同仁全力抗煞，和平醫院浴火重生，重新再站起來！」話才說完，現場一片鬧哄哄，他拿著麥克風，得提高八度說話。

新陳代謝科主任蘇瑞珍感到詫異：「原來搞了個半天，是要我們自己想辦法，度過這十四天！」

護理部主任陳麗華形容，戰爭也不過如此！

中午一點一到，和平醫院拉下鐵門，像刑案現場，被黃色布條團團圍住。從此，醫院變成煉獄，即使二十年過去，彷彿依然聽得到裡頭的哀號聲。

失去和平

和平醫院原本是救人的醫院，卻因為封院，而成為人間煉獄。

當封院的消息傳出，有人跳窗、有人從車道偷跑；家屬不過進去探個病、民眾不過進去借個廁所、計程車司機不過進去吹個冷氣，都被關在裡面。

工作人員從四面八方趕回，有的開車、有的坐計程車，就怕回來晚了，會被重罰。

一位剛分娩後的護士，還沒滿月，就被強制召回。隔離期間，同仁看見她不斷在退奶。

住在基隆的一位護理師，連續兩天請衛生局派車未果，吃了兩張、各六萬元的罰單。第三天火大了，揚言若再不派車，就要搭公車和火車回去。基隆市衛生局這才出動救護車去接她。

林姓護士出現發燒、咳嗽、腹瀉症狀，醫師要她「回家」等候，她竟搭乘阿羅哈客運，回到高雄老家，因此被同事戲稱為「阿羅哈小姐」。等醫院發現後「通緝」、媒體封她為「落跑護士」，她急著想要北返，卻碰上家中大火。媽媽要她趕快跑，她怕違反隔離規定，堅持要先打電話給衛生局。最後，她沒有回到和平醫院，而被送往高醫。經過「病毒血期三階段療法」，在五月十四日治癒出院。

封院前，B棟八樓已成重災區，七樓規畫為接觸者的隔離區，內科部主任黃蓮奇於是將六樓清空，準備收容新增SARS病患。「我天真地以為，這樣做足以應付後來的發展。沒想到，後來要求一人一室，就算我把整層樓清空，也只有二十間病房。」

更令他意外的是，台北市政府以為將所有醫護人員召回，就有足夠的人力可以照顧病患，因此宣布將和平醫院轉作SARS收容醫院，致使從傍晚開始，其他醫院一發現有病人發燒，就往和平醫院送。醫院門口大排長龍，司機把病人丟下就走，病人不減反增，把所有病房擠爆。黃蓮奇要衛生局立刻收回成命，但木已成舟，即使有員警在路口攔阻，依然無法阻擋長長的車龍。（摘自《黃蓮奇手稿》）

撐到崩潰哭泣 寫好遺書

內科醫師葉繼煌認為，始作俑者是台北市政府所下的一道命令：要求追蹤、召回封院前兩個禮拜內，到過和平醫院的病患，就連附近病患的家屬，都用推車把家人推到醫院。一位老太太的兒子把母親推到急診室門口，拔腿就跑。已經入夜十點多，人潮、車潮不斷，葉繼煌火大出面制止。直到凌晨四點，才沒有病人進來。

急診科主任張裕泰當機立斷，將病人分成四類，往樓上分流。沒想到，才送上去，卻又擠成一團。「平常醫院業績好，病人多得像『龍山寺』一樣，臨時要挪，怎麼挪得動？外面醫院又不收，就這樣一直處於動彈不得的狀態。」

和平醫院封院前，到底有多少人感染？前衛生署副署長黃富源坐鎮衛生署，不管怎麼統計，都無法統計清楚。

和平醫院的內科醫師集合，向林榮第興師問罪：「八樓到底有多少人發燒？」「有三十幾個！」「你說全部？」後來，林榮第辦公室的門，都被踹爛了！

「再這樣下去，我們都會死！」許多醫護人員寫好遺書。小兒科醫師林秉鴻說，與其說他在寫隔離「日記」，還不如說他在寫遺書。「我感覺自己會死！把一千多人關在一起，卻只有二十八間單人病房，彼此交叉感染的機率相當高。」

內科住院醫師曾唯倫撐到第四、五天終於崩潰，擔心會死在醫院裡面，一個人躲起來哭泣。他打電話給《TVBS電視台》一位認識的記者，先錄好遺言，以待不時之需。

神經內科醫師蔡士智原本在家隔離，臨時被召回，先在和平醫院待了一晚，隔天下午被轉到替代役中心。他原以為自己沒事，沒想到一覺醒來，卻開始發燒，腦海中浮現瀕死的念頭，打電話給大學最要好的同學，交代遺言。後來，他又被送到急診室，與重症患者擠在一起，不知道下一站會被送往何方？高度的不確定感，讓他飽受折磨，心想：「或許死了，反而是一種解脫！」（摘自《和平抗ＳＡＲＳ實錄》）

一位內科住院醫師的母親，直接要醫院放人，打電話給黃蓮奇說：「我兒子不做了！」A棟加護病房護理長謝慧瑛崩潰大哭，要記者去救她們。「不然我和我們小姐，都會死在裡面！」

放射科組長躺在地上，阻止接駁車駛入替代役中心：「不行進去！進去大家一起送死！」

無法打開生路　醫護枉死

封院最大的錯誤，是把生病的、沒生病的，全都關在一起。前和平醫院外科主任陳瑞良不客氣地說，內科住院醫師林重威和護理部副主任鄭雪慧都是枉死的。他們在四月二十日已經發病，林重威碰到他時還說，自己已經不舒服幾天。

林重威被關在急診室，不斷發燒、拉肚子、喘不過氣來。確定感染ＳＡＲＳ後，醫師問了一大圈，沒有一家醫院願意收。他就這麼一連困在醫院五天，延誤搶救時機。

羅姓護士說，當時每隔幾分鐘，就有一位病人送進來。別家醫院不收，病人又轉不出去。有一位重症患者，連續兩天被推到急診室門口，準備上救護車，卻又被推回來。直到四月二十七日以後，才被送往竹北的榮民醫院。

林重威在急診室被安排在最靠邊的第一床，剛開始還可以拖著點滴在病房裡走動，或自行去上廁所。消化內科醫師郭象義碰到他時，還拿掉口罩、隔著距離和他聊天。看見他氣色還好、未婚妻也陪在一旁，以為他會就此沒事。沒想到，隔天再見，他卻完全變了樣。

B棟加護病房護理長張晏菱透露，起初，林重威不舒服時會講，也會正常吃飯和打電話；但是，兩、三天過後，他既不吃飯、不吃藥，也不照X光，連未婚妻的電話都不接。每天只是躺在床上發呆，有明顯放棄生命的跡象。

林重威的未婚妻是和平醫院的皮膚科醫生，打電話拜託張晏菱，拿便當到他的床邊，親眼看著他吃。

林重威的父親林亨華在封院當天，接到兒子未婚妻的電話，說林重威被困在急診室裡狀況不佳，一定得想辦法，把他送出去。（摘自公視紀錄片《穿越和平》）

林亨華動用所有關係，最後連行政院都找了，就是無法打開一條生路。等國泰醫院接手，已經是四月二十九日清晨了。

鄭雪慧原本請假在家休息，接到人事室幾通電話催促，還來不及等急診科主任張裕泰為她派車，就直接跳上計程車趕回醫院。

回院後已無病床，她就躺在走道的推床上吊點滴。看見同事忙得人仰馬翻，一度想拔掉點滴下床幫忙。她一直想做些什麼，第二天向同事要來病人的電話，一一打電話鼓勵、安慰他們。

小兒感染科醫師蔡秀媛回憶，當醫院要每位同仁填寫「調查單」時，她就有預感會封院。當時，她兩個兒子還小，一個四歲、一個一歲半。她要先生趕快回家，把小孩託給「阿姨」照顧。直到一個月後，才與家人重聚。「很多人填了調查單後，就再也沒有見到家人。」

凡是與和平醫院有關聯的病人，都被救護車送回醫院，直接丟在門口。聽說晚上十點，衛生局長邱淑媞要來開視訊會議，她忍不住趁這個機會，起身向邱淑媞開炮。「你們太過分了！至少不能再把病人丟回來。現在的狀況是：病人照顧病人、能走的照顧不能走的，已經很糟！」邱淑媞說：「那是和平醫院的事，你們自己解決！」

會開到一半，蔡秀媛中途離席，回辦公室量體溫，發現自己發燒。「蔡醫師先前只是輕微腹瀉，她說如果發燒，就要從十樓跳下去……。」林秉鴻在《隔離日記》中寫道：「沒想到原本沉穩的醫師，竟然亂了序，說不準真的會往下跳。」

蔡秀媛去放射科照X光，令她印象深刻，靠近她的桌上擺了一盤水果，其他人離她遠遠的。

之後，她到急診室隔離，見所有人忙得不可開交，自己找了張病床躺下。「到處都是人，連倒個水，都得穿過層層人牆。」

急診科平常不過六、七個人輪班，封院之後，四十幾個人同時被召回、加上四十幾位病人，總共八、九十個人，把六、七十坪的急診室，擠得水洩不通，人多到連站的地方都沒有。

對於和平醫院已遭汙染，醫院的做法應是淨空，而非封閉。蔡秀媛很想出面抗議：「難道封院，是把所有人都關在裡面，棄之不顧？三、四十個員工睡在一起，共用一套衛浴設備和飲水機，只有 N95 口罩防身，萬一一人感染，其他人都跑不掉！這是集權國家的做法，我感到十分憤怒！」當時，她一滴眼淚都沒掉。但是，事後每當提起，就會忍不住落淚！

當時，不只蔡秀媛發病，兩位醫師打電話給她，說自己也在發燒，心裡感到十分畏懼。

擠難民營 最黑暗的一夜

入夜之後，和平醫院變成一個超大型的「難民營」，一千三百多人吃、喝、拉、撒、睡，全都在一起。別說有交叉感染風險，就連基本生活都成問題。

急診室的醫護人員，分別躺在會議室桌上、沙發上，或拿睡袋睡在地上，值班室變成通鋪；女生待遇稍好，睡在更衣室裡。張裕泰平常在做義診，車上放了行軍床，從車上取下，就睡在辦公室裡。

A棟四樓燙傷病房沒有病人，加護病房二十幾個護士就睡在裡面，三個人一間，兩個人睡床、一個人睡陪病床，其他人則躺在討論室的桌上。護理長謝慧瑛半夜得起身，勉強把八張椅子併攏，就睡在上頭。唯一令她們感覺慶幸的是，先前照顧過劉姓洗衣工，沒有人被感染。

急診科主任郭聖達說，他可以忍受睡在會議桌上、忍受關掉空調後的酷熱、忍受蚊蟲的叮咬，就是無法忍受幾十人共用一個衛生間和淋浴設備。很多人在就寢前，乾脆穿上紙尿褲。

那一夜，堪稱和平醫院史上最長的一夜，也是最黑暗的一夜。

加護病房的羅姓護士上完大夜班，正需要睡眠時，卻被在路邊為他們加油打氣的民眾歌聲吵得徹夜未眠。她才新婚不久，擔心自己會死在裡面，和其他同事抱頭痛哭。之後的兩、三年，她只要一提起這段往事，就會痛哭流涕。

單身的護士受不了壓力，對著窗外大吼大叫。年輕的媽媽打電話回家，聽到孩子在哭，情緒立刻崩潰。可以想見，第二天早上多位年輕護士忍不住在醫院門口抗議，聲淚俱下控訴：「我們在等死！我們不想感染ＳＡＲＳ！」期間，還一度衝出封鎖線，與警方發生推擠。

同一時間，六、七樓的窗邊，擠滿了鼓譟的醫護人員和病人、病患家屬。原本作風強勢的吳康文，只好放低姿態，把她們勸回來。

精神科醫師楊志賢分析，那些出面抗議的護理人員，不完全因為恐懼，而是內心有一種「負罪感」，只要想到：「萬一我死了，家裡的小孩怎麼辦？」情緒就很難控制。

封院期間，楊志賢和另外兩位精神科醫師，經常看見同事六神無主地在醫院內漫遊，嘴裡喃喃自語：「怎麼辦啊！怎麼辦啊！我媽媽一個人在家！」每當遇到這種情形，他們就採取「一刀斃命法」——直接衝到他們面前，大喊他們的名字，等他們回過神來，再安撫他們：「你還有什麼放心不下的？」想喚回他們的「定向感」和「現實感」。

當看到和平醫院的護理人員衝出封鎖線，美國疾管中心兩位防疫專家 David 和 James，認為台灣防疫已經 out of order（失序）。當時，國衛院臨床研究組組長蘇益仁正與他們從行政院開完會出來，眼睜睜看著他們，跑到對面的來來（現喜來登）飯店發電報。後來，不管衛生署官員怎麼向他們解釋，他們就是聽不進去。

吳康文緊急召開會議安撫人心，同仁們情緒激動，聲嘶力竭地喊著：「是不是要像電影《危機總動員》一樣，找台戰鬥機，把醫院炸掉？」現場哭聲四起，連吳康文都忍不住落淚。一旁醫師見狀，心想：「完了！主帥先崩，我們還能指望什麼？」

「不是我們不願意照顧病人，而是要戰士上戰場，至少得給我們基本的配備。我們什麼都沒有，只有紙口罩和布工作服，這要怎麼打仗？」羅姓護士說。

郭象義指出，就算後來裝備補齊，他們得以穿著兔子裝、頭戴面罩進出病房，但是病人和看護工依然只有 N95 口罩防身，在高壓、恐懼、不安的情緒下，有人甚至想要輕生。「我就攔下一位打算跳樓的家屬！」（摘自《和平抗ＳＡＲＳ實錄》）

四月二十五日，衛生署連續派兩組人進入醫院，協助進行消毒和感控作業，出來以後頻頻搖頭說：「太糟糕了！」醫院放任病人和家屬四處走動，對疑似病患的隔離規定也不了解，醫護人員全身沒有防護，隨意進出病房，還把疑似病人推來推去做檢查，令人看得怵目驚心。如果再不亡羊補牢，和平醫院恐怕會成為感染窩。

中央和地方原本達成協議，由台北市衛生局派「接管小組」進駐醫院，最後卻連個影子都不見。

吳康文甚至想率主管撤離，邱淑媞聽說後，忍不住在電話中飆罵：「哪有醫護人員棄病人於不顧！當年你們披白袍、舉手宣誓，誓詞都念到哪裡去了？這根本是陣前叛逃！」

楊志賢認為，醫護人員不是軍人，誓詞中也沒有「為國捐軀」這一條，不能要求他們白白犧牲生命。

等不到「接管小組」，吳康文又缺乏領導統御能力，和平醫院於是陷入「無政府」的狀態。

「他的個性軟弱，不敢對員工下命令。有醫生臨陣脫逃，還振振有辭說：『我是外科醫師，不知道該怎麼防疫！』他連回嘴都不敢，還不如政風室主任像個軍隊輔導長，每個細節都盯得很緊。」葉金川對吳康文如此評價。

掛名「防止SARS疫情擴大緊急應變小組」召集人的台北市副市長歐晉德，原本想到第一線，為市長馬英九所攔阻：「你又不是醫生！」他只好拜託仁愛醫院副院長璩大成，代他上陣。

璩大成與歐晉德因處理「九二一大地震」而結緣，彼此交情匪淺。當璩大成接到歐晉德的電話，他只問：「什麼時候進去？」直接進入和平醫院，成為第一位入內支援的醫生。

只不過，他將「救援」視為「幫忙」，堅持和平醫院應由原來的指揮體系運作；況且，院長吳康文還在，他無法指揮！

璩大成救援 哭過無數次

一踏進災難現場，璩大成被眼前的景象所震撼。現場每個人驚慌、恐懼、不安，就像一個個瀕臨爆炸的壓力鍋，既是救災戶，也是受災戶，與他想像中差別甚鉅。

入夜後，璩大成也找不到地方睡覺，緊急打電話向歐晉德求救，對方也沒有辦法。「搶！」璩大成隨手找了個裝藥品的紙箱，再身手矯健地在樓梯轉角處搶到一席之地，就這麼克難地度過第一個夜晚。就好像颱風天到國小避難一樣，才過兩天，他就感覺度日如年。

璩大成一連在和平醫院待了十天，每天手機不停地在響、每分鐘都平添新的煩惱、每天只睡三個小時……。「我不是個愛哭的人，在封院期間，我哭過無數次。」

有一次，他在急診室看X光片，看到某位患者的肺部全部白掉，初步診斷為ＳＡＲＳ，需要住院隔離。就在此時，他瞥見一位綁著馬尾、身形瘦弱的護士，拖著一個黑色塑膠袋，裡面裝著個人物品，神情落寞地往外走。原來，她就是X光片的主人。「當下，我有說不出的難過，心痛得糾結在一起，感覺自己從來沒有這麼脆弱過！那段日子，只要有朝夕相處的同仁過世，我的眼淚就沒有斷過。」（摘自《和平抗SARS實錄》）

台北市衛生局防疫科長張朝卿在封院第一天，原本駐守在院外的「前進指揮所」，但一整天下來，被群眾包圍，什麼事都做不了。第二天，他主動請纓進入醫院。他對封院後的和平醫院第一印象是，充滿著肅殺之氣，每個人都像在等死。「連我都不確定自己能不能出來？」

張朝卿前後待了十天，每天工作超過十六個小時，主要負責疫調、病例追蹤、安全防護、處理廢棄物和屍體。他的層級不夠高，原本寄望衛生局副局長許君強第三天進來，能夠挑起大樑，但還是事與願違，只得靠市府顧問葉金川收拾殘局。

葉金川於四月二十七日進入和平醫院，立刻進行分組。吳康文被分到「愛心動員組」，指揮權被架空。之後，他只是瞎忙，動不動把全院同仁集合在大禮堂，或是把主管叫進辦公室開會。張裕泰認為，這樣下去反徒增交叉感染風險，屢勸不聽後，拒絕出席任何會議。

封院前三天，雖然A棟五樓以外的區域，被劃為「乾淨區」；B棟被視為「汙染區」，但分棟管制形同虛設。A棟人員到B棟執勤完畢，照樣回到A棟休息。以A棟心臟科的林姓護士為例，她在四月二十六日下午前往B棟支援，八個小時後回到A棟；四月三十日和五月二日她再度前往B棟值班，值勤完畢，又搭乘專車回替代役中心休息。因此所謂「乾淨區」，也不怎麼乾淨。

新陳代謝科主任蘇瑞珍第二天，結合幾位主任和主治醫師自力救濟，將住院醫師和專科護理師撤往A棟照顧內科病患，再上網找感控辦法和劃分隔離動線，建立初步的病房防護措施。

但是，防護衣、隔離衣、面罩、眼罩、護目鏡、腳套、N95口罩，依然付之闕如，與看不見的敵人奮戰。封院頭兩天，醫護人員把汙染物穿在身上，像是在賭命一樣。

直到四月二十六日，美國CDC三位防疫專家，在中研院生醫所副研究員何美鄉的陪同下，進到和平醫院，醫護人員才知道——原來照顧SARS病人，必須穿著全套的防護衣。

黃蓮奇想到台北市社會局長姜郁美，過去是和平醫院的藥師，或許可以幫忙。姜郁美見老同事身陷苦海，心有戚戚焉，但礙於第一時間只能調來防颱物資和區公所庫存，提供睡袋、床墊、電風扇、盥洗用品、餐盒、飲料等生活物資，心有餘而力不足。直到第三、四天，才陸續補足防護裝備。

專家會議原本指派三位委員進入和平醫院，最後只有何美鄉願意進去。她想向醫護人員證明，他們並沒有遭到遺棄。

當時，感染科主任林榮第已不見人影，小兒感染科醫師蔡秀媛又成為SARS病號，醫院只好派精神科醫師楊志賢陪同。楊志賢感到錯愕：「怎麼會輪到我？」CDC人員發現和平醫院竟派精神科醫師出面陪同，也感到十分詫異，當場要求換人。要不是擔心等得太久，只好作罷，否則尷尬的場面不知道該如何緩解。結果對方罵了句F開頭的髒話後，勉強接受楊志賢陪同。

楊志賢帶他們進入B棟，CDC專家面對眼前場景說的第一句話是：「What the hell !」等上到八樓，楊志賢要同事提問，卻無人搭理。「她們依然做著手邊的工作，一副慷慨就義的模樣，只向我致意：『謝謝你願意進來，別人都不敢。我們沒有什麼需要幫忙的！』我整個人像遭電擊一般，自慚形穢：『與她們相比，我又算得了什麼！』」

何美鄉和CDC三位專家協助B棟人員建立標準感控流程，規定前往值勤的醫護人員，必須穿戴隔離衣和防護面罩；照顧SARS病患者，嚴禁回到A棟；體溫一旦超過攝氏三十八度或出現呼吸道症狀者，必須到B棟一樓的急診室留觀；一旦病情惡化，必須進行通報，並轉往B棟六到八樓隔離。

其中，一位叫馬克的男護士，令陳信吉醫師印象深刻：「他是歐巴尼醫師的助手，把隨歐巴尼抗煞的經驗帶進和平醫院，教醫護人員防護衣和護目鏡正確的使用方式；甚至一床、一床地，直接接觸病人；還為大家示範，該如何用電風扇，做出一間負壓隔離病房。」（摘自《和平抗SARS實錄》）

結束後，楊志賢陪他們在緩衝區卸下防護裝備，眼睜睜地看著他們跨越封鎖線，瀟灑地離去，內心的羡慕，無法用筆墨形容。

後來，何美鄉再進去了一次。這一次，她看到樓梯間堆滿了使用過的隔離衣和床單，忍不住當場落淚。出來時，已經是晚上九點多，大街上空無一人，她再也無法按捺內心的憤怒，連續打電話給邱淑媞和疾管局副局長許國雄，把院內人員交付的物資清單轉知。後來，不管中央或地方官員接到何美鄉的電話，幾乎有求必應。

邱淑媞穿太空裝 引爭議

從無配套封院，到視訊時冷言冷語，再到關鍵時刻未親上火線，台北市衛生局長邱淑媞功能盡失。四月二十七日，她與葉金川出現在和平醫院外，葉穿著簡單的隔離衣，連頭套都沒有戴；反觀邱淑媞，從頭包到尾，防護衣、頭套、腳套一應俱全，整個人包得像個「太空人」，身上還背著個「氧氣筒」，瞬間引爆爭議，歷經二十年未休。

視訊會議中，黃蓮奇忍不住質問邱淑媞：「妳知不知道，我底下倒了多少人？」邱卻要他提出數據：「你告訴我，我看看我所了解的，跟你的一不一樣？」「要知道我有多少人倒下，請直接到B棟來看！」「妳知道我每天只睡四個小時？」聽到黃蓮奇叫陣，邱淑媞覺得委屈：「我也一樣，沒有回家！」最後，黃蓮奇不想再說，絕望地喊著：「你們根本不想救我們，只想把我們關在裡面！」沒想到此時邱淑媞竟壓低聲量對他說：「你根本就不該在這個地方出現！」

當場，其他主管也提出疑問：「外傳醫院協會要組團進來協助，但是，衛生局不答應，是不是真的？」邱淑媞竟然反擊：「你們自己的事情不解決，誰來幫你們解決？」「我也很怨嘆啊！為什麼是和平醫院？」說著說著……，「氧氣筒」突然嗶嗶作響，令所有人目瞪口呆。

「我真是太沒有政治敏感度了！」她澄清道，防護衣是廠商給的、由中山區衛生所主任王維政轉交、符合美國疾管中心標準。至於腰上背的，不是氧氣筒，而是麥克風電池。因為電力不夠，才會發出嗶嗶聲。

「貪生怕死」、「不顧別人死活」……，種種負面形象深植人心，成為邱淑媞的「永罪碑」。

另外，馬英九的「敵前抗命說」，也在醫護人員中，引發同等效應。加護病房羅姓護士說，SARS過後，她代表和平醫院前往接受馬英九的表揚，在台下等待的時間，她的腦海中不斷浮現想上台打馬英九一耳光的衝動，雖然最後她並未付諸行動，但直到今日依然耿耿於懷，引以為憾。

人性大考驗

和平醫院封院，在許多醫護人員心中，留下不可磨滅的傷痕。在公視《和平風暴》紀錄片的首播記者會上，當散落一地的枕頭、棉被和眾人瘋搶便當的畫面重現，現場響起一片啜泣聲。精神科主任李慧玟、急診科主任郭聖達、婦產科主治醫師黃崇賢，在散場後抱頭痛哭。

封院後的和平醫院，猶如卡謬筆下《瘟疫》一書所寫：「城裡的人和所有人一樣，都是自我中心的，於是荒謬的事情會發生，愚蠢的事情也會繼續下去。」

前和平醫院婦產科醫師姜禮盟（已歿），當時負責照顧院內一千多人的食、衣、住、行，令他印象深刻的是，每當防護用品、日用品、水果和維他命，好不容易送進來，在A棟就被劫走大半，用不完的，還囤積在房間裡。」（摘自《和平抗SARS實錄》）

有人一次拿兩個睡袋，水果老是不夠，等撤房之後，消化內科醫師郭象義在醫師休息室和值班室，發現許多的囤積物資。

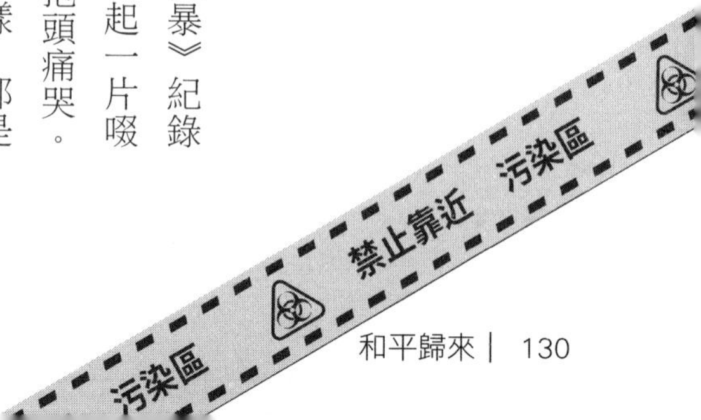

小兒科醫師林秉鴻負責發放便當，試圖以便當數推估封院實際人數。他發現，每次便當領走份數為一千四百三十五份，遠超過官方公布一千兩百位隔離人數。

有人躲清涼　有人沒飯吃

許多A棟醫師躲起來不見人影，每當領便當時，從四面八方竄出來。有人甚至擔心感染，穿戴著隔離衣和手套。

B棟八樓剩下六、七名護士，照顧二十多位病人，無法分身去領便當，常常和病人餓一整天肚子。剛開始，她們趁值完小夜班後，到A棟去偷。後來急診室的警衛好心幫她們預留，才解決她們吃的問題。

有一回，B棟加護病房的護士，到A棟去領衣服和香皂，被同事罵回來：「B棟是疫區，你們不准過來！」

她們向院長室反應，終於有營養師把餐車推到B棟，不過，躲在電梯裡，吆喝一聲，把便當丟下就走，令她們心靈頗為受傷。

A棟加護病房安置了兩名SARS病人，被璩大成稱之為「四行倉庫」。護理長謝慧瑛和外科部主任許堅毅，為了解決醫護人員吃的問題，用膠帶在地上貼了兩條紅線、綁上繩子、把籃子串在中間，做成「運輸吊橋」，用來送便當。

危急存亡之秋，往往考驗出人性。一位在醫院原本不孚眾望的老醫師，在封院期間，每天推著推車問：「你渴不渴？要不要喝飲料？」每當護士接過飲料，都感動得熱淚盈眶。

醫療設備和藥物的運送，同樣發生困難。內科一位曾姓醫師說，每次有病人需要洗腎，他們總是得三催四請，工作人員才願意把洗腎機推過來。之後，又找各種理由搪塞。

B棟加護病房護理長張晏菱記得，封院第四天，她請放射科的同仁過來，幫一位SARS病患照X光。後來來了一位資深男放射師，才出電梯就大聲咆哮：「人都要死了，還照什麼X光？要我進去照，我也會死！」之後，坐在地上飆罵，聲音大到令人聽不清楚。

「沒有防護衣，要我怎麼進去？」張晏菱陪他坐在地上，對他曉以大義：「我知道你的痛苦，我們也一樣。為什麼我們還在？因為裡面都是我們的同事（編按：B棟六樓以收治和平醫院工作人員為主），同事需要同事幫忙！如果你擔心沒有防護衣，我陪你；但是，請你一定要進去，這樣可以做為我們給藥的依據。」

放射師呆坐半小時後，態度出現轉圜，開口問：「防護衣在哪裡？我要進去了。」

張晏菱可以理解，放射師每天拖著機器到A棟五樓和B棟五、六、七、八樓，為病人照X光，每人負責兩層樓，難免有情緒問題。

當時，類似的狀況屢見不鮮。不是站在陽台發呆，就是躲在角落哭泣，還有人打開窗戶大哭大叫。

和平醫院的藥房在Ａ棟的地下室，藥師們只願意把藥車推到Ａ、Ｂ棟的交界處，這讓內科醫師葉繼煌感到火大。「我們人力不夠，要他們把車子推過來，對方卻問：『我為什麼要過來？會感染啊！』我立刻飆罵三字經，威脅他們，如果再不推過來，我就要把穿過的隔離衣拿到Ａ棟去。後來，他們至少把藥車推到電梯口。」

封院第四、五天，Ｂ棟護士已無乾淨的衣、褲可穿，打電話向Ａ棟同事求援，卻沒有人願意送過來。她們再向院長室求援，這一回對方也沒有好話，要她們自己看著辦。最後多虧急診科主任張裕泰夫人許玉暄出面張羅，才解決她們穿的問題。

謝慧瑛說，Ａ棟加護病房沒有洗衣機，得拿到其他樓層去洗，她經常看到護士們紅著眼眶回來，知道她們受了委屈。「還好，後來有人送洗衣機進來，電工立刻穿上防護衣，把線路配好。此後，她們就再也不必看人臉色了。」

璩大成說，當時每件事都可能釀成衝突，他最無法忍受的是，Ａ、Ｂ棟明明進行嚴格分區管制，卻有醫師大剌剌穿著手術服，從Ｂ棟回到Ａ棟。「我們把東西送到Ｂ棟，是為體恤他們分身乏術；否則Ｂ棟八樓原本就不該進去。」

他不解的還有，Ａ棟明明劃為「乾淨區」，加護病房為何始終住著一位染ＳＡＲＳ的洗衣工？「這讓我們傷透腦筋，開了很久的會討論。」

另外，Ｂ棟是疫區，太平間卻在Ａ棟地下室。每當要移送遺體，都讓他們絞盡腦汁。

璩大成開玩笑說，以後蓋醫院，最好不要蓋兩棟，蓋一棟就好。

很多醫師 不到B棟執勤

沒有防護設備，許多醫師不願意到B棟執勤，有的躲在A棟、有的窩在替代役中心、有的乾脆將手機關掉。一位主任最為離譜，在X光候診區拉起封鎖線，搬來家庭劇院，躲在裡面看DVD。

忠孝醫院感染科主任王登鶴在四月二十六日進入B棟支援，親眼所見，幾乎每位醫師都在「自我隔離」。當需要有人做事時，往往找不到人；但開始發便當時，卻有一大堆人跑出來。內科主任黃蓮奇承認，當時他要手下做事，還得看交情。

人力不夠，全院七十七位主治醫師當中，只有八位願意到B棟照顧SARS病人。B棟六、七、八樓護理師，原本有四百多位，封院後臨時護士走了三分之一，剩下兩百多人可供調度。四月二十七日下午，替代役中心又有數十位護理人員將門反鎖，簽下離職書。A棟五樓的加護病房，一直有四、五位護士串聯不上班，躲在加護病房外的會議室裡不出來。另有三位護士因為情緒失控、喪父或照顧小孩等因素，獲准提前撤離。

其他醫院前來支援的醫師和護士，只願意待在A棟，以致當慢性病醫院院長呂喬陽帶領十位醫生抵達和平醫院時，黃蓮奇擋在門口，不讓他們進來。

為了鼓動醫師志願到B棟執勤，郭象義向院長吳康文提出「輪替制度」，採三班制、每班十人、做滿五天可提前離開，班表必須經過市長、衛生局長和院長批准。這個辦法一落實，果然有醫師提出意願。

蘇瑞珍第一個報名，被排在第一班。郭象義和耳鼻喉科住院總醫師陳信吉等人，排在第二班。依照規定，原本第三班必須在五月二日前來交接，卻臨陣打退堂鼓，吳康文只好要第二班醫師苦撐到最後。郭象義說，連續七天，他們穿著密不透風的隔離衣，每天工作十二個小時以上，忍耐已達極限。

直到五月四日，終於有五位醫師前來換手，但B棟病人已從原來的五、六十人，減為十七人，與他們的處境大相逕庭。

在B棟最艱難的時刻，六、七、八樓病房，由蘇瑞珍帶領兩位新到任的胸腔科主治醫師何松融、蔡惠如固守；五樓加護病房則由胸腔科主任羅志鵬負責。令人敬佩的是，總醫師詹尚易在沒有任何防護裝備下，單靠一襲白袍和一只用了好幾天的口罩，連續四天為將近三十位病人插管，總計睡不到四個鐘頭。累癱在地上的畫面，令人印象深刻。

從早忙到半夜 咬牙苦撐

護理部主任陳麗華剛動過乳癌手術，帶著兩名督導前往火線。她形容，八樓就好像悲慘世界，每個人每天從早上七點多，忙到凌晨兩點，全天候穿著密不透風的防護衣，像一顆顆滾燙的水餃，只能咬牙苦撐。當王祖琪發現自己發燒，一個人躲在備藥處偷偷哭泣。

謝慧瑛在封院第三天也被派到B棟支援，她原以為只要負責行政工作，沒想到臨危受命，從下午三點小夜班，一直工作到凌晨兩點，連續十幾個小時穿著兔子裝，一個人照顧八張病床，全程滴水未進。

她擔心旗下護士無法撐下去，趁每天早上七點集合的時候，強迫她們每人吞下七顆維他命、喝上一千CC的水，才能夠上陣執勤。復院後，她們之中竟然有四人，身上有了抗體，曾經染疫卻不自知。（摘自《和平抗SARS實錄》）

當時，X光室、營養室、清潔工和太平間的工作人員，全部怠工。所有的工作都落到護理人員頭上。她們每天除了要照顧病人、消毒、打掃、倒垃圾、幫病人擦澡、洗衣服，還要處理屍體。等累了一天，還得撿起任意丟在走廊的隔離衣和防護衣，才能結束一天的工作。加護病房一位叫婉婷的年輕護士，自願扛起裝屍袋的工作，敬業的精神，令所有護理人員為之動容。

內科住院醫師曾唯倫協助B棟進行清消，直到最後一天早上，做完逐層清消才撤離。昔日，他用膠帶在走道上標記的動線，依然清晰可見。

陽明醫院感染科主任蘇振義在封院第三天進入B棟，與忠孝醫院感染科主任王登鶴，帶著三名志工：林崇堯、詹閔丞、顏慶宇，冒著生命危險，每天捲起袖子，拿著漂白水，幫忙打掃清潔和消毒。其中，兩位志工是水電工、一位是公務員，都是看到網路訊息，自動前往「前進指揮所」報到。

每一位護理人員心中，始終惦念著一位外包的清潔工阿北。「他每天都到Ｂ棟報到，幫我們倒垃圾，直到現在為止，我們都不知道他是誰？」

精神創傷夢魘 揮之不去

面對ＳＡＲＳ，並非所有的Ｂ棟醫護人員，都是那麼勇敢。

督導王祖琪感慨地說，有不少醫師不是躲在研究室裡，就是只待在護理站，說什麼也不願走到病床邊。碰到病人有什麼狀況，甚至需要急救時，也只是動口不動手，指示護理人員做這兒、做那兒。護理人員除了得操作人工心肺機，維持病人的心跳，有時還得用手擠壓Ambu-bag（袋瓣罩甦醒球），人工給氧。（摘自《回首ＳＡＲＳ》）

有一位主任，大部分時間都躲在加護病房，偶爾出來看診，只敢遠遠地站在護理站，用嘴巴問診、寫寫病歷。「病人今天怎麼樣？你們等一下去調片子，我要看報告！」

另外一位主任，習慣用對講機問診，需要接觸病人時，則指揮護士進入病房。ＳＡＲＳ結束後，他反而升官，還在院內引起不小的反彈。

還有一位醫師，整天穿著兔寶寶裝，連護理站都不敢靠近，站在遠處大呼小叫，頤指氣使的態度，令人不敢領教。

相較之下，許堅毅是護理人員心中的好醫師。「即使不是他的病人，他也照看，一直陪我們到最後！」

當看到張裕泰巡房，護理人員就有安定感。「他每天還煮好稀飯、擺好水果，在急診室等我們，並且把口罩和防護衣，讓給第一線的工作人員。」

郭象義感嘆，許多原本立意良善的政策，最後卻變了調。例如，三總替代役中心，原本用來做為醫護人員休憩、隔離的處所，最後卻淪為落跑醫師的避難所。再者，輪替制度使醫師願意到Ｂ棟照顧病人，卻在緊要關頭斷鍊。

最令他感到氣憤的是「隔離津貼」的發放。原本只針對照顧ＳＡＲＳ病人的醫護人員發放，但ＳＡＲＳ結束後，因為有Ａ棟醫師跳出來抗議，最後變成統統有獎。Ａ棟人員因為隔離時間較長，所領到津貼反而比Ｂ棟多，這令真正在戰場上廝殺的醫護們，怎麼能服氣？

陳信吉怒斥，原本袖手旁觀的人，最後因為聲音最大，而成為最大的獲利者。「只要活著，就是有功人士；只要活著，就能夠升官發財！」（摘自《和平抗ＳＡＲＳ實錄》）

郭象義曾抗爭，卻遭長官制止，讓他打擊很大。「不管我怎麼賣力，最後好處都不會落到我身上；加上醫護同仁陸續離職，值班壓力變大，感到吃不消，於是在半年後決心離開。」

醫院原本強力慰留一位胸腔內科的醫師，最後反而被他勸服。醫師說，每次他在等電梯的時候，腦海中就浮現陳靜秋的影子，希望院方成全，讓他離開這個傷心地。

羅姓護士最後也離開和平醫院，只是原因不同。她老早自願留到最後撤離，但當聽說護理長瞞著大家，決定犧牲她們，令她受創頗深。SARS一過，就頭也不回地離去。

SARS過後，和平醫院員工幾乎每個禮拜，都要參加同仁的告別式。另外，還得應付監察院、地檢署和台北市政府的約談。

市府官員回憶，每當他們訪談和平醫院或仁濟醫院的員工，提起他們當時在手無寸鐵之下，在戰場上拚搏，每個人都忍不住落淚。

和平醫院在五月底、六月初清空後，衛生局就強迫員工返崗，這令精神科醫師楊志賢無法接受。「我們雖然是公務員，但不能把我們當成工具！」即使他是精神科醫師，腦海中始終忘不了撤離時，一位社工的未婚夫，在車後追趕的畫面……。「精神創傷會像夢魘一樣如影隨形，始終過不去。」

因此，他和李慧玟、郭雅君等三位精神科醫師發表「叫我們和平英雄太沉重」的聯合聲明，呼籲社會各界：「不要把我們當成英雄，我們是需要政府、國家保護的老百姓。」聲明一出，換得五天的「喘息假」。

只有經歷過這場浩劫的當事人才知道，他們永遠沒有喘息的一天。

悲劇中的悲劇

和平醫院封院第三天，Ｂ棟六樓的林姓病患自縊身亡。這起悲劇還波及一位張姓護士，因為驚嚇過度，行為能力退化到七歲，而且有多次自殺紀錄，堪稱悲劇中的悲劇。

四月二十六日中午，二十三歲的張姓護士到病房查房，發現林姓台商把藥放在床邊，人卻不見了，她找了一下，仍不見人，就先轉到其他病房去。

下午一點十五分，她又回到六一五號病房，再找了一圈，依然不見林姓患者蹤影，把浴室門打開，一具屍體和她臉對臉，嚇得她跌坐在地，大聲喊救命。其他同仁聞聲而至，見她六神無主、呆若木雞，請學姊先把她帶離現場。

四月二十四日，和平醫院封院，林姓台商的父親被列為ＳＡＲＳ「可能病例」，他和母親也因為肺部變化，被通報為ＳＡＲＳ疑似病例，在和平醫院住院隔離。照顧他父親的印傭，則因為四月二十二日發現兩側肺部出現浸潤現象，正在和平醫院搶救。

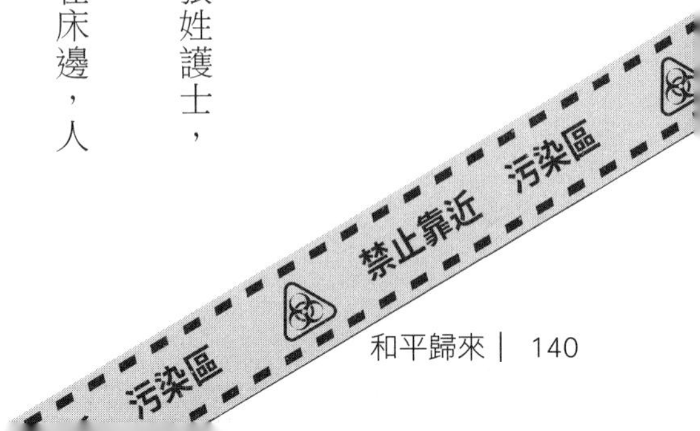

林姓台商在A4紙上寫下遺言：「爸、媽、兄、姊，我對不起你們，我先走了！我知道過不了這一關！希望孩子好好讀書！」

因負罪感　林姓病患走絕路

精神科醫師楊志賢憶述，林姓台商是因為「負罪感」，而走上絕路。在林姓台商住院治療的過程中，已出現憂鬱傾向，醫院曾為他做過心理輔導，卻不見他恢復正常。四月二十六日，當他聽說太太也在急診室隔離，誤以為她感染SARS，一時想不開，才會上吊自殺。

楊志賢遺憾地說，其實，他太太只是發燒，在急診室做篩檢而已。

B棟六樓護理長張晏菱還原事件經過。「當我們趕到現場，張姓護士已經嚇得說不出話來，整個人變得很安靜。精神科主任李慧玟前來開導她，我怕她會做傻事，請同事先陪她到替代役中心休息。」

李慧玟回憶，除了張姓護士外，還有一位楊姓護士也在場，但張姓護士第一時間目睹，嚇得把隔離衣脫掉、放聲大哭，隨即產生呆滯、不語、僵直等急性壓力反應。「我接獲通知後，趕忙由A棟過來，在流通走道穿戴好隔離衣，進入B棟六樓。這才親身感受到，B棟工作人員的辛苦。」（摘自《走出生命的幽谷／李慧玟著》）

張晏菱和另一位男醫師處理遺體。「林姓台商的個子很高，身高大約有一百八十公分。他用黑色皮帶、環繞浴室的不鏽鋼鋼條自殺。我們拿剪刀，想要把皮帶剪斷，卻怎麼剪都剪不開。最後，由我抱著他的雙腿、男醫師將皮帶剪斷，合力將他抱下。雖然他已完全沒有氣息，但我們還是依程序急救，直到確定他回天乏術為止。」

事發之後，院長室接獲電話告知，通知檢察官到場勘驗。當台北地檢署檢察官林達抵達和平醫院，卻遭到攔阻。原來，院方打算將遺體移到院外，後經專家評估，認為檢察官只要穿戴完備，應該可以入院。林達於是穿著兩層隔離衣，會同警方和法醫到場驗屍，確認林男死因為自殺。

張晏菱接著到太平間處理善後，工作人員扔了兩個屍袋給她。「我裝了一個小時，一直裝不好。好在A棟開刀房的紀玉雲過來幫忙，她又裝了一個鐘頭，才把遺體裝進去。」

楊志賢趕到急診室，不知道要不要把林姓台商死訊，告訴他的太太。他先和同事討論，決定告訴她，但預料她會很崩潰，所以必須先找到能夠支持她的人來。「我聯絡她的女兒，幫她申請專案，好讓她進得來、出得去。」

楊志賢在電話中，只對死者的女兒說：「有事情，請妳來一趟！」林姓台商的女兒是大學生，心智成熟。「我去封鎖線接她，在那裡告訴她：『妳爸爸自殺了！妳媽媽現在在急診室，我們一起告訴她！』」楊志賢告訴她：「我知道妳很悲傷，但這件事情非妳來處理不可。

妳媽媽必須繼續隔離，如果她熬不過，妳等於連續失去兩個親人。」

接著，楊志賢教她，等一下見到母親後該怎麼說。「我要她保證，以後在外面生活，會好好照顧自己、好好活下去，不要讓爸爸擔心。她要帶母親解離，之後，就可以馬上團聚了！」

林太太進到病房，一看見遺書，立刻崩潰大哭，無法相信丈夫會棄她而去，口中不斷喃喃自語：「你為什麼這麼傻！你為什麼這麼傻！」儘管女兒和小叔在一旁安慰，她的情緒始終無法平撫下來。

楊志賢讓她們把情緒徹底發洩出來，並要她們相互保證，一定要好好的。「我對她女兒說，會向高層爭取，把林太太第一批送出去；也向她母親保證，會請專人照顧她的女兒，請她放心。」

在前往往生室的電梯裡，楊志賢和林姓一家碰到剛參加完ＳＡＲＳ病患喪禮的其他家屬，「雖然我們都穿了防護衣，但因為和遺體靠得很近，心裡難免有些緊張！」

當林姓台商自縊的消息傳出，許多醫護人員和家屬的情緒陷入低潮，甚至有護士寫好遺書。

林家是和平醫院附近南門里的大家族，兩兄弟平日擔任當地的巡守隊員，熱心公益。因為一次悲劇，一家八口走掉三個人。除了林姓台商和父親之外，五十一歲的哥哥，在五月初也不幸往生。當記者前往巡守隊採訪，兩兄弟值勤時穿的背心，還掛在椅子上。

林姓台商的弟弟，是台大醫院內科醫師王振泰印象最深的一位病人。他記得：「在父親和弟弟發生不幸之後，林姓患者心情大受影響，曾經擅自拔掉點滴和氧氣罩，隨即休克。他原本不到插管的程度，經過急救後，就開始插管。對於這位處境堪憐的病人，我們一直有拉不回來的感覺。」（摘自《和平醫院抗煞訪談紀錄》／李素芳採訪整理）

目睹上吊　護士退化成七歲

受到驚嚇的張姓護士，一九八二年次，剛從大學畢業，才到和平醫院工作一年多，是約聘人員。她的個性原本活潑、開朗、勤快，受創後不發一語，行為能力退縮到只有七歲，簡直變了一個人。

當時她的診斷證明上寫著：因急性壓力，出現痳木、精神恍惚、行為退化、失眠、自傷等「創傷後症候群」，行為能力退化到只有七歲，並且有多次自殺紀錄。

張爸爸看到新聞，獲知和平醫院有病患輕生，一直打電話給女兒，始終聯絡不上。直到第二天，女兒終於接電話，講話卻變得怪怪的。

受到疫情阻礙，張姓護士錯失在第一時間治療的機會，醫師只能透過電話問診；加上，後來她前往公訓中心隔離十四天，以致延誤治療黃金時間，最後留下後遺症。

張父透露，女兒在和平醫院和公訓中心，都曾經自殘過，房間裡所有利器都被收走。問她為何要拿刀劃自己？她竟然對父親說，看到血，她才知道自己活著。「她發起脾氣來，還會用手搥打牆壁，深怕自己什麼感覺都沒有。」她總是環抱著身體，枯坐在房間裡一整天，看到有小鳥飛過，也想跟著飛。（摘自《聯合報》）

急診科主任張裕泰的太太許玉暄曾經前往探望她，只見她手上一直抱著一隻玩具熊不放，心智年齡看上去大約只有五、六歲。

張父說，林姓病患自殺的畫面，始終在她腦海中揮之不去，以至於多次自虐、撞牆、跳樓，還曾經三度割腕，需要他和太太輪流照看。

剛回家時，她騎腳踏車出去，往往找不到回家的路。後來，他們發現，她的行為能力一直在退化中，講話語氣很像小孩子，玩具熊不離手，把人分成三種——好人、壞人和不知道。

每當想起封院時期的事，她會憤怒地指責：「壞人！壞人！」一聽到有同事遇難，她就不停地掉眼淚，口中還喃喃自語說：「同事們一個個死掉，永遠回不來了，我好難過！」她的一位學姊染疫，她甚至擔心到吃不下飯。

張姓護士的主治醫師中興醫院精神科醫師詹佳真認為，張姓護士因為受到極端的創傷，無法承受痛苦，為了自我保護，行為能力才會退化。好在，她的智力並未受損，經過三個月的治療，即可恢復正常生活。

張姓護士經常對著鏡子鼓勵自己：「我一定要健康地走出去！」也哽咽地向父母親承諾，終有一天，她會好起來。

生病期間，學姊們一一致電關心，只有台北市衛生局不聞不問。直到張珩接任衛生局長，將重返和平醫院的張姓護士轉為正職，她才終於獲得補償。

拯救沉船

封院後的和平醫院，就像撞上冰山的「鐵達尼號」，在海面上載浮載沉。要不是前新光醫院副院長黃芳彥說服陳水扁總統進場搶救，否則和平醫院恐萬劫不復。

當時，有許多人找上黃芳彥。其中一位和平醫院醫師，在二〇〇三年四月二十二日，透過新光醫院的老同學，向黃芳彥吹哨，呼籲再不進場搶救，院內感染後果恐怕不堪設想。

和平醫院急診科主任張裕泰的夫人許玉暄，透過薇閣基金會的董事長李傳洪找上黃芳彥。電話中，許玉暄向李傳洪哭訴：「張裕泰隨時可能會死，我就要當寡婦了……。」黃芳彥放下電話，立刻到官邸，向第一夫人吳淑珍求援。

吳淑珍打電話給總統，陳水扁立刻詢問疾管局長陳再晉。陳再晉當時回報：「沒事！」陳水扁不相信，反問：「那為何會出現求救電話？」要他再查，果然事態嚴重。

陳水扁解釋，之前他之所以保持沉默，一是因為自己外行，不宜隨便下指導棋；再者，因為考慮權責劃分，他不好有所僭越。可是，當他看到和平醫院封院後的亂象，包括：四月二十五日，護理人員衝出封鎖線，醫護人員在窗邊作勢要跳樓。他心想如果繼續這麼下去，恐怕所有人將同歸於盡，於是決定與時間賽跑，盡快把人救出來。

黃芳彥建言 扁進場搶救

黃芳彥時任總統醫療小組的執行長兼發言人，平日照顧總統的生活起居和身體健康，陳水扁對他有一定的信任；加上，他曾經是台大醫師，又是當時的新光醫院副院長，輩分高，可以叫得動北台灣各大醫學中心的院長和醫師。所以，陳水扁要他拿著尚方寶劍，和上述人等進行溝通。

和平醫院封院後，台大醫院人滿為患，其他醫學中心，尤其私立醫院，完全作壁上觀。即使黃芳彥找上門，他們依舊推諉，不願意插手，反而建議他去找軍醫院。軍人服從性最高，如果總統下令，他們絕對會配合。

黃芳彥從北到南跑了一圈，最後相中三軍總醫院。陳水扁認為，三總院長陳宏一不但具有軍人本色和道德良知，又是他的台南同鄉、南一中的學長，相信他在緊要關頭，絕對會挺身而出。

當陳水扁心中尚有些許猶豫時，黃芳彥的一句話打動了他：「唯有總統有權力改變現況！」陳水扁於是打定主意，展開三十六小時大作戰。

陳總統先打電話給國防部軍政副部長林中斌，林在四月二十五日傍晚五點半，急電陳宏一和軍醫局長張聖原，一起到辦公室會商。

林中斌轉達高層有意將三軍總醫院轉作ＳＡＲＳ專責醫院，陳、張兩人表示反對。陳宏一解釋，不是他不願意承擔，而是三總收治了許多重症的軍、民，一旦轉為ＳＡＲＳ專責醫院，將排擠掉他們的醫療權益；再者，三總應該做為國家最後的堡壘，以因應最壞的情勢。林中斌表示認可，要陳宏一親自在會中提出。

當晚六點三十分，行政院長游錫堃邀集六大醫學中心院長，與主要部會次長、環保署長郝龍斌，召開緊急應變會議。林中斌、張聖原和陳宏一連袂出席，黃芳彥則以醫療顧問的身分列席。其他列席者包括：三總感染科主任張峰義和台大醫院感染科主任張上淳。

進場前，黃芳彥把陳宏一叫到外面，當面向他提及，想將三總轉為ＳＡＲＳ專責醫院。「我的心都涼了，難道真的要把三總當成專責醫院？」陳宏一說。

進場後，他看見張峰義和張上淳正在吃便當，和他們打了個招呼，要他們在他講話時，點頭就是了。

讓六大院長 先吵個痛快

供寶貴意見。

游錫堃致開場白，提到和平醫院護士抗爭，舉世皆知，有損台灣形象，希望在場人士提

會議還沒進入實質討論，台大醫院院長李源德，為了收治公路總局周姓科長一事，和長庚醫院院長陳敏夫爆發口角。

周姓科長在二〇〇三年四月二十八日發病，兩度前往台大醫院就醫，並未被診斷出ＳＡＲＳ。第三次再去，急診部醫師林志豪看他喘得厲害，緊急安排他住院。他的病程發展快速，加上臨床診斷困難、後送系統混亂等因素交錯，三天後不幸病逝於三軍總醫院，家屬對醫院相當不諒解。（摘自《當台大醫院碰上ＳＡＲＳ》／李素芳採訪整理）

李源德抱怨私立醫院自掃門前雪，質問陳敏夫：「長庚醫院為什麼不收？大家都在醫界，應該幫忙分擔，拜託你們收，你們卻不收，病人才會跑到我們台大醫院！」陳敏夫反擊：「你們是公立醫院，周科長是公務員，你們為什麼不收？」

吵完之後，接下來，李源德、陳敏夫和國泰醫院院長陳楷模、馬偕醫院院長黃俊雄及新光醫院院長洪啟仁，又為了和平醫院封院沒有配套，也不接受專家意見進行分流等事，足足痛罵台北市政府一個小時。除了榮總院長李良雄沒有搭話，游錫堃乾脆保持沉默，讓他們罵個痛快。

游錫堃解釋：「在場都是院長級人物，在醫界輩分很高，陳楷模不但是總統府資政，還

是陳敏夫和黃芳彥的老師。我雖然感覺痛苦，但必須耐住性子一直磨、一直磨，才能讓事情圓滿。果然，後來不管我們提出什麼要求，他們都很配合。」

等會議進入主題後，游錫堃先詢問：各大醫學中心有沒有做為SARS專責醫院的可能性？只見幾位院長面面相覷，沒有一人回答。此時，游錫堃把眼神轉到林中斌身上，林心領神會，請陳宏一報告。

淨空松醫 成為抗煞專院

陳宏一起身後慷慨陳詞：「國家有難，國軍醫院義不容辭。我建議，應選擇松山分院（舊空總八〇七總醫院）做為專責醫院。我曾是那裡的院長，知道醫療大樓旁邊，有一棟獨立的建築，與醫療大樓隔絕，有一、兩百張病床；尤其，三總就在附近，過個橋就到了。萬一有病人需要插管，很快就可以送過去。」

陳宏一描述，當時他們分坐在會議桌的兩側，坐在他對面的幾位院長，聽他這麼說，眼睛為之一亮。有「雷公」之稱的陳楷模，更是大聲叫好。

游錫堃請他們移駕到隔壁房間，現場留給他開跨部會會議。

轉移陣地後，陳宏一以晚輩之姿，向大老們訴求。「當時我五十四歲，只有張峰義和張上淳年紀比我小，其他幾位大老均年過七十，李源德足足大我十歲。在場的不是我的老師，就是我的前輩。」

「我跟他們說，這件事絕不是一家松山醫院可以做得來，需要各位幫忙。我提出幾項要求，第一，希望每家醫院各派出一位醫生和六名護士支援，醫生必須R2以上，以免重蹈林重威覆轍；第二，我擔心新聞發布之後，發燒病人會立刻湧入，因此要求各醫院急診室對口，只要是疑似病例，我就收；第三，我們沒有防護衣。」說到這裡，黃芳彥要李良雄負責，要多少買多少，由衛生署埋單。陳楷模這時候大喊：「有理（台語）！」要陳宏一繼續說。

陳宏一接著說：「第四，我們沒有宿舍，上完班，大家各自歸隊；第五，你們要給加班費；第六，由我排班，不能挑病房。」「有理！大家就照這樣做！」陳楷模為陳宏一鼓掌叫好。

李源德面有難色，提到：「台大醫院病人太多，實在派不出人手⋯⋯。」

和平醫院封院之後，發燒病人紛紛往台大醫院跑，陳宏一就常接到李源德和張上淳打電話求助：「張上淳甚至急得在電話中掉眼淚。」因此，他很能體會當時台大醫院的處境，於是爽快答應，台大醫院不用派人來。「至於其他醫院來支援的醫護人員，明天中午十二點準時報到，我請大家吃便當！」末了，又聽到陳楷模大聲說：「有理！」

陳宏一當晚帶著張峰義直奔松山醫院，先請院長呂立群將醫院淨空，並且準備第二天中午的便當，同時要他備好兩張全院地圖。

深夜十二點，榮總的護理長就帶著防護衣和口罩當場示範。松山醫院的副院長譚光還，也帶領工程隊，劃設感控動線。就連洗衣機和冷氣機，阿兵哥在一聲令下，連夜採購，並且完成裝設。

連夜召開 國安高層會議

四月二十六日一切準備就緒，打算第二天就啟動疏散計畫。未料，當晚，他正準備就寢，卻接到黃芳彥的電話，要陳宏一馬上到總統府一趟，出席陳水扁召開的國安高層會議。

陳宏一中途進場，看見幾位醫院的院長，同時在座，感到特別親切。另外，副總統呂秀蓮、祕書長邱義仁、ＳＡＲＳ專家委會員召集人陳建仁、衛生署長涂醒哲、疾管局長陳再晉和台大感染科醫師洪健清等人，也應邀出席。「我第一次見到中研院院士陳建仁，聽他做冠狀病毒簡報，真是厲害！」

陳宏一和洪健清記得，陳總統當時痛罵涂醒哲：「你怎麼和台北市政府溝通的？溝通成這樣！對面（指中國大陸）的衛生部長都下台了……。」

涂醒哲當場解釋，和平醫院原本有十八間負壓隔離病房，卻被權貴占據，形同ＶＩＰ病房，怎麼趕都趕不走。「我們一點辦法都沒有嗎？」陳水扁反問。「中央有補助……。」總統聽涂醒哲這麼說，立刻拍板：「那就可以趕人了！」

陳宏一心想，總統話都這麼說了，涂醒哲的官位可能不保。果然，沒多久，他就遭到撤換。

會議一直開到半夜，陳總統下令，必須在二十四小時內，將和平醫院淨空。後經馬偕醫院副院長黃富源緩頰，陳水扁勉強同意，將時間延長為三十六小時。

四月二十七日一大早，和平醫院十多名ＳＡＲＳ病患，陸續移往松山醫院，不到二十四小時，陳宏一就完成首階段任務。兩個禮拜後，連醫療大樓都轉為專責醫院，前後共計提供至少四百張病床。

陳水扁透露，那段時間，黃芳彥經常進出官邸，為醫學中心收治ＳＡＲＳ病患而傷透腦筋。為了說服他們，他還身先士卒，寫好遺書，一起進駐松山醫院，這才化解醫界大老的疑慮。「黃芳彥就是這麼一個人！」

當時，不僅醫學中心不收ＳＡＲＳ重症患者，某家私立醫院甚至在大門口貼出：「本院沒有ＳＡＲＳ病人」的告示。

前行政院副院長林信義透露，涂醒哲把台大、國泰、新光、長庚、榮總、三總等醫學中心院長，請進行政院開會，會前向他說：「這個會很難開，幾位院長不但是我的老師，陳楷模還是我的師公。」林信義當場允諾，萬一會開不下去，可以來找他，他願意當他的靠山。

果然，沒多久，涂醒哲就來討救兵。林信義說，國泰醫院的院長陳楷模，外號「雷公」，大家都很怕他。當他走進會場，就聽到他和新光醫院院長洪啟仁，用日語不斷斥責涂醒哲。林信義以日語對他們說：「你們要罵，就用台語或國語罵，他才聽得懂！」大老們聽他會說日語，嚇了一大跳，場面立刻被控制住。

接著，林信義語帶威脅說：「國泰、新光各有兩間負壓隔離病房，拜託你們先救人！不然，你們的負壓病房根本不夠，衛生署隨時可以勒令你們停業，但我不希望走到這一步。所以，拜託啦！」兩位大老終於點頭。

林信義說，當他聽到有大老說：「這是你們公立醫院的事，與我們私立醫院無關時，簡直難以置信。」

張上淳也發揮關鍵的影響力。他提及，當松山醫院和台大醫院人滿為患之際，疾管局邀集醫界大老會商，他們均以「下禮拜再說」做為託辭。

會開到一半，他跑出去接電話，是署立台北醫院感染科打來的，電話中提及，仁濟醫院失守後，連署立醫院急診室都被擠爆。等他回到會議桌上，即語重心長地問與會人員：「大家是否愛台灣？」現場一片鴉雀無聲。隨後，但見他們陸續加入收治ＳＡＲＳ病人的行列。

陳宏一透露，當時，台北市長馬英九曾突發奇想，想蓋野戰醫院，打電話問他：「野戰醫院要怎麼蓋？」陳反問：「你要蓋在哪裡？除了需要找地，還必須有排水道和衛生管線，不是你想做，就馬上可以做。我建議你，把和平醫院清空即可！」

一場醫療史上最大的遷徙行動於焉展開。

斥候

為了將和平醫院的ＳＡＲＳ病患，疏散到國軍松山醫院，前新光醫院副院長黃芳彥指派他的學生、台大醫院感染科醫師洪健清，潛入和平醫院，扮演「斥候」的角色。

洪健清是總統醫療小組的成員之一，曾四度隨總統陳水扁和夫人吳淑珍出訪國外。每次陳總統到中、南部巡視，也由他隨行。陳水扁一次出訪回來，黃芳彥發現他變胖了，還要洪到官邸協助他瘦身。

洪健清透露，陳水扁在二〇〇三年三月，台灣出現ＳＡＲＳ首起案例時，就問過他：「你覺得疫情發展如何？」雖然當時政府努力維持「三零紀錄」，但陳總統認為，事情並沒有那麼單純。果然，和平醫院在四月二十四日，疫情一發不可收拾。

一直以來，陳水扁和黃芳彥對於新聞媒體大肆渲染疫情，以及地方和中央嚴重對立感到憂心；對於和平醫院封院，台北市政府把人關在裡面，讓裡面的人有被遺棄之感，陳水扁更不以為然。

陳水扁在四月二十六日晚上召開國安高層會議時，洪健清隨黃芳彥和台大感染科主任張上淳到場，會中做出「疏散」決議後，黃芳彥立刻要他回去等電話。

洪健清潛入疏散病患

四月二十七日，黃芳彥打電話指派洪健清進入和平醫院。「要怎麼進去？」黃芳彥已與和平醫院副院長林瑞宜說好，要他帶洪建清進去。臨行前，他跑到病房，拿了一個N95口罩、一副手套和一件布隔離衣，就直奔和平醫院。

到了簽到處，工作人員問：「你為什麼要進去？」洪建清有口難言。當看到外面滿是SNG車，他臨時決定不依規定簽名，打電話給黃芳彥，要林瑞宜在兩棟大樓的中間出口等他。

洪建清在門口換上兔寶寶裝，在林瑞宜帶領下，先到院長室和吳康文打招呼，表明是黃芳彥派他來看病人，準備進行疏散。之後，即直搗黃龍。

洪建清進入B棟感染區前，在走廊巧遇中研院生醫所副研究員何美鄉和台北市顧問葉金川。他向何美鄉問好，並說明來意。何美鄉聽了之後，瞪大了眼睛，盯著他問：「不是已經說好了嗎？要集中隔離！怎麼又要疏散？」洪健清不知道該如何解釋，只好說自己銜命而來，其他就不多說了。

他在和平醫院內科主任黃蓮奇帶領下，從B棟最高樓層開始，一張病床、一張病床看病患的X光片和病歷，研判可能的症狀，再用紙筆記下來。

每當遇到陌生人詢問，他就複誦一次：「我受命前來看病人，狀況好的可以轉出去，以減輕你們的壓力。」

印象中，當時護理人員的情緒都不太好，卻不忘盡責地幫病人量體溫和血壓。病人家屬都戴上口罩，也有隔離衣可穿。

走著走著……，他看見樓梯間塞滿了穿過的隔離衣和布料，有一兩層樓的門還因此推不開，感到十分詫異。

他到急診室時，發現隔了許多小診間，每個診間都有一名醫師或護士，在照看病人。從晚上六、七點開始，救護車一輛接著一輛駛入，陸續把病人移往松山醫院。

任務達成之後，洪建清打電話問黃芳彥，該如何出去？黃要他隨最後一輛救護車出去。「畢竟我從汙染區出來，違反防疫規定，雖然通道隔了塊綠色布幕，但高處都是攝影機，我還是很容易被發現。為了掩人耳目，只好趴在救護車地上，和病人一起到松山醫院。」

到了松山醫院，洪健清看到感染科醫師顏慕庸、主任張峰義，和榮總的院長李良雄、護理長、護理師都在，索性留下來幫忙。一直忙到午夜十二點，才坐計程車回家。

回家後，他要太太不要靠近，洗了澡，直接上床睡覺。

之後一兩天，只要他有空，就跑到松山醫院幫忙。直到四月二十九日上午，又接到黃芳彥的電話，要他再次潛入和平醫院為止。

四月三十日，洪健清二度溜進和平醫院。這時候，病人已陸續疏散，沒有多少病人需要記錄，沒一會兒功夫，他就完成任務。倒是他的一位同學，當時在和平醫院擔任腎臟科醫師，知道他到醫院，打電話向他求援，說有一位病人急需洗腎。洪建清馬上打電話給黃芳彥，強調病人不能再拖。「沒想到，黃芳彥真的到處打電話，最後把病人送到署立基隆醫院。」

洪健清原以為可以再循原路出來，沒想到醫院淨空，已無救護車進來。「完蛋了！」他發現急診室無人看管，想從那裡偷跑。正當他準備脫掉防護衣時，發現對面有攝影機對著他，他趕忙把衣服穿回去。無奈之餘，只好再打電話給黃芳彥，形容自身處境，好像散兵被丟在戰場上。黃芳彥答應調一輛救護車來，把他接走。

洪健清等了半個小時，看到救護車駛入，在完全沒有遮掩下，直接脫掉防護衣，偷偷抓了塊開刀用的隔離布，將自身包裹起來，搭著救護車，離開和平醫院。

對於連續兩次充當「地下情報員」，洪健清始終三緘其口。沒想到，後來，第一夫人吳淑珍說溜了嘴，對媒體說：「我們把洪醫師捐出去了！」從此以後，他們住家的電梯，沒有鄰居敢搭；小孩也在老師的要求下，禁止到校。

最令他遺憾的是，奶奶因為敗血病，在彰化基督教醫院急救，爸爸阻止他前往探視，連出殯都不讓他參加。

結果，他再度扮演「地下情報員」，透過關係，偷偷潛入加護病房，見到奶奶最後一面；雖然，當時她已不省人事。

回程的路上，洪健清接到奶奶的死訊，回想剛才的最後一面，「好像她一直在等我，等我看她最後一眼，才閉上眼睛。」

洪健清的「斥候」生涯，短短不到一個禮拜，就宣告終結。兩次潛入和平醫院的軼事，成為他人生中的插曲。

援軍來了

和平醫院封院第四天，台北市長馬英九派葉金川進入疫區。不是醫生、沒有防疫經驗，靠著細膩的行政管理，以及安撫人心的本領，葉金川漸漸使和平醫院安靜下來，再一一把人疏散出去。

四月二十七日一大早，仁愛醫院副院長璩大成透過廣播，告知即將有專家進駐，藥品、防護衣充足，醫護人員士氣為之一振，第一次感覺受到重視。

葉金川當時在花蓮慈濟大學教書，平時深居簡出，家裡連電視機都沒有，壓根兒不知道和平醫院已經封院。直到四月二十六日，他回台北，打開網路，才知道中國、香港、多倫多疫情嚴重，和平醫院竟然封院。他問衛生局長邱淑媞：「出了什麼事？都已經兩天了，怎麼都還沒有搞定？如果需要我幫忙，妳再跟我說！」

第二天，他前往松山機場，準備搭機返回花蓮，突然接到馬英九的電話，要他前進和平

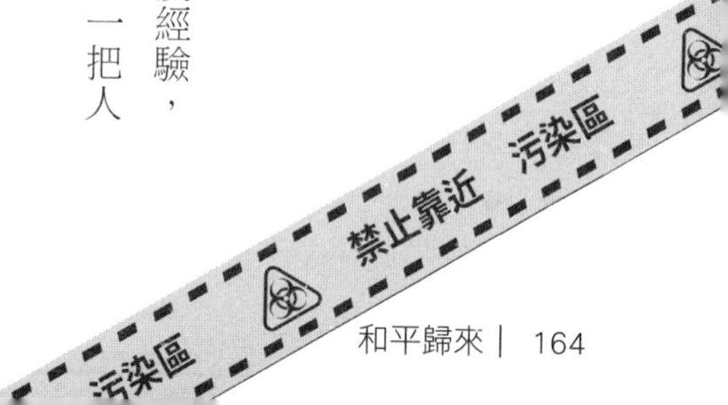

醫院，並且說等一下副市長歐晉德會來接他。

葉金川當總指揮拆炸彈

歐晉德把葉金川接進市長室，葉金川當面向馬英九表明：「衛生局副局長許君強、一科科長張朝卿和璩大成已經在裡面，指揮權仍在和平醫院院長吳康文手中。如果要我進去，沒有指揮權，我幫不上忙。」馬英九要人事室立刻發布人事命令，要葉金川以市府顧問兼和平醫院總指揮的名義進去；而他已打電話給吳康文，要他全權聽葉金川的指揮。

葉金川前後進入和平醫院兩次。第一次是在四月二十七日，與美國疾管中心三位專家和中研院副研究員何美鄉一起進去。CDC人員聽說他接下指揮棒，對他傾囊相授。「就像三娘教子一樣！」他開玩笑說。

「地獄！」這是葉金川對和平醫院第一眼印象。「裝備堆得滿地都是！璩大成坐鎮在A、B兩棟交界處；A棟比較單純；B棟六、七、八樓和急診室都有病人，B棟八樓災情最為慘重。我詢問八樓病房，該怎麼解決？」

經過三、四個鐘頭的巡視，葉金川先行離開，到帳棚洗澡。之後，打電話給邱淑媞，告訴她該如何處理。

當晚九點多，他與邱淑媞進入和平醫院A棟，與主管們開會，會議室擠了三十個人。聽完簡報後，葉金川還是摸不著頭緒。連晚上要睡在哪裡，都沒有著落。於是，要大家先回去休息，等他巡視完後再說。

根據葉金川初步掌握的人數，和平醫院和替代役中心各有九百人和四百人，而在醫院裡的九百人當中，有三百名是病人和家屬。也就是說，實際上，醫護人員只有六百人。

另外，他看到地下室堆滿物資，大致清點了一下，發現防護衣和手套已經足夠，倒是不相干的物資過剩。他要外界不要再送東西進來，以免還要找人去搬，橫生困擾。

當病人、家屬和醫護人員看到葉金川進駐，有的向他求助、有的向他抱怨、還有人丟東西抗議、更多的人想要出去。「他們要我從外面調人進來，我要去哪裡調？又不是軍隊，一個指令，一個動作。」他不回答任何問題，想等搞清楚狀況之後，再一併說明。

一個多小時後，他展開任務分組，將工作人員分成八個組。他自知不具醫療專業，把「臨床組」分給和平醫院副院長李壽星和顧問林瑞宜，分別固守A棟和B棟；三位市府代表璩大成、許君強和張朝卿，負責輸送、感控和疫調。志工編成「愛心醫療團」，和平醫院祕書負責「聯絡中心」，他自己加入「公關組」。另外，把吳康文和護理部主任陳麗華分在「愛心動員組」。葉金川認為，第一個禮拜沒有這「七大將軍」，事情不可能進展得順利。

葉金川所在的「公關組」，一天兩次，分別與行政院和台北市政府，以及媒體進行溝通。最重要的是，他每天早、晚兩次的廣播，極具安撫人心的效果。這兩個動作看似平凡，卻成為令和平醫院得以全身而退的法寶。

葉金川還做了幾個關鍵性的決策，帶和平醫院漸入佳境。第一，他帶領各個樓層重新劃分隔離動線，首度將住有SARS病人的A棟五樓加護病房，視同B區加強隔離，同時發給每個人不同顏色的卡片掛在脖子上，A棟白卡、B棟紅卡，不能相互混淆。第二，他要所有人早、晚各量一次體溫，體溫表掛在身上，讓人隨時看到。如果發燒，就立刻前往B棟急診。第三，他每天巡視醫院兩次，每次一到兩個鐘頭，有時候連防護衣都沒有穿，只戴一只N95口罩，讓所有人能夠看到他，並向他提出需求。

徹查領便當不做事的人

最重要的是第四點，他提出連續工作一個禮拜、每天八小時，只要積滿五十六個小時，就可以提前出去的辦法。當號令一出，凡是不打卡、不到病房照顧病人的醫護人員，紛紛從「洞穴」裡出來。「不出來，最後就出不去！我請人事和政風單位去查，誰沒上班、誰領了便當就躲回去，一清二楚。」

葉金川自認，他這個第一線的指揮官，應該扮白臉；而吳康文應該扮黑臉。但是，吳康文個性軟弱，逢此緊要關頭，只好仰仗政風和人事。

「他有條不紊地重視每一個細節，讓一切慢慢上軌道。」這是每個人對葉金川的評價。

尤其，他每天早、晚兩次的廣播，讓裡面的人感到有活下去的機會，因此都很期待每天早上八點的到來。

葉金川睡前會把當天發生過的事，做一個整理，之後，再向大家報告。中間還不忘穿插幾個好消息，以安定人心。例如，他兩度在院內巡視，發現一位年輕婦人在哭。經了解後才知道，原來她剛生產、孩子還在嬰兒室。葉金川答應她，一定會把孩子送出去。婦幼醫院同意接手，葉金川不只送出一個，一次送出三名新生兒。

他偶爾也會透露一些壞消息。例如，他曾向大家報告，市府正打算租用國軍英雄館或麒麟飯店，以及聯絡中壢某個軍營，以做為疏散後的檢疫處所。後來，不僅飯店老闆不同意，就連軍方也沒答應。他怕大家失望，乾脆實話實說。「我承諾過的事，即使後來沒做到，都會坦白以告，以免讓他們失去信心。」

他的語言非常草根，像和朋友說話一樣。例如，他曾在廣播中說，他是救火隊，進來是為幫大家拆彈，「我已經盡量在拆了，你們沒事不要詛咒我！」

有一次，他甚至和許君強在廣播中唱〈朋友〉，和大家博感情。

他還囑咐記者，要多做正面報導，為醫護人員加油打氣。

逐步疏散一千三百多人

葉金川最重要的一個決策，有別於台北市政府，主張把人疏散出去。他不諱言，就連美國CDC的專家都建議，應該集中隔離，以免感染源向外擴散；但他卻不這麼認為：「就算把門診病房全都加進來，和平醫院不過三百間病房，無法做到一人一室隔離。所以，我的直覺是，當然得把人疏散出去！」

葉金川打破中央與地方藩籬，每天與衛生署和總統醫療小組召集人黃芳彥溝通，讓SARS輕、重症患者得以獲得收治。「陳水扁總統召集國安會議，將國軍松山醫院轉作專責醫院，負責收治SARS輕症病患，我請美國CDC人員前往檢視。當綠燈一開，我馬上把病人送過去。兩、三天後，醫學中心伸出援手，我再把重症患者移出。只有兩位裝有呼吸器的長輩，因為救護車上缺乏設備，所以繼續留在醫院治療。」

他要所有人稍安勿躁，承諾一找到地方，就把人送出去。當所有人聽到這個好消息，都很期待這一天早日到來。

四月二十四日晚上八點，和平醫院封院，台北市政府兵役處才接獲指令，淨空替代役中心。直到隔天下午，才有第一批醫護人員進住。

接下來，市府在四月二十六日，於陽明山至善園區，成立第一所隔離中心，收容來自和平醫院的病患和家屬。

四月三十日和五月三日，分別開設公訓中心和基河國宅，做為醫護人員的隔離處所。連國民黨主席連戰都雪中送炭，出借木柵國發院，做為A棟醫護人員的檢疫處所。

從四月二十七日到五月八日，和平醫院的病人和醫護人員，有秩序地向外疏散。四月二十七日，十八位SARS輕症患者，被送往國軍松山醫院；四月三十日，B棟照顧SARS病患的三十四位醫護人員，被撤往公訓中心；其餘一百多位未照顧SARS病患的醫護人員，分別在五月一日和二日，被送往陽明山至善園區；第一批值勤滿七天的八十九位醫護人員，五月一日換班，前往替代役中心隔離；A棟一百五十三位醫護和行政人員，進住國發院；最後一批九十二位醫護，五月八日前往至善園區和基河國宅隔離。

五月八日晚上十點三十七分，五輛支援專車駛離和平醫院，人事室主任康明珠滅掉和平醫院每一層樓燈光，長達十五天的封院驚魂記，就此畫下句點。

留守到最後一刻的急診室資深護士羅端和李慶雲，直到B棟一位病患在五月八日晚上八點多轉診成功，她們才拖著疲憊的身軀離開。

根據台北市衛生局統計，直到五月八日晚間為止，和平醫院總共撤出八十七名SARS疑似病患、一百六十二位一般病患、九百六十一名員工、一百零五位病患家屬，和兩名《壹週刊》記者，總計一千三百一十七人。

葉金川在五月二日前往公訓中心隔離。臨行前，他拿照相機做最後巡禮，把隔離措施一一做重點拍攝，做為後續防疫參考。包括：電梯該怎麼管制？防護衣、口罩和食物該如何分送？「哪一個環節出問題，都可能要人命！」

小兒科醫師林秉鴻在日記中寫下最後的和平醫院：「昔日坐滿等待掛號、領藥民眾的塑膠椅，老早不知去向，剩下的是一箱箱堆積如山的物資——睡袋、衛生褲、大垃圾桶等，來來去去的人潮，也變成雙眼疲憊等待上車的人們，整個大廳是個寧靜而怪異的組合。」

「突然間，一位身材高大的老伯高聲大罵，打破了沉默：『怎麼會有人這麼缺德、自私！根本是害別人的命嘛！』原來A棟二樓又傳出，一位往來A、B棟支援的人員，吃了退燒藥，隱瞞三天發燒情況，後來病情變得嚴重，才被發現。此時，葉金川的聲音，又在全院回響……。」

璩大成和吳康文突發燒

葉金川原本已將剩下的工作移交給璩大成和吳康文，沒想到兩人卻突然發燒，被送往台大醫院，使得院內尚未疏散的六、七百人，再度陷入恐慌。他們擔心，院內若再爆發新一波的感染，連A棟都宣告淪陷，所剩醫護人員比先前還要少，連院長都棄船，他們可能再也走不成。

馬英九緊急將葉金川召回，要他重返和平醫院穩定軍心。於是，葉金川在五月三日晚間，二度進入和平醫院。對於吳康文違反隔離規定，進行不當派遣，他感到無比憤怒。

吳康文在四月二十八日以院長室過於忙碌為由，將陳姓職能治療師從B棟調往A棟院長室支援。五月一日，陳員開始發燒，卻隱瞞病情，直到五月四日，肺部出現變化，才進行通報，與李姓護理長一起被送入台大醫院。吳康文的司機也同時發燒，退燒後留院觀察。

當歐晉德聽說吳康文和璩大成發燒，一時之間心急如焚。「我的心都涼了，如果他們確定感染SARS，我擔心團隊信心會整個垮掉。」他打電話給台大醫院，急診室已經關閉，不再接收新的病人，經他再三懇求：「這兩人是救災指揮的重心，無論如何，請你們一定幫忙。」台大醫院才網開一面。

歐晉德指出，當時的台大醫院一片死寂，冷冷清清像個空城。「我一個人坐在急診室裡，孤獨得像個無助的老人。」

經醫師診斷，吳康文疑似感染SARS，得住院隔離；璩大成沒事，可以先回去。歐晉德馬上清出公訓中心一間單人房，把璩大成送過去。三天後，兩人情勢逆轉，吳康文沒事，反倒是璩大成經過診斷，疑似感染SARS。「我的心又沉到谷底，當初是我叫璩大成進入和平醫院，萬一他有個三長兩短，我怎麼對得起人家？」（摘自《重返災難現場》）

璩大成回想，他其實在進入和平醫院第三天，就開始發燒，然而因為沒有其他症狀，安慰自己可能因為太累，加上洗了澡後，感覺舒服一點，就不以為意。等到五月四日發現不對勁，就被當成「汙染品」，送到松山醫院。「每次講到這裡，我就想流眼淚。」

歐晉德放心不下，安排他轉診台大醫院。他進入病房，發現竟然不是一人一室，旁邊還躺了其他病人，感覺不可思議。「開什麼玩笑，我會被他感染！」原來是吳康文！對方也被他嚇了一大跳，直到彼此相認，心中的大石頭才終於放下。

依照當時診斷，吳康文確診、璩大成不是，所以後來璩大成又被送回公訓中心隔離。在公訓中心，璩大成與許君強住在同一層樓，許在最裡面那間，璩則住在他隔壁，中間隔了段距離。有一天晚上，璩大成聽到有人敲門，打開門之後，卻發現空無一人，又退了回去。過了一會兒，又有人敲門，他打開門低頭一看，發現地上擺了一瓶八一年的陳年高粱酒。許君強這時候在另一頭喊道：「老弟啊，給你一瓶高粱！」

隔離期間，璩大成感覺很不舒服，仁愛醫院要他回老東家檢查。他於是穿著兔子裝，在瓜棚下等待救護車。天氣很熱，他等了很久，又忘了帶水，簡直快受不了。到了仁愛醫院之後，因為高燒不退，立刻被收治住院。

第三天，他因為藥物產生副作用，不過在病房走了幾步，血紅素竟掉到剩下六。醫院將他的檢體送到台大醫院P3實驗室化驗，結果呈現陽性。由於不是中央實驗室所做，只能判定為疑似病例。

等璩大成出院，特別重返舊地，回到公訓中心，將許君強送他的那瓶「兄弟酒」取出。直到今天，他都還珍藏在辦公室的櫃子裡。

ＳＡＲＳ過後，璩大成接任和平醫院院長，和所有走過和平風暴的戰友們一樣，他選擇沉默；但心底那道傷痕，三不五時就隱隱作痛。「那種痛苦，就好像水裡的珍珠，令人不敢輕易擾動！」

每到四月二十四日這一天，新來的同事總提議辦紀念活動，往往適得其反，掀開同事埋藏心底的舊傷疤。「一旦有人起了個頭，例如，說到當時誰和誰到地下室拿東西，他拿了什麼、我拿了什麼，沒想到幾天後，誰就走了……，眼淚就像珍珠落地，嘩一下源源不絕。這是一輩子的傷痛，永遠都過不去。我擔任院長以後，只要看誰哭著走進來，就知道他為什麼了。」

曾經有一位局長，好不容易把大家聚在一起。當三、五個人陸續走進來，才一坐下來，氣氛就顯得不對。第一個人還沒有開口，眼淚就簌簌流個不停，要不了多久，大家就哭成一團。

幾年後，璩大成出席「歐巴尼基金會」舉辦的《回首ＳＡＲＳ》新書發表會，當天陽光正好，他坐在圓山飯店停車場的車子裡，打開裝在小紙袋裡的新書，才翻了幾頁，就在車裡哭了一個小時。回去之後，他用牛皮紙把書封死，一直擱在書架上，直到現在為止，都不敢輕易翻閱。

大遷徙

和平醫院一千三百多人向外疏散，堪稱台灣醫療史上最大一次遷徙行動；尤其，重症患者遠從台北移至新竹，一路上驚險萬狀。

根據前台北市衛生局副局長許君強提供的資料顯示，從二〇〇三年四月二十七日到五月八日間，有三十四位SARS疑似病患，移往國軍松山醫院；五十四位SARS可能病患，分別由台大、新光、榮總、馬偕、國泰等十五家醫學中心和區域醫院收治；五十八位一般病患、護理之家病人和看護工，移往新竹榮民醫院；七十六名一般病患和加護病房病人，轉診位於新竹縣的署立竹東醫院。

和平醫院小兒感染科醫師蔡秀媛自封是「〇〇一號」病人，為首批移往國軍松山醫院的SARS疑似病例。四月二十七日下午三點四十五分，兩輛救護車停放在和平醫院樓下，由警車開道，啟動運送計畫。

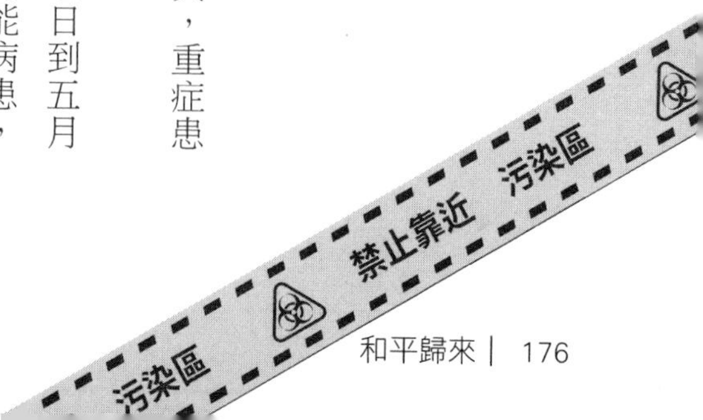

蔡秀媛記得，救護車停在B棟入口的斜坡道上，只有一塊綠色布幕遮擋，上車前必須把所有衣服脫光，再穿上醫院向外徵集的紙內衣、褲。穿過通道上車，舉目所及，盡是SNG車和攝影機。她本身是醫生還好，但對於一般民眾來說，難免難為情。

蔡秀媛上車前，偷偷把記事本藏在內褲裡，想等出來以後，向衛生署提出建言。沒想到，倉卒間，記事本掉在走道上。幸虧有人撿到，送回醫院。

「台灣抗疫天使後援會」成員陳自立的太太郭雯蓉，是和平醫院的護士，五月八日因感染SARS一度病危。當她被送上救護車前，不僅電視台的攝影機對著她拍，且唯一一條可供遮掩的布幔又是透明的。其他幾位圍成人牆，讓她脫下衣服，換上紙內衣褲，奔上救護車。陳自立透過電視鏡頭，看到太太一點尊嚴都沒有，同時擔心天氣變涼，在氣憤難平之下，向立委提出陳情。

郭雯蓉的手機被沒收，陳自立聯繫不上她，心急如焚。直到兩天過後，才終於接到仁愛醫院打來的電話。

遷徙行動以一人一車為主，每次護送一到兩名病患。但是，由於人手不夠，有的救護車上，並未配置醫生和護士，只得由司機和替代役男負責。

A棟加護病房一位護士回憶，當她接獲護理長的指令，陪同病患到竹東醫院，因為害怕，臨行前要護理長加派一位學妹同行。登上救護車，她簡直傻眼，車上什麼配備都沒有。她擔心病人萬一要做CPR，車子裡空間有限，萬一發生什麼不幸，會遭家屬抗議。一路上膽戰心驚，拜託病患苦撐。

撤離行動 一路驚險萬狀

撤離行動沒有想像中容易，光是搬運一位重症病患，從換衣服，到送上救護車，往往得花上一個小時。

署名「陽明二號」的陽明醫院泌尿科醫師賴育宏撰文指出，他在四月底中籤前往和平醫院支援，接獲指令要移送病人，頓時有種措手不及的感覺。除了必須準備病患所需藥物、醫材和病歷之外，還得通知每位病患家屬，簡直手忙腳亂。

好不容易把病人連夜送到竹東醫院，卻發現署立醫院長期經營不善，設備簡陋，最重要的維生系統，不論就數量，還是品質來說，都嚴重不足，令人傻眼。

他在和平醫院負責照顧加護病房病患，知道洗腎機不可或缺，而竹東醫院就算是有，也沒有醫護人員會操作。因此，病人轉院後的前三天，他眼睜睜地看著他們快速死亡，平均每天有一人故去。「我在醫院工作這麼多年，見多了生老病死，從來沒有看過病人這種死法，感到十分挫折和難過。醫療團隊士氣原本低落，面對這種景況，大家怨聲載道，恨不得早點兒逃離這個人間煉獄。」

「突然有人告知，醫院地下室放了幾台報廢的洗腎機。我擔心這些報廢的機器還能用嗎？就算能用，前來支援的年輕醫護會操作嗎？好在，我的擔憂並沒有發生，我們就靠著這幾台報廢的機器，大幅降低病人的死亡率。」

和平醫院九樓護理之家的醫護人員，與行動不便的長者朝夕相處，建立深厚感情。在她們的護送下，三十二位老人家被撤往竹東的榮民醫院。其中，一位護士指出，原本院方承諾到院後，會由其他醫護人員接手，結果並未履行承諾。換了個地方，她們一邊隔離，一邊照顧病患，顯得心力交瘁。

這三十二位爺爺、奶奶，有的失智，有的氣切插管，連話都不能說，三餐得靠餵食，護理人員還要協助他們翻身、洗澡；打掃工作也由她們一肩扛下，累得人仰馬翻。「我們對老人有一份責任，不能把他們丟下不管。雖然，醫院為我們準備了單人套房，還配備了電視機和冰箱，我們卻無福消受，連回病房休息的機會都沒有。」

四月二十八日，當救護車駛入新竹縣市，遭遇居民抗爭。一位負責後送的陽明醫院醫師說，他第一次負責和平醫院ＳＡＲＳ重症患者的轉院工作，打算將病人送至竹東醫院。重症個案是一位七十多歲的老人家，體重大約八十公斤，長期臥病在床，身上插滿鼻胃管、尿管、點滴管路、ＥＫＧ（心電圖）、監測血氧濃度和點滴監控機器；而他只有四十五公斤，感到相當吃力。

十二台引導車和三台警備車在前方開道，一路在高速公路上奔馳，時速相當快，從台北到新竹只花四十五分鐘。有兩位醫師同行，學長閉目養神，他則死盯著監視器和機器不放，還要不時整理管路。忙完後發現，從四月二十四日進入和平醫院，他第一次呼吸到新鮮空氣，感覺老天送給他一份大禮。

車子下交流道，周圍擠滿密密麻麻的群眾，手舉著白布條。原來是竹東鎮長率居民抗議，阻擋救護車進入新竹縣。救護車緊急煞車，他用手頂住前方座椅，雖然能夠理解鎮民和地方民代的抗議，但因為擔心車上的點滴和緊急藥物不夠，放任時間虛耗，恐怕不是辦法。

「其中，一名帶頭鎮民發號司令，叫民眾將救護車團團圍住。我想既然逃不了，就抱著必死的決心，跟他們拚拚看！下車之後，令人訝異的是，民眾非但沒有打打殺殺，反而落荒而逃。有些民眾甚至因為跑得太快，跌倒好幾次。這時候，我和學長放慢腳步，不再追趕，靜靜地看著他們離開。」

「救護車終於駛入醫院，我們和竹東醫院的醫護人員辦理交接，協助病患從專用動線移往ＳＡＲＳ專區。安置好了之後，我利用救護車消毒的三十分鐘空檔，在附近的空地上躺成大字形。真是累昏了！」（摘自《中時電子報》）

竹東醫院原本有一百二十名醫護人員和七十多名行政人員，其中只有三成是正式員工。當聽到和平醫院即將有ＳＡＲＳ病患移入，醫護人員和行政人員開始無預警曠職，光是五月二日一天，就多達十三人未到班，其中有二分之一遞出辭呈，人力少之又少。

民眾圍堵抗爭 爆發衝突

新竹市長林政則和議長鄭成光，當聽說病人即將移入新竹醫院，率領議員和七位里長、民眾強力阻擋。他們把車停在急診室的通道上進行圍堵，要救護車原車遣返。

醫院內部人員向林政則投訴，院區兩棟大樓共用同一部空調系統，負壓隔離病房不夠，擔心會成為和平醫院第二。

內政部長余政憲和立委呂學樟、柯建銘、曾永權等人，以電話斡旋；但，林政則執意要衛生署做出「病毒絕不會進入新竹」的保證，才願意放行。經副署長李龍騰出面允諾，才結束抗爭。林政則始料未及，遭到輿論強烈抨擊。

林政則難辭其咎，新竹市第一起SARS死亡案例、七十歲的鄭姓患者，是道地的新竹市人，在新竹客運擔任司機退休。他原本有中風和阻塞性肺炎等病史，四月二十三日出現SARS症狀，前往和平醫院急診，醫師懷疑他有可能遭在和平醫院擔任護士的女兒所感染。當鄭老先生和其他兩位病人，在四月二十八日轉送新竹醫院途中，遭到林政則率隊抗議，到院後因為缺氧而全身發紫，經過四天搶救仍回天乏術，遺體在五月二日凌晨火化。當時，鄭姓一家二十四口都在隔離，連親人最後一面都來不及見到，鄭姓老翁的次子，因此向林政則提出沉痛抗議。

和平醫院的醫療廢棄物，在四月二十六日傍晚，運抵雲林縣的焚化爐焚燒，也遭到居民抗議。即使環保局全程監控，廢棄物上車前也經過消毒，一路上由封閉式專車以攝氏五度的低溫運送，專車抵達後經過兩次消毒，並以最快的速度送進焚化爐焚燒，但是，縣長張榮味依舊出面表達不滿，建議就地解決，同時表明拒絕接受二度運送，否則將下令合約廠商日友公司停工。

四月二十八日上午，雲林縣元長鄉的鄉長李志成，率領三、四百位居民，步行到日友公司抗議，和上百名警力和替代役男三度爆發衝突。張榮味到場之後，要民眾退到廠區之外，並呼籲將心比心，一起共度難關，同時押上自己的烏紗帽，將衝突化解。

類似的場景，從北到南隨處可見。和平醫院附近的居民，第一時間建議關閉捷運小南門站，連支線一併停駛。當獲知和平醫院將轉作SARS專責醫院，當地里長率領居民誓死抗爭。

國軍松山醫院轉為SARS專責醫院後，附近延壽街三百五十六巷的居民，一旦發現沒有警力駐守，擔心病人會趴趴走，整日擔心害怕。

謝長廷主政的高雄市，首開先例，在苓雅區設置SARS特別門診，卻遭到五塊厝五個里的里民抗議，包圍門診，以肢體阻擋病患看診。一位老先生遭言詞恐嚇，嚇得從邊門逃走。

一位已婚婦女參加空大考試後，疑似感染ＳＡＲＳ，被通知居家隔離。女兒才剛滿月，她擔心感染給小孩，回娘家隔離。隔離期滿後，準備回家，竟接到婆婆提出的離婚要求。

豐原市一名台商返台，雖然毫無症狀，妻子卻擔心，他會感染給一歲兩個月大的兒子，堅持不開門。他在鐵門後面苦苦哀求，說自己沒有發燒、整天都戴著口罩，卻依然不得其門而入，只好住進飯店。

卡謬在《瘟疫》一書中寫道，十四世紀在歐洲蔓延的黑死病，因為民眾恐懼、無知，將屍體和瀕死者丟出城外，依然無法遏止疫情的蔓延。

ＳＡＲＳ的名字叫恐懼，二〇〇三年曾經奪走台灣民眾的理性，令人久久難以忘懷。

星星墜落

和平醫院住院醫師林重威走的時候，只有二十八歲。就像星星墜落，令人惋惜。

二〇〇三年五月七日，國泰醫院發出林重威第一次病危通知，內科部主任黃政華淚流滿面地對外宣布：「林重威正遭受ＳＡＲＳ嚴重的摧殘！」

當時，國泰醫院院長陳楷模在行政院開會，顧不得半夜，打電話動員院內麻醉科、心臟科和風溼免疫科同仁全力搶救。林重威的心臟一度停止跳動，經過搶救，在隔天恢復意識。

「一個好不容易考上醫學院、經過七年苦讀、才剛畢業的醫師，到和平醫院實習，一切都還在摸索中，前面有大好的前程在等他，卻因為照顧ＳＡＲＳ病患而身陷險境，任誰看了都於心不忍。」

「Ｒ１（住院醫師第一年）什麼都不知道，和平醫院管理太差，才會讓醫師染ＳＡＲＳ！」說著說著……，陳楷模老淚縱橫。（摘自《聯合報》）

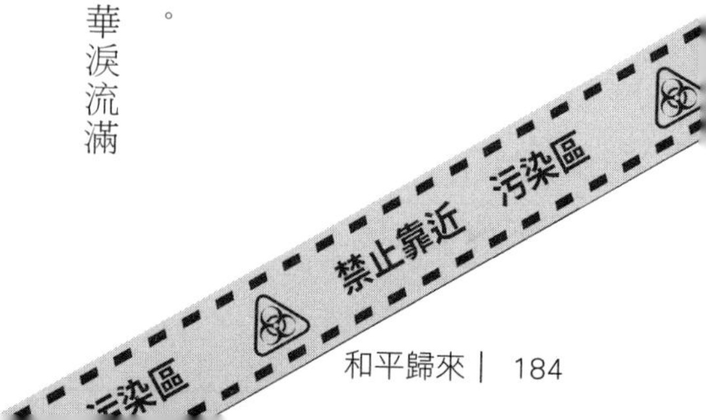

和平醫院顧問醫師林瑞宜十分自責。林重威於三月二十七日退伍，因為女友在和平醫院擔任皮膚科醫師的關係，透過他的推薦，四月一日到和平醫院內科部實習，簽了三個月的短約，打算實習結束後，七月一日到國泰醫院報到。

林重威與女友在四月八日訂婚，剛拍好婚紗照，預計在八月十五日結婚。沒想到因為一場SARS劫難，而失去所有。

好幾次，林瑞宜到加護病房探視林重威，既難過又憤怒。「一個年輕醫生被折磨成這樣，台北市衛生局沒有打過一通電話關心，衛生局長邱淑媞沒做好醫院感控，每天只會作秀，簡直害慘台灣！」

病重無人顧 卻不准還出

林重威的父親林亨華接受公視紀錄片《和平風暴》的訪問時提及，林重威視病如親，對老人家特別好。二〇〇三年四月十六日，比他資深的醫師意識到危險，派他這個初出茅廬的住院醫師值班。林重威雖然懷疑劉姓洗衣工可能感染SARS，卻因為院內高層從未告知，所以曾陪病患聊天一個多小時。

當他病情惡化需要緊急插管時，病患家屬在一旁哭喊：「他就快要死了，穿什麼衣服都不要緊，求求你們快一點！」林重威於是只戴上外科手術口罩，還來不及穿著隔離衣，就衝進病房搶救。

林亨華在「陳述狀」中指出，四月二十一日林重威身體不適，第二天住進和平醫院，原定四月二十四日早上轉診台北榮總，卻因為封院而被強制留院。「此後，醫院的恐懼、自私、慌亂、殘暴與醫療倫理的喪失，不難想像。小兒自行量體溫、量脈搏、換點滴、自己推著點滴架上廁所，這些悽慘的片段，都是事後院內同仁滿懷傷痛，偷偷告訴我的，令我聞之泫然。」

四月二十六日，馬公高中校長林亨華帶著學校田徑隊，到台南參加「中上聯運」。由於有學生晉級前八名，獲得保送大專院校的資格，在晚上舉行慶功宴。「八點多，小兒的未婚妻打電話給我說：『爸爸！重威因為沒有人照顧，已經喘到躺下不能行動了！醫院又不准遷出，你快想辦法救救他！』聽到電話中無助的哀求聲，我頓時五雷轟頂，內心的驚駭莫可名狀。之前，我一直被蒙在鼓裡，不曉得兒子染疫。原來，他們怕我們知道後前往探視會被傳染。所以小兒在失去行動能力前，除了每天報平安之外，一直都不肯講。」

延誤轉診 失黃金治療期

四月二十七日，台北市政府終於發現封院決策失當，想把病患分送至各大教學醫院；但是，因為ＳＡＲＳ事件已造成社會全面恐慌，各大醫院均以負壓隔離病房設備不足而拒收。

「我經過兩天不眠不休地懇託、求告、全力奔走，終於在四月二十九日清晨，將小兒轉到國泰醫院。」

「我無法肯定，延誤五天的黃金診療期，是否與小兒後來的不治有必然關係？但是，將一個重症病患，置放在已經失去理性、群體焦慮、不違自顧、有如人間煉獄的醫院，致其身、心、靈均受到嚴重的創傷，顯然是一種極不人道的行為！」

前和平醫院內科主任黃蓮奇深感遺憾，透露林重威原本可以逃過一劫。「我們最早聯絡三總，前面有兩個同事送過去，插管之後都被救活，但他們不收。我們又聯絡台大醫院，之前他們收治和平醫院十九位病患，只有一位因多重器官衰竭而死。其實，他們還有一張病床，感染科主任張上淳也同意收治，等我們準備將林重威送過去，對方卻以缺乏氧氣設備為由，拒絕轉診。林重威的父親最後找上行政院高層，讓他得以轉診國泰醫院。」

前行政院副院長林信義指出，他好不容易說動陳楷模，空出國泰醫院最後一間負壓隔離病房，來收治林重威。在他前後有三位病人被救活，只有他一個人往生。

「我家就在國泰醫院附近，當五月七日晚上看到電視新聞報導，林重威病危。還來不及等隨扈派車，就直接用跑的，跑進國泰醫院。林亨華一看到我，緊緊抓著我的手說：『拜託，請救救小兒！』」

對於林重威在缺乏充分防備下，進入病房搶救病患，林信義深感抱歉，趁著到澎湖探視林亨華時，當面向他致歉：「很抱歉，因為國家的疏忽，沒能把你的兒子救活！」

北市府漠視　馬輕諾寡信

林亨華沉痛指出，從四月二十九日到五月十五日，林重威在國泰醫院搶救期間，沒有一位市府代表到醫院探視。「他們把我們當成瘟疫，急於劃清界線。再怎麼說，林重威是為診治台北市民而染疫。這種冷落、漠視的態度，教人情何以堪？」

台北市長馬英九只有在五月七日看到媒體報導林重威病危時，致電關懷過，他對林亨華說：「看看有什麼我可以幫忙的？」林亨華提出組醫療團隊會診的要求，兩人或三人都無所謂。「馬市長一口答應；但直到小兒辭世，我們仍然沒有等到。政治人物輕諾寡信，讓我們終於見識到，政府因何墮落！」

林重威病危時，母親陳慧玲守在病房外面。她接受汪笨湖《台灣心聲》節目的獨家專訪時透露：「（五月七日）早上重威的情況還不錯，到了半夜一點半就開始急救。醫院打來第一通電話，通知我趕快到醫院，看看今晚他能不能撐過去？」

「這是重威第一次病危，他們請我到加護病房外面坐，拿病危通知單要我簽。我從來沒有遇到過這種事，嚇得一直發抖、一直哭，不知道要簽什麼名字？後來我胡亂簽在哪裡，自己都不知道。還好，國泰醫院很體貼，派了兩位社工陪我。重威的同學也趕了來，都是醫生。」

「當時，我一直哭，說如果重威不在了，我也要從七樓跳下去。有一位社工也是基督徒，對我說：『上帝不要我們自殺！妳要這麼想：重威不一定救不回來！』還有一位急診室醫師，是原住民、重威的同學，抓著我的手、用原住民語禱告。他根據急診室的經驗，要我放輕鬆，等待好消息。『這是上帝的聲音！』我開始有希望，請重威的爸爸趕快到台北來！」

林亨華從澎湖趕了來，直到林重威過世，前後八天都守在國泰醫院。雖然只能在病房外，遠遠透過監視系統看著愛子，但感覺與兒子心靈相通。「其實，那段時間，是我這輩子與他相處最久的一段時間。從他小時候，他忙他的，我忙我的，一天能夠相處的時間不多。我堅信，重威一定沒問題，因為ＳＡＲＳ的治癒率高達百分之九十五。」

「但是，兩三天過後，我的標準逐漸降低。當他肺部纖維化，我告訴自己，沒有關係，即使他的肺殘了，也不至於影響他行醫。又過了兩三天，他的腎臟出問題，我又說沒關係，就算他的腎臟有問題，只要他還活著，我甘願陪他一輩子！」

林重威的未婚妻說：「我剛隔離出來，見不到重威時，整顆心都掛在他身上。他第一次病危，還是同學打電話告訴我。我對他說：『不可能！我中午才問過醫師，說他還好，你看錯了吧？你看清楚一點兒！絕不可能是他！』我趕快打電話到醫院，雖然心情難過，一顆心像飛出去一樣，卻幫不上忙、使不上力。我打電話聯絡長官，請他們通融，讓我進去看一下重威，但他們說不可能，因為我隔離期還沒有滿。後來，我打電話給重威的爸爸，爸爸跟我說，他都知道，叫我不要擔心。當知道爸爸北上，和媽媽一起在他身邊，我放心很多。」

林重威的病情時好時壞，五月八日，奇蹟式恢復意識，能點頭或搖頭，回答醫護人員。那一天，他同時可以向站在玻璃窗後的父母親揮手。五月十三日晚上，他還對女友寫下：「I love you！」五月十四日清晨，他要爸爸：「別擔心，我有喝果汁，哈哈！」

為了幫兒子加油打氣，陳慧玲請護士把對講機拿到他耳朵旁，輕聲對他說：「重威啊！媽媽就在你身邊，你要相信耶穌、讓耶穌幫你，媽媽也會為你禱告，你要加油！我就在你附近，沒有離開你！」

她特別請一位護理師教友，不時為林重威朗讀《詩篇》——

耶和華是我的牧者，我必不致缺乏。我雖行過死蔭的幽谷，也不怕遭害，因為你與我同在，你的杖、你的竿，都安慰我。

他必救你脫離捕鳥人的網羅和毒害的瘟疫……

痛失愛子 急防妻子跳樓

「他是我生的，難道我就不能進去抱抱他？出來以後，我願意接受隔離！」林亨華也曾經央求院方，准許把手機送進病房，讓他與兒子直接通話；但，醫院考量電波會干擾醫療器材，只好忍痛拒絕。

母校馬公高中的學弟妹們，在卡片上寫滿祝語，為林重威集氣，並且將象徵希望的紙鶴和黃絲帶，掛滿整個校園。

大約從五月五日開始，林重威的病情開始惡化，五月七日下午，心臟一度停止跳動，用體外心肺循環器葉克膜，才維持住生命。五月十三日，一度呼吸窘迫，院方以氣囊擠壓，讓他的呼吸功能恢復。五月十五日下午，他又再次呼吸窘迫，終於不敵病魔，於五點十六分病逝，為首位因SARS殉職的醫師，遺體在不到六小時後火化。

林重威宣告不治，面對兒子冰冷的遺體，林亨華還來不及悲傷，得先照顧兩個傷心欲絕的女人。「面對霎時昏倒在一旁、重威的未婚妻，我來不及處理，急著找人幫忙。這時候，我看到一位不認識的教會義工，情急之下，對著她吼叫：「快去飯店陪我內人，否則她看到電視報導，一定會跳樓！」

無人告訴他 病房裡有SARS

「我最需要協助的時候，等到的第一批市府代表，是葬儀社的工人，他們只想快一點把我兒子送去火化。官啊！到底是怎樣的行政作為，使得人性中殘餘的愛、同情和臨終關懷，都蕩然無存？」

林亨華在五月十六日，將兒子的骨灰罈，從台北市第二殯儀館領出，謝絕各界關心，低調返鄉。

隔天，他將兒子的骨灰，入祀澎湖縣菜園納骨塔。「重威最愛的地方，就是故鄉澎湖。直到我把他帶回澎湖，台北市政府才寫信問我，要不要將重威入祀忠烈祠。其實，這並不重要，我情願要一個活著的兒子，也不要一個死去的英雄！」「林重威不是英雄，他不是自願的、是被害死的！沒有人告訴他，病房裡有ＳＡＲＳ！行政官僚想用濫情式的榮譽，來掩飾自己決策的過失，是可恥的行為！」

二〇〇三年五月二十二日，林重威的追思禮拜，在台北靈糧堂舉行，現場不時傳出啜泣聲。林亨華在致詞時指出，行醫是林重威自己的選擇，最後因為ＳＡＲＳ而犧牲，可說求仁得仁。「他的生命歷程雖短，卻十分璀璨。身為他的父親，不僅感到驕傲，還以他為榮。外島的醫療資源缺乏，林重威原本希望在學成後返鄉服務，沒想到卻在行醫短暫的路途中殉職。不明白上帝為何要和他開這麼大的玩笑？上帝要帶走他，一定有祂深刻的用心！」

陳慧玲則說，身為林重威的母親，她的心如刀割，一度想從七樓跳下去。孩子不在了，她拒絕接受任何安慰。在神的帶領下，她好不容易活下來，深刻體會到耶穌當初被釘十字架的感受。

林重威立志 回澎湖行醫

林重威於一九七五年在澎湖出生，父母親都在教育界服務。他是家中長子，下面還有一個弟弟。

他在讀小學六年級的時候，因為看到澎湖人生病，往往需要跨海到台灣醫治，所以立志當醫生，並且在高二填寫志願時，毫不猶豫地勾選醫科。最後如願以償，考進台北醫學院。

在林重威同學的印象中，他始終戴著一副大眼鏡，個性質樸，是個標準的陽光男孩，在大海和陽光的伴隨下長大。「他那麼善良，才要大展長才呀！」同窗死黨汪建漢無法接受他離世的事實。好友吳典育幾度傷心落淚說：「他很優秀，是我們的班代，常和我們一起打籃球。失去他，真是太可惜了！」（摘自《蘋果日報》）

林重威北醫的同學、醫師作家林育靖寫道：「你走的那天，我趕到隔離病房外，看見一群同學圍著你的父母親。你母親的眼淚洶湧地落著，被催促穿上隔離衣，進去見你最後一面，之後，你就要火化了，我記得那一幕當時帶給我的衝擊。你是那麼熱心的班代、那麼和氣的同學，怎麼會是你？一年一年過去，我始終沒有忘記當時的場景。直到我後來成為母親，回想那一天的椎心刺痛，已不僅止是失去一位好朋友，而是為你母親而痛。」

「媽，別擔心，我會好起來的！我還答應母親節要陪妳吃飯，送妳禮物！媽，能不能再抱我一次？像小時候摟著我一樣，輕撫我的背、哼一首兒歌、用軟軟的手搗著我的額頭。媽，能不能再看一看妳？看妳笑起的眼角、堆起的皺紋，看妳的身影，在歲月裡逐漸老去，看妳望著我時的眼神……。」這是林重威逝世五周年時，林亨華在公益舞台劇《SARS再見》中，模擬兒子的語氣，親筆寫下的一段文字。他坐在台下，聽著聽著……，忍不住老淚縱橫。（摘自《回首SARS》）

林家友人透露，林亨華在痛失愛子後，白天依然忙於校務，晚上卻借酒澆愁，整個人瘦了一大圈。（摘自《聯合報》）

求償國賠　完成未了心願

儘管台北市政府的「SARS事件調查報告」認定和平醫院有疏失，監察院的調查結果也直指和平醫院院長吳康文和感染科主任林榮第有虧職守，但市府拒絕道歉、認錯。林亨華在自主調查後，向市立聯醫提出國賠。

他在陳訴狀中以「被害人」稱呼林重威，字裡行間流露出白髮人送黑髮人的哀痛。「這是我這輩子第一次上法庭，儘管老年喪子，人生幾無希望，內人因此罹患精神疾病，不過我仍然對我們社會充滿期待。」

他透露，吳康文院長曾寫信向他懺悔，說每天都在念佛，祈求內心的平靜。「我拿著信思索再三，終於焚毀，很怕哪一天，我會因為現出人性的醜惡，而拿來當成呈堂證供。我回信給他，只寫了『放下向前』四個字，不知道他是否做到？」

林榮第很高興林重威的媽媽願意見他，在教堂裡，陳慧玲對他說：「我們對你早已沒有任何怨恨！」林亨華說，從林榮第失控嚎啕大哭的聲音中，聽得出多少含有感傷和無奈。對於他和吳康文，兩夫妻選擇寬恕。「他們無心犯錯，只是自私心和僥倖心害慘他們。醫界人士捫心自問，原本政府要在北、中、南、東各設置一家ＳＡＲＳ專責醫院，如果哪家醫院先被抓到有院內感染，注定要倒楣，所以知情不報，沒料到一時苟且，捅出那麼大的紕漏。他們畢竟已遭監察院的彈劾，反倒是馬英九和邱淑媞，難道不必負任何責任？」

林重威走的時候，林亨華五十三歲零五個月、陳慧玲五十三歲零一個月。林亨華在陳訴狀中，根據內政部的統計，算出兩夫妻的餘命；再根據行政院主計處的國民所得計算，向政府求償一千萬元。

二〇〇七年一月十九日，最高法院判決台北市立聯醫應負國賠責任，給付林重威父母七百四十八萬元。不足的兩百五十二萬元，林亨華和陳慧玲拿出自己的積蓄補上，成立「林重威基金會」，協助離島培育醫護人才、加強醫療設施、舉辦文教公益活動，代他完成未了的心願。

ＳＡＲＳ真的過去了嗎？河流因為失去波濤而顯現出澄淨的智慧了嗎？林亨華懷疑。

看著她的背影離去

和平醫院B棟八樓護理長陳靜秋，在二○○三年五月一日凌晨五點病逝，享年四十八歲，是因SARS離世的第一位護理人員。

當噩耗傳進和平醫院，與她共事長達二十年的老同事紛紛抱頭痛哭。當時和平醫院尚在封院期間，陳靜秋的離世，對同仁來說，猶如生命中不可承受之重。「她人非常非常好，始終保持微笑，對人從來沒有一句惡言，護理長的工作做到人人稱讚，還親自幫路倒的病人洗澡，非常不容易。她的風評極佳，帶領的護士團隊總是有說有笑、一團和樂、充滿著朝氣，再怎麼辛苦也甘願。」（摘自《中國時報》）

精神科主任李慧玟和陳靜秋共事十多年，印象中，只要一聽到救護車的鳴笛聲，陳靜秋一定會衝第一，推著急救器材在急診室門口準備接病人。李慧玟還和她開玩笑說：「妳在溜冰啊？跑那麼快！」「她的個性大剌剌，天生直腸子，也因為傻大姊的個性，在院內人緣極佳。她把全副精力都放在工作上，直到三十幾歲才結婚，結婚前還猶豫半天。還好，先生待她極好，同事都為她感到高興。」（摘自《蘋果日報》）

急診科主任張裕泰記得，陳靜秋相當念舊，每當他去B棟八樓探病，她都會一路相陪，令人感到窩心。

陳靜秋助插管被感染

陳靜秋的丈夫唐四虎打電話到保母家，告訴女兒「媽媽過世」的消息。女兒才八歲、念國小二年級，一聽就知道什麼意思。「哇！」一聲嚎啕大哭。

唐四虎說，第一個晚上最難熬，女兒也擔心他會一起走了。

唐四虎於一九八九年自軍中退伍，從事自助洗衣業。第一段婚姻結束後，一直保持單身，直到四年後，認識陳靜秋，婚姻有了第二春。「我爸爸每天都到新公園去練身，剛好陳靜秋的大姊夫在那裡看相，兩人認識多年。看到我們兩個單身，因此介紹彼此認識。她看我孤家寡人很可憐，與我交往兩年之後結婚，第二年生下女兒。」

在唐四虎眼中，陳靜秋是個道地的「山東大妞」，個性率直、孝順，是位盡職的護理人員。

陳靜秋在一九七六年畢業於耕莘護校，二〇〇〇年升任和平醫院B棟神經內科和感染科的護理長。二十餘年來，始終堅守工作崗位，即使碰到再大的危難，都不曾退縮。

陳靜秋告訴先生，自她接下護理長一職以來，工作量和責任感加重，還得照顧新進的護士，感到身心俱疲。「我本來沒有開車接送她，但見她擔任護理長兩年多以來，經常忙到午夜回家，半夜還得起來打資料，常常沒有按時吃東西、喝水，擔心她再這麼繼續下去，會把身體搞壞。所以，只要我有空，就去接送她上下班。」

唐四虎和陳靜秋閒暇時最大的娛樂是，趁著假日到處遊山玩水。

二〇〇三年四月十六日，陳靜秋協助和平醫院住院醫師林重威為劉姓洗衣工插管之後兩天，和家人到花蓮露營三天。臨行前，她向同事撒嬌說：「妳幫我代班，回來之後，我帶麻糬給大家吃。」

她是和平醫院少數接受過ＳＡＲＳ講習的護理人員，對ＳＡＲＳ有高度的警覺性。四月二十一日，她發現自己發燒，前往急診室打完點滴，就直接返家。

第二天，她打電話到醫院，問院內狀況如何？當時已爆發院內感染，同事叫她不要回去。她請先生到醫院拿點滴，自己在家打。換藥時，還囑咐先生，不要觸碰到針孔。

四月二十二日，唐四虎下班，發現陳靜秋不在家，一問之下，知道她前往耕莘醫院就醫。他和外甥、姪女趕到，她摀著嘴巴，要他們不要靠近。

隔天，陳靜秋看到電視新聞報導，和平醫院疫情嚴重，自知不能馬虎，顧不得身上還掛著點滴，立刻直奔台大醫院。

唐四虎到耕莘醫院撲了個空，經院內人士告知，陳靜秋已辦理出院。他以為太太回家，但返家之後發現她不在，又掉頭回耕莘醫院；好不容易從護理長的口中得知，陳靜秋可能到台大醫院去了。

到台大醫院之後，唐四虎四處打聽：「有沒有一位和平醫院的護理長在這裡？」好不容易在急診部找到她，看見她一個人孤伶伶地躺在又冰又硬的鐵床上，不敢直視他，只敢轉過半個頭和他說話。

為了可以維持通話，唐四虎馬上衝回家，拿來行動電話和充電器，遞到她的手中。

台大調不出隔離病房

台大醫院急診部主治醫師陳世英記得，四月二十三日那天，儼然是台大醫院的「和平紀念日」。和平醫院的護士、醫生、檢驗師和病患家屬，紛紛湧入急診室。「中午，我才好不容易調出三間負壓隔離室，準備將三位和平醫院的病患轉過去，學長走過來說，陳靜秋護理長可能染病，目前正在來診區隔離室等候。『還有隔離病房嗎？聯絡看看！或許還有機會，再調出一張病床。』」

「護理長（林綉珠）來了，見她眉頭深鎖，顯然已經知道陳靜秋染疫。她聲音微微顫抖問：『可以請院方再調調看，有沒有隔離室嗎？』我把難處告訴她，她毫不猶豫地轉身離開。我了解她的個性，絕不會輕言放棄。雖然得知林口長庚醫院有隔離病房，她不吝嗇給我鼓勵，但她的眉頭鎖得更緊，離去的腳步更加沉重。」

陳世英解釋，當時台大醫院的負壓病房幾乎滿載，再怎麼調度，也只能收治四位病人。陳靜秋和醫檢師同事蔡巧妙到台大醫院的時間比較晚，雖然護理長林綉珠想方設法，想把陳靜秋留下來，最後還是事與願違。「護理長悵然若失，令我印象深刻。」（摘自《台大醫院抗ＳＡＲＳ訪談紀錄》／李素芳採訪整理）

林綉珠與陳靜秋素昧平生，不過基於一種「護理長惜護理長」的特殊情感，竭盡所能想保住她的性命。在她的印象中，陳靜秋當時狀況還好，只是情緒相當低落。「她不停地哭著說：『其他同仁都安然無恙，為什麼是我？』看到她傷心難過，我只能好言相勸。大約等到傍晚時分，她終於可以轉診林口長庚醫院。離開時，她還不時強調：『之前我照X光時，身上戴有飾物，可能不夠準確，要不要再照一次？』事實上，她的病灶與飾品位置差很多。她的心情，我完全可以理解；她的盼望，我也完全可以體會。可是，機會和命運似乎沒有站在她這一邊。」

「幾天後，她撒手人寰。我傷感她的離去，更難過我們的愛莫能助。我曾經不只一次想像，如果當時她能夠留在台大醫院，狀況會不會有所好轉？每當腦海中浮現當時她不可置信

的表情、茫然無助的眼神，總會觸碰到我心中最深沉的悲哀！」（摘自《台大醫院抗SARS訪談紀錄》／李素芳採訪整理）

連最後一面都沒見到

唐四虎說，林口長庚醫院沒有醫治SARS個案的經驗，陳靜秋到院時，醫師甚至認為她不像感染SARS，將她收治在普通病房。直到第三天，發現情形不對，才將她移至負壓隔離病房，同時打電話給台大醫院，詢問該如何用藥？

四月二十八日，唐四虎去看陳靜秋，發現事隔八天，她身上依然穿著露營時那套綠色衣服，可見當時她連衣服都來不及換。

醫師拿X光片給唐四虎看，陳靜秋的肺葉整個白掉。他心裡有數，知道太太情況很不樂觀。之前，第一次插管，陳靜秋自行拔除。在第二次插管前，唐四虎要她好好配合，安慰她說：「SARS有九成五以上的治癒率，妳要努力撐下去！」

陳靜秋住院期間，唐四虎每天至少和她通三次電話，電話中，她一直放心不下女兒。四月三十日下午兩點，兩人最後一次通話，陳靜秋自知病情惡化，馬上要急救，最後問唐四虎：「你好不好？」「我沒有問題！」又問：「女兒好不好？」當聽到他說：「女兒沒有問題。」留下最後一句話：「那我就放心了！」匆匆把電話掛上。

唐四虎瘋狂地打電話到醫院詢問，電話卻怎麼都接不通。他心急如焚，整夜睡不著。直到凌晨四點，接到長庚醫院打來的電話，告訴他正在搶救陳靜秋。等到接第二通電話，台北市衛生局長邱淑媞說：「靜秋走了！你戴上口罩、坐我們派的車，到醫院為她辦理後事。」

唐四虎匆忙中取了一只皮箱，裝了幾件衣服和鞋、襪，直奔長庚醫院。陳靜秋的遺體已經過消毒、被包裹起來。唐四虎一路開著車、送她上虎頭山，直到完成火化為止。

「我最遺憾的是，從靜秋住進負壓隔離病房，我只能隔著兩道門，望著她的背影，始終沒有見她轉過身來。所以，我連她最後一面都沒有見到。」

陳靜秋從發病到離世，不過短短十天，令唐四虎難以接受。職業軍人的訓練，讓他外表看起來冷靜，內心卻十分壓抑。台北市新聞處長吳育昇鼓勵他哭出來，於是他在電話中放聲大哭。

唐四虎的遺憾還包括：才剛從國外購置新重機，並為陳靜秋買了一件防風外套，她還來不及穿，就撒手西歸。至今，那件外套還靜靜躺在衣櫃裡，唐四虎偶爾睹物思人。

陳靜秋一路從和平醫院、耕莘醫院、台大醫院，到林口長庚醫院，沒有感染給任何一個人。然而，唐四虎對陳靜秋當時進病房搶救劉姓洗衣工，連口罩都沒戴，至今耿耿於懷。

二〇〇三年五月六日，他趁台北市長馬英九到家中設置的陳靜秋靈堂前致哀時，湊到他的耳邊抱怨：「如果早個一兩周，能讓和平醫院的醫護人員穿上防護衣、戴上口罩，或許可以避免發生院內感染！」

唐四虎和女兒、岳父事後對和平醫院院長吳康文、感染科主任林榮第提出涉嫌業務過失致死的告訴，他無法原諒，林榮第把自己包得像太空人，卻不顧其他同事死活。

悉心照料八歲女成長

唐四虎和陳靜秋攜手十二年。自妻子走後，他連談心的對象都沒有。他曾經承諾，要帶妻子環遊世界，最後只能把她的照片放在皮夾裡，當他與女兒出國或獨自駕著重機遨遊山林時，像是她依然陪伴左右。「我真的很愛她，而且永遠愛她。當思念一個人久了，或許也是一種幸福！」

他把對陳靜秋的愛，集中在女兒唐嘉汝身上，父代母職，舉凡下廚做飯、談心聊天、噓寒問暖，樣樣都難不倒他。「我不能對不起老婆，更不能對不起女兒！」

他對女兒採西方式教育，就像過去陳靜秋報考長庚護專和台北護院時，他親自幫她註冊一樣，一路栽培女兒拿到明志科大碩士、出社會工作為止。

提起女兒整天窩在實驗室，研究電動車電磁元素，或是唐嘉汝高三那年，他去參加家長會，看見女兒名列前茅，數學考了滿分，他就高興得不得了。

他十分感謝已故裕隆董事長嚴凱泰，培養唐嘉汝念到大學畢業。「每次我把學費收據，寄到裕隆公司給他，馬上就接到捐款。」

昔日那個因喪母之痛而嚎啕大哭的八歲女孩，現今長大成人，在台積電旗下的一家子公司上班，月薪四萬多元。

二〇二二年農曆春節，唐四虎對女兒說：「妳現在自己賺錢了，爸爸以後再也不給妳紅包了。」女兒不動聲色，早在給父親的雞精禮盒下，藏了兩萬元大紅包。唐四虎發現後，頗為欣慰，趁前往忠烈祠看陳靜秋時，說給她聽。二十年父代母職的辛勞，一切盡在不言中。

她救了很多人

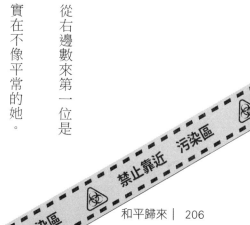

台北市政府在第二殯儀館設置和平醫院殉職醫護人員的簡易靈堂，從右邊數來第一位是陳靜秋，左邊前兩位是林重威和林佳鈴。面對牌位，同事們莫不淚崩。

「佳鈴的遺容是張彩色、偏白的照片，嘴唇輕輕抿著、沒有笑容，實在不像平常的她。我忽然想起她死前遭受的一切，視線很快就模糊了。」（摘自林秉鴻醫師《隔離日記》）

在林秉鴻記憶中，林佳鈴人緣極佳，很會照顧人。他剛到兒科報到時，不太會幫小孩打點滴，多虧林佳鈴協助。就連怎麼幫嬰兒洗澡，也是她教會他。

林佳鈴生性樂觀、開朗，每遇孕婦緊張、小朋友打針哭鬧，都會上前安慰。不是講笑話，就是說故事。許多產婦出院後，還會帶著小孩回醫院找她。

有時候過了下班時間，同事還看見她留在醫院，幫同事照顧病人。

醫師誤判　林佳鈴枉死

林佳鈴在二〇〇三年四月二十二日，因為照顧Ａ棟六〇七病房的印傭Murabyah，而感染ＳＡＲＳ，五月十一日病逝。當消息傳來，與她在替代役中心同寢室的學姊痛斥：「林佳鈴是被害死的！」林佳鈴生前向學姊透露，由於醫師的誤判，使她遭受劫難。

前和平醫院Ｂ棟八樓的護士黃珮琦指出，Murabyah 原本是八一二病房第二床中風病人的外籍看護，大約從四月十九日開始發燒，一連燒了三天。她請雇主趕快送來健保卡，將她送去急診。（摘自公視紀錄片《和平風暴》）

Murabyah 到急診室，雇主因為與胡姓男子同病房，被證實感染ＳＡＲＳ。急診室醫師原本應該有所警覺，卻認為她卵巢問題導致內出血，於是將她安置住在Ａ棟六樓的婦兒科病房。

當晚，Murabyah 持續發燒，情緒很激動，不斷按鈴呼叫，吵著要離開病房。林佳鈴值小夜班，前往安撫，讓 Murabyah 趴在她的肩頭哭泣、不停輕拍她的後背，還幫她抽血，歷時相當久，雖然有戴口罩，還是遭到感染。

Ａ棟六樓婦兒科護士高錫卿說，幾位同事與林佳鈴住在同一間房，卻沒有染病。她懷疑，林佳鈴可能因為感冒，抵抗力下降，又去照顧疑似染疫的印傭，才會遭到感染。（摘自《和平醫院抗ＳＡＲＳ實錄》）

小兒感染科醫師蔡秀媛表示，林佳鈴接觸過印傭，一定還接觸過別人。其他人沒事，關鍵在於病毒量。「印傭當時的病毒量應該很高，她讓印傭趴在自己的身上哭，一把鼻涕、一把眼淚，只要口罩沒戴好，很容易感染。」

「我在轉往國軍松山醫院前，剛好林佳鈴要被送進急診，我與她擦身而過時，連忙將一疊N95口罩遞給她，心想自己就要進入隔離病房，可能用不到。當時，她看起來還好好的，只是發燒而已，沒想到，卻是我們最後一次見面。」

林佳鈴判斷，Murabyah當時根本沒有開刀的必要，反倒要注意不正常的發燒。於是，她在交班前，特別通知同仁注意。婦兒科醫師黃崇賢指出，正因為林佳鈴的提醒，使開刀房、麻醉科和辦公室至少二十多位同事和病人，倖免於難。

隔天，Murabyah的X光片出爐，下肺葉出現明顯的浸潤現象，婦產科醫師依然沒有起疑。林佳鈴不放棄，去問護理長，得到的答案卻是：「她不過得了肺炎。」只有小兒科醫師認為，印傭的症狀很像SARS，必須通報。等感染科主任林榮第前來會診，又判定不是。就這麼僵持不下，耗到第三天，才將她送回B棟八樓隔離。沒多久，她就被送往基隆長庚醫院，於四月三十日宣告不治。

林佳鈴的同事認為，如果當時醫師不誤診，林佳鈴就不會枉死。時任婦產科主任的姜禮盟批評，不管就判斷力，還是警覺性，醫師都過於草率。雖然院方規定，不得拒收不同科別的病人，但婦產科有產婦和嬰兒，像這種病人，根本就不能送進來。

四月二十五日，林佳鈴和護士鄭亘妙到替代役中心隔離，第二天開始發高燒、全身無力、嗜睡，被送回和平醫院急診室。林佳鈴見到急診科主任張裕泰的第一句話是：「我不想死！」由於當時X光片還沒有出來，張裕泰安慰她說：「妳怎麼會死？妳的肺又沒有怎麼樣！」

家屬哭訴 棄病人不顧

四月二十六日，林佳鈴被送往國軍松山醫院，持續高燒不退、意識不清、還不斷拉肚子。林秉鴻認為，如果再不投藥，林佳鈴很快就會呼吸衰竭。他建議用ＩＶＩＧ（免疫球蛋白），雖然一瓶要價台幣三千元，兩天施打四十瓶、自費要十二萬元，但他仍認為相當值得。台北市政府衛生局有採購ＩＶＩＧ給和平醫院，但是松山醫院沒有。因此，他推測，林佳鈴當時只能服用 Ribavirin。這種藥會干擾病毒複製酵素，但同時會影響人體其他功能正常代謝，副作用很大。「據一位照顧ＳＡＲＳ病人的護理師說，Ｂ棟的病人普遍都吃不下東西，一直吐一直吐，身體虛弱、頭痛欲裂，常常向她們要止痛藥和安眠藥吃，以至於生存意志薄弱，顯得相當無助。」

林佳鈴的同事打電話給她時，發現她的狀況剛好如此——聲音微弱到幾乎聽不見，還直嚷著說身體很不舒服、一直想吐。

同仁向媒體爆料，松山醫院的護理人員因為害怕，根本不敢進入她的病房。她自己是護士，體恤同仁處境，要她們不必進去，她自己量心跳和血壓即可。

林秉鴻在《隔離日記》中寫道：「五月三日，林佳鈴出現乾咳和呼吸衰竭，轉診台北榮總加護病房插管治療。隔天，呼吸器壓迫她的肺泡，導致氣胸，醫師用胸管從兩根肋骨中間，刺入她的胸腔，將空氣導引出來。五月五日，發現另一邊也出現氣胸，再用胸管刺一次。五月九日，她的動脈血氧濃度往下掉，出現心肺衰竭，經加護病房心臟按摩三小時，終於把她從鬼門關救回來。但是，她的血氧濃度始終維持在百分之八十左右（普通人至少百分之九十五），無法再往上提升。五月十一日下午，再度出現心肺衰竭，搶救無效，下午三點宣告不治。」

林佳鈴苦撐到母親節當天才閉眼，前後不過十六天，時年二十九歲，是台灣第三位因為SARS病逝的醫護人員。

林佳鈴幼年時，父親在一次農事意外中喪生，母親在她十歲改嫁，繼父陳浴沂對她視如己出，兩人感情融洽。在她住院期間，陳浴沂辭掉守衛工作，一直守在院外，幾次想潛入醫院，見林佳鈴最後一面，卻無法如願。

林佳鈴在一九九五年畢業於長庚護校，第一份工作在長庚醫院，後來才轉到和平醫院。任職婦產科期間，她年年考績甲等，工作之餘不忘讀書。由於母親身體不好、弟弟還在讀書，她靠著半工半讀，完成在台北護理學院學業。過世前一年，才剛取得學位。

林佳鈴十分孝順，每半個月回家一次。二〇〇三年母親節當天，林佳鈴母親接到她病逝的消息，撕心裂肺地哭喊著她的名字，連嗓子都喊啞了。

林佳鈴的表姊控訴，表妹自四月二十六日住進松山醫院以來，始終未見醫生身影。陳浴沂也說，醫師連到她病房看她一眼都沒有。直到他打電話找院長，才有醫師上來。醫師來了之後，只用電話問診。林佳鈴幫醫師緩頰說，他們還有其他病人需要照顧。

五月三日，林佳鈴轉診榮總，情況相當不樂觀。傍晚五點，台北市長馬英九和衛生局長邱淑媞致電關切。陳浴沂在電話中不斷哭訴，松山醫院棄林佳鈴於不顧。

松山醫院解釋，醫院對每位病患做X光和抽血檢查之後，會決定是否留院或是轉院。家屬因為痛失親人，哀痛逾恆，對他們產生誤解，他們可以理解。對於林佳鈴的病逝，他們也感到惋惜與遺憾。

二〇〇七年，馬英九行經宜蘭，車隊正要離去，發現人群當中，有一名婦人不斷掩面哭泣，身旁的男子欲言又止。他要司機停車，下車了解情況。這才發現，原來他們是林佳鈴的父母親，因為聽說馬英九行經宜蘭，離家不過三百公尺，特地趕來，希望馬英九能到林家為林佳鈴上香。

同年十月，馬英九競選總統，全台Long Stay，首站安排進住林佳鈴的房間。第二天一大早，他對幕僚說，他等林佳鈴入夢，等了一夜，直到天亮，她都沒有來。

天使折翼

陳靜秋走了以後，先生唐四虎在進行心理諮商時，遇到已逝和平醫院醫檢師蔡巧妙的先生姚錫洋，知道他們的四個小孩還在念小學。蔡巧妙可能因為放不下，才會在林口長庚醫院強撐五十四天，直到家屬放棄搶救，才闔上雙眼。

醫檢師全名為「臨床醫學檢驗技術師」，百分之六十到七十的醫療決策，取決於檢驗結果。醫檢師的工作範圍廣泛，除了必須幫患者做各種體液或分泌物的檢驗外，心電圖等臨床生理檢測也包含在內。

蔡巧妙放不下四個小孩

曾任台大醫院檢驗醫學部主任蔡克嵩提到，就拿血液來說，當檢體送至醫檢部，首先要打開包裝，由於檢驗的是血液中的血漿部分，所以要將血球與血漿分開。過程中，必須有人

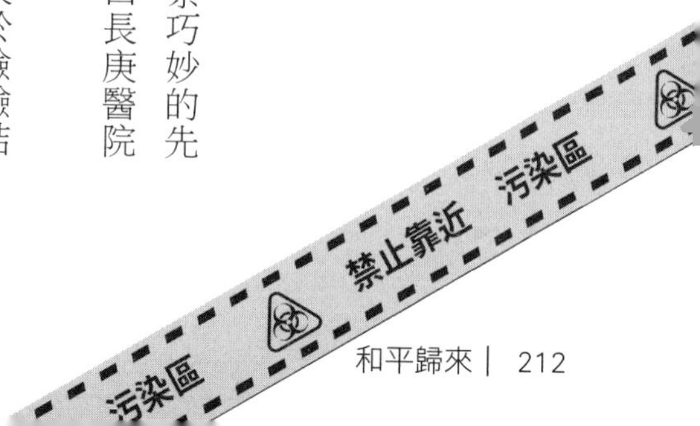

將蓋子拔開，在拔開的瞬間，稍有不慎，血液很可能像小水滴一樣往外噴，是危險性最高的一個步驟。（摘自《當台大醫院碰上SARS》）

研判蔡巧妙是在陪同劉姓洗衣工做心電圖時遭到感染，是和平醫院第七位殉職員工。蔡巧妙的四個孩子，當時讀小學一年級到五年級。當大女兒得知母親病危的消息，整整哭了一個禮拜。姚錫洋不知所措，只好把工作辭掉，父代母職。一個多月下來，瘦了十幾公斤。

唐四虎建議姚錫洋，應該開始訓練小孩做家事，否則以後他一個人，絕對應付不過來。

和平醫院護理部副主任鄭雪慧，是在腦死的狀態下，經先生陳昌宏簽下切結書，放棄搶救，才獲得解脫。儘管部分親友不諒解，但陳昌宏從不做辯解。「當時，她對光已經沒有反應，用針刺她的指尖，也不會出現反射動作。她的肺部已嚴重纖維化，稍加施力，肋骨就會斷裂。我不想再讓她痛了！」

鄭雪慧昏厥還含著飯菜

鄭雪慧是雲林斗六人，一九七四年自弘光護校畢業，到和平醫院擔任護士，一九八八年升任護理長，一九九九年出任護理部副主任。SARS風暴來襲，她正在師大衛教所攻讀碩士。

鄭家是警察世家，鄭雪慧的父親鄭協明，是台中縣警察局刑警隊退休技佐。三弟鄭秉霖和四弟鄭秉勳、弟媳沈瑩娟，都在警界服務。大弟鄭秉傑和二弟鄭秉政，分別任職於雲林縣農業局漁業課和莿桐鄉公所農業課。

在家人眼中，鄭雪慧孝順、懂事、很照顧四個弟弟。二〇〇三年農曆春節，她特別提前回娘家，就為了與弟媳團聚。

她的同事余錦美回憶，鄭雪慧有鄉下女孩的質樸特質，經常在醫院忙到三更半夜，即使周休二日，照常出現在醫院，整理評鑑資料。她身兼和平醫院佛堂委員會委員，和平醫院爆發院內感染時，她正在籌辦四月底的醫院佛堂朝山事宜。

鄭雪慧與B棟八樓的護理長陳靜秋差不多時間發病，但詭異的是，她的工作地點不在八樓，為何會遭到感染？急診科主任張裕泰研判，她可能因為舉辦活動，在四月十六、十七日到地下室挑選桌布，而受到感染。

但是，唐四虎聽陳昌宏説，鄭雪慧曾與劉姓洗衣工在電梯裡近距離交談，可能因此感染。

四月二十二日晚上九點多，鄭雪慧下班回家，對先生説，她有點發燒，已看過醫生。

隔天，她輪休，一早起床量體溫，發現還在燒，護士的專業告訴她，可能感染SARS，向醫院通報後，打電話給住校的女兒，要她徵得校方同意，趕快回家隔離。

家人打電話來關切，她總是報喜不報憂，以「小感冒」帶過。

四月二十四日，和平醫院封院，她接到人事室好幾通催促電話。她打電話問張裕泰：「要怎麼回去？」張答應幫她找車，還沒找到，她就跳上計程車，回到和平醫院。

進入急診室，她在走廊的推床上吊點滴。主治醫師王尊文要她委屈一下，因為還有比她更危急的病人，需要病床。鄭雪慧會心地說：「沒關係！」

四月二十七日，她被送往國軍松山醫院住院治療，五月二日凌晨轉診國泰醫院。進醫院時，她狀況還好，還可以自己走進醫院。

陳昌宏把師大衛教研究所同學寫給她的信，送到隔離病房給她，還不時透過擴音器和她講話。

鄭雪慧的求生意志相當強，送進隔離病房的飯菜，她全部努力吃光。即使用餐時一度昏厥，嘴裡還含著飯菜不放。她知道，食物可以幫助她維持體能。

五月九日晚間，醫院為她插管，發出病危通知。隔天，她的腦部缺氧。護士告訴陳昌宏，鄭雪慧的意識應該已經模糊，甚至可以說沒有意識。五月十一日早上，她的病情持續惡化，血氧濃度下降，下午瞳孔放大，雖然血壓、心跳還在，但是尿量減少。

陳昌宏和家屬站在透明玻璃前，不肯離去。幾經溝通，認為即使把她搶救回來，也是腦死狀態，於是放棄電擊和心臟按摩，讓她自然離去。

五月十六日下午，護士節前夕，和平醫院失去鄭雪慧，是因ＳＡＲＳ殉職的第六人，是四位護理人員中職位最高的。

鄭雪慧原本和家人說好，等女兒考完大學，全家一起出國。「沒想到，一切來得太過突然，我們還有好多計畫來不及實現。」陳昌宏深感遺憾。（摘自《中國時報》）

陳昌宏在太太棺木旁，擺滿了鮮花，並且在她即將火化前，不停播放誦經錄音帶，讓她一路好走。

唐四虎透露，前台北市長馬英九和衛生局長邱淑媞，曾經在二〇二〇年到他家中拜訪，長談一個多小時。他們不約而同提到，陳靜秋、林重威等人病危時，曾尋求台大醫院收治，都被拒絕。

楊淑媜爬上救護車走了

前和平醫院內科醫師葉繼煌指出，當時，所有台北市大型教學醫院，都不願意收治SARS重症患者。「B棟七樓的兩間隔離病房，住著護士鄭鈺鄘和書記楊淑媜。當台大感染科主任張上淳看過兩人的X光片後，打電話給我們總醫師說，決定收鄭鈺鄘。我不是因為和楊淑媜交情比較好，而主張把她先送過去，而是因為如果不先送她，她可能會死。」

當兩人同時落海，該先救哪一個？葉繼煌陷入兩難。「同事把楊書記推上救護車，我要她自己爬上去。這是我對她說的最後一句話。幾天後，她就在台大醫院走了！」

「鄭鈺鄖躺在床上問我：『那葉醫師，我呢？』我對她說：『我不知道還有沒有病床，等我聯絡上，再通知妳！』結果，我就跑出去哭了！」

「鄭鈺鄖後來血崩，髖關節壞死，不過，存活下來了！」

二十年過去，當鄭鈺鄖聽葉繼煌這麼說，忍不住淚流滿面。

前台大醫院感染科主任張上淳解釋說，和平醫院封院後，同時有兩位住院醫師、兩位護理人員和一位書記幾近呼吸衰竭、瀕臨插管，希望台大醫院伸出援手。「我們好不容易挪出一間加護病房的隔離病室。可是，到底要接哪一位？問題顯得相當棘手。就好像船快要沉了，只有一個浮板，只能拉一個人上來，要先救誰？」

「當時，其中三位情況比較糟糕，有人建議應該從病情最嚴重的處理起。問題是，萬一患者在轉院過程中，不慎出事怎麼辦？如果使用呼吸器，隨意移動的風險更大。另外，對於尚未使用呼吸器，但已戴上鼻管或面罩補充氧氣的患者來說，也要考量是否能夠承受在救護車上戴鼻管半小時，還能維持足夠的血氧濃度？所以，轉院那天，我們希望和平醫院先對病人做相關測試，再做出選擇。最後，他們決定送楊書記過來。」

鄭鈺鄖因為在四月十八日和十九日，照顧劉姓洗衣工，而感染ＳＡＲＳ。她從四月二十日開始發燒，由於當日休假，自行到診所就醫。第二天回到醫院，發現Ｂ棟八樓感染科的同仁，包括護理長陳靜秋在內，許多人同時發燒。她保守估計，四十一人中，大概有一半的人都出現症狀。醫院通知她們集體去照X光，並未出現肺炎症狀。

鄭鈺鄘記得，當時陳靜秋還向大家解釋，因為和家人到花蓮旅遊時，不慎感冒，請大家不要擔心。可是，當天她離開急診室後，與她們從此天人永隔。

四月二十一日晚上，鄭鈺鄘和施姓護士，以及書記楊淑媜，出現在急診室。經感染科主任林榮第診斷，楊淑媜得了肺炎、施姓護士是尿道炎、鄭鈺鄘是扁桃腺發炎。

鄭鈺鄘表示，她與楊淑媜被收治在B棟的八一七普通病房。「我們同一天入院，同一天轉出。她在四月二十八日清晨轉送台大醫院，我在晚上轉診新光醫院。」

「我可以理解，當時葉醫師為何做出那樣的決定。因為楊淑媜血氧濃度比較低，我直到兩天後做X光追蹤，肺葉才白掉。」

鄭鈺鄘與楊淑媜在B棟八樓共事多年，交情不錯，楊淑媜比鄭鈺鄘早四年進入和平醫院。印象中，楊淑媜的個性阿莎力，很像大姐頭，是位盡職的書記。每當鄭鈺鄘漏記帳目，楊淑媜就會在另一頭大喊：「鄭鈺鄘，妳那個沒有記到……。」

除了記帳之外，楊淑媜還負責辦理病人的入、出院，必須幫病人蓋診斷書，或到病房了解實際情形，與病人接觸頻繁。即使不是接觸感染，依當時八樓已被病毒籠罩，即使是書記，照樣難以倖免。

鄭鈺郿劫後一身老骨頭

鄭鈺郿與楊淑媜同時發燒、拉肚子、咳嗽和急喘。住院期間，兩人彼此打氣、相互鼓勵，度過生命中最危難的七天。

封院後，護理人員忙亂不已，難得穿隔離衣到病房，為她們換藥。鄭鈺郿是護士，一切自理，包括免疫球蛋白的換接，全都自己來。楊淑媜多靠鄭鈺郿的幫忙。

慶幸的是，鄭鈺郿後來被轉送新光醫院。她聽主治醫師張藏能說，新光醫院老早就對SARS個案進行研究，不斷吸取國外新知。「我入院那天早上，他們才針對發生在中國的個案進行討論。」包括鄭鈺郿的母親染疫，都是張藏能聯絡台北署立醫院，在第一時間把她送過去。

鄭鈺郿表示，「我一被送進新光醫院，張藏能就要幫我插管，我瞪大眼睛看著他說：『我哪裡需要插管？我不要插！』他只好每天盡職地來查房。等我出現氣胸時，他對我說，就算我現在想要插管，也來不及了。『那不是很好嗎？』當我呼吸衰竭時，他用最高級的氧氣面罩，協助我度過難關。」

只可惜，鄭鈺郿因為使用過量的類固醇，還是留下嚴重的後遺症。「不能使用蹲式馬桶、無法跨坐摩托車，走起路來一跛一跛的，二十四小時無時無刻都在痛。」

一年後，鄭鈺鄌回到新光醫院做骨科掃描，發現骨頭早已壞死。二十幾歲的年紀，骨頭卻像六、七十歲的老人家。醫院為她進行高壓氧治療，直到二〇〇七年、她生小孩的前一年，才換人工關節。當時，唐四虎還和她開玩笑說：「妳每做一次高壓氧，就變漂亮一次。」

鄭鈺鄌和楊淑媜同病不同命。楊淑媜幸運獲得唯一的「浮板」，被轉送到台大醫院，就再也沒有出來。

台大醫院急診部護理長林綉珠記得，楊淑媜被送進台大醫院加護病房時，情況危急，當時剛好台大醫院急診掛號櫃台的楊姓書記，也因為染煞住在加護病房。有一天，她在家，同事打電話向她說：「你們的楊書記病危！」她聽了嚇壞了，剛好那段時間，她忙得沒時間看電視，搞不清楚狀況，直到問過醫師，以及楊書記的先生表示，自己才到醫院看過她，這才弄清楚，台大醫院的楊書記歷劫歸來，而和平醫院的楊書記不幸走了。（摘自《台大醫院抗煞訪談紀錄》／李素芳採訪整理）

楊淑媜小名「妹妹」，與和平醫院護理長呂芳秋一家有通家之好。印象中，她的手很巧，常幫同事做漂亮的手珠，表示祝福。呂芳秋最後缺席她的追思會，就怕到場後淚水決堤。（摘自《和平抗ＳＡＲＳ實錄》）

鄭鈺鄌康復後回到和平醫院，從第一線退下，轉做行政職，接下楊淑媜的書記工作，走她未走完的路，一直到二〇〇五年，轉任社區護理師為止。

都是可憐人

和平醫院ＳＡＲＳ殉難者中，底層工作者的遭遇令人同情，但他們卻是被忽略的一群。

劉姓洗衣工病危時，當血尿浸溼床單，必須一隻手拄著拐杖、一隻手拿著點滴，自行到廁所清理。住在他對床的蔣金鐘太太，見他行動吃力，好心上前攙扶，因此染疫，連帶波及一對子女和妹妹一家三口，成為感染ＳＡＲＳ人數最多的家族。

洗衣工康復慘遭解聘

另一名林姓洗衣工，雖然死裡逃生，康復後卻丟了工作。遭逢雙重打擊，整個人變了樣。擔任洗衣工期間，她一個月薪水一萬八千元。染病臥床兩個月，全無收入。病癒之後，遭到解聘，連每個月三千元的房租都繳不出來，精神備受打擊，罹患重度憂鬱，面對媒體採訪，未語淚先流。

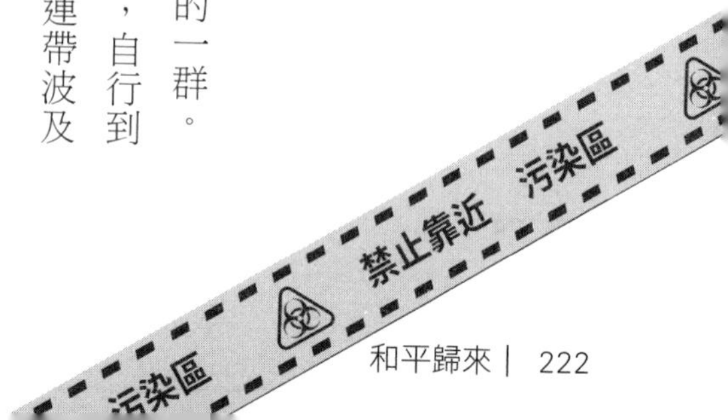

其他四名洗衣工結束隔離之後，遭到同樣命運。黃姓兄弟頓時找不到工作，衛生局不聞不問，家中四個孩子只能靠玉米和方便麵充飢。

二〇〇三年四月二十九日，和平醫院林姓看護工病危，太太接到通知，沒有戴口罩，到和平醫院警戒區哭天搶地，向慈濟義工下跪哀求：「快救救我先生！快找醫師和護士救救他！」慈濟義工將她扶起，幫她戴上口罩，在員警、義交的監視下，搭計程車離去。

五月六日，五十八歲的林先生病逝，葉金川同意林太太穿戴防護衣、帽，由他陪同，進入醫院，見他最後一面。

三天後，林太太發高燒，被送到馬偕醫院。由於有明確暴露史，而被通報為SARS疑似病例，轉送松山醫院。

林先生到和平醫院擔任看護工，還不到一個月，就碰上封院。四月二十六日，他告訴太太自己狀況不錯，要她不必擔心。沒想到兩天過後，醫院卻發出病危通知。

林姓看護工與妻子結縭三十三年，鶼鰈情深，育有一男、三女。林太太接獲病危通知後，騎摩托車趕到醫院，想見先生最後一面。哭喊了半天，卻不得其門而入。等下一次去，卻是幫他辦理後事。

林先生係因為看護一位年近八十歲的大腸癌患者，而在三月底發燒。雖然幾天後退燒，卻在和平醫院四月二十四日封院當天早上再次發病。進入急診室後，再也沒有出來。

林太太推估先生染疫時間點，可能是在封院前。住院期間，兩夫妻每天通電話，當知道和平醫院即將封院，林太太趕快準備吃的、穿的，想送進醫院給另一半。等她到的時候，鐵門剛好拉下，她遠遠看見先生回頭向她揮手，嚷嚷著：「妳趕快回家，我身體很壯，沒事的！」她望著先生的背影，從此天人永隔。

四月二十七日，林先生咳血，林太太聽說之後，心急如焚地打電話到醫院，請醫護人員進行搶救。

她責怪自己，當初答應先生去當看護工，而害死了他。

另一位看護工蔡東融，照看B棟八樓一名重症患者。和平醫院封院之後，他哪兒都不能去，只好認了。

關在醫院的頭幾天，他每天與太太蔡陳寶綉聊天，聊起家中瑣事，還會開玩笑。沒想到第四天，先生告訴她：「我好像被感染了！」蔡陳寶綉嘴巴張得老大，整個人都呆了。

聽先生說，他是被護理人員感染。隔離期間一人一室，但沒多久就開始急喘，連講電話都困難。

蔡陳寶綉想前往探視，被拒之門外。先生向她抱怨，醫護人員害怕，不敢進到病房，連送餐都是從門縫遞進去。

又過了幾天，他動不動吐血，肺部痛得像被蟲啃食。五月一日，他轉診榮總。蔡陳寶綉接獲通知後，從樹林趕去看他，照樣不得其門而入，蔡東融隨即陷入昏迷。

五月四日，醫師為蔡東融做ＣＰＲ（心肺復甦術），壓斷幾根肋骨。「還要不要救？」醫師徵詢家屬意見，蔡陳寶綉忍痛回答：「不要再救了！肋骨斷成這樣，很痛！就讓他平靜地走吧！」（摘自《回首ＳＡＲＳ》）

蔡東融在凌晨往生，一大早七、八點就被送進火葬場，速度快到令家屬措手不及。等回過神來，只能面對一個冰冷的骨灰罈。「邱淑媞納命來！要不是妳草率封院，我先生也不會枉死！」蔡陳寶綉至今難以釋懷。

小工友家屬借喪葬費

五十八歲的和平醫院工友陳呂麗玉，在五月三日清晨，病逝於署立新竹醫院。自她轉到新竹醫院以來，病情一直時好時壞。五月二日深夜，她高燒到攝氏四十度。隔天凌晨一點多，血壓下降、呼吸急促，醫療團隊為她照胸部Ｘ光，發現她出現氣胸及縱膈腔左移現象，緊急為她插管。沒多久，她就停止心跳。

陳呂麗玉病危時，醫院網開一面，讓她兒子穿著隔離衣，進到負壓隔離病房，見母親最後一面。

五月三日凌晨，陳先生偕兒子、媳婦、女兒和孫女到火葬場，站在遠處看她火化，傷心、難過、憤怒之情，頓時湧上心頭，斥責政府不聞不問。

陳太太在和平醫院工作內容，包括傳送公文、領藥和看護。封院之後，她擔心感染給家人，禁止他們前往探視。之後，即音訊全無，連她被送往新竹醫院，都是家人四處打聽，才終於打聽到。沒想到，連她的面都沒見到、聲音都沒聽見，就接獲她的死訊，變成一罈骨灰。家屬傷心欲絕，哭到沒有聲音。

陳先生是和平醫院退休工友，原本與太太約定，等兩年後，太太也退休，他們要結伴遊山玩水。「太太的身體很勇健，希望退休以後，能好好享受生活。沒想到造化弄人，讓她碰上SARS。」

「她一生操勞，從來沒有到過新竹，沒想到卻孤零零地死在那裡。我和她把一生都奉獻給和平醫院，事發之後，政府官員每天只會喊加油，不知道油都加到哪裡去了？我只想帶她早一點離開這個傷心地。」

陳先生為太太抱屈：「醫護人員是人，難道工友就不是？同樣因為感染SARS而死，護士算是因公殉職，從優撫恤，入祀忠烈祠。小工友就沒有價值，沒有人聞問？五萬元的喪葬費，還是我們四處借來的。」

聽到陳先生委屈地抱怨，台北市政府主祕蕭東銘特別前往陳家致意，承諾依規定從優撫卹。

外籍看護化成一罈灰

相較於底層勞工，客死異鄉的外勞，處境更令人掬一把同情淚。沒有家人陪伴、沒有巨額的賠償金，就連她們化為一罈骨灰，國人連她們姓什麼、叫什麼都不知道。

印尼籍女傭 Murabyah，在二〇〇三年四月三十日下午兩點三十分，病逝於基隆長庚醫院。死的時候只有二十八歲，是第一起外籍人士因SARS死亡的案例。

Murabyah 生前，一直在醫院照顧中風的雇主，卻因為卵巢問題，下體出血，被陰錯陽差地送進婦產科病房。

和平醫院家醫科醫師施嫈瑜認為，照顧雇主不幸染病的外籍看護，就像沒有人在乎的「螞蟻」一樣。她們多半是年輕女孩，為了改善家庭生活，隻身來到異鄉，人生地不熟，生了病，不但乏人照顧。即使病好了，也因為雇主害怕而通知仲介，盡速將她們送回家鄉。（摘自《和平醫院抗SARS實錄》）

四月二十二日，Murabyah 的胸部X光顯示，肺部兩側出現浸潤現象。和平醫院為她進行抗病毒藥物、類固醇和免疫球蛋白三階段療程後，將她轉診基隆長庚醫院。

到了長庚醫院之後，她依舊持續發燒、血氧飽和度不足、白血球數目偏高，醫師為她進行廣效性抗生素治療，經過搶救仍回天乏術。當晚七點多，護理人員和殯葬業者穿著全套防護衣，為她料理後事。

之前，基隆市沒有處理過外勞ＳＡＲＳ死亡案例，經院方和衛生局討論之後，決定用三層屍袋包裹她的屍體，並直接將她從隔離病房推至往生室入殮，再送往基隆南榮公墓火葬。

勞工局承諾，將協助家屬申領職災死亡補助金和外勞重大職災慰問金，一條命，只值八十多萬元台幣。

一位外傭在瀕死前，氣若游絲地問醫師：「我是不是快死了？」那雙蒼茫、絕望的眼神，令醫師永生難忘。

施嫈瑜說，她接觸過很多外籍看護，都因為過度驚嚇，而說看到看到鬼了，情緒起伏相當大。「我們雖然極力安撫，拿符咒給她們保平安，都不見效。」

五月九日，仁濟醫院七十一歲的黃郭女士感染ＳＡＲＳ病逝，三十五歲的印尼女看護工，早她一個禮拜先走。

黃郭女士設籍台北市，當時暫住新莊的女婿家。印傭發病時，獨自前往新仁醫院就醫，直到院方疫調，才知道感染源是老婦人。她在四月曾經到仁濟醫院進行腸胃道手術，印傭在病榻旁照顧，因而染疫。

四月二十二日，主僕二人先後發燒，家人把兩人送到台北醫院。由於當時仁濟醫院院內感染尚未爆開，醫院安排她們住四人房。直到Ｘ光片出爐，發現她們的肺部出現浸潤現象，一天半以後，被分隔兩地隔離治療。

剛開始，印傭連續三天都沒有發燒，在四月三十日上午拔管，自行呼吸。沒想到，隔天病情急轉直下，出現肺氣腫等併發症，肺部壓力變小，導致肺泡破裂，於五月一日凌晨三點宣告不治。八天之後，老太太也因為肺氣腫、肺部纖維化等併發症，撒手人寰。

台北醫院院長黃焜璋感嘆，台北醫院是台北縣唯一一家署立醫院，自三月三十一日起，開始收治ＳＡＲＳ疑似病例，前後分別治癒了曹姓婦人的兒子和一位腎衰竭病人，原以為印傭情況不錯，沒想到她卻突然暴斃，讓他感到相當遺憾。

黃焜璋原本要解剖印傭的屍體，最後放棄。葬儀社人員將她的遺體浸泡在漂白水中半小時後，套上兩層屍袋，將她送進火葬場，化成灰，放在骨灰罈裡，散置在無人注意的角落。

SARS男孩

有兩位中學生，挺過ＳＡＲＳ風暴，一時成為媒體焦點。其中，金華國中二年級的「救父小英雄」陳睦雅，在取得淡江大學資訊工程系碩士之後，成為工程師。高中二年級的蕭同學，後來如願當上醫師，在一家私人醫院風溼過敏免疫科擔任主治醫師。

陳睦雅家變　一夕間長大

陳睦雅的父親原本是「遊戲機」的中盤商，他在二〇〇三年四月二十三日中午，到中興醫院急診室探視父親，因為與一名來自仁濟醫院的婦人接觸，而感染ＳＡＲＳ。該婦人在四月二十九日死亡，陳男雖然進入急診室的時間，與婦人差了一個小時，但五月一日依然接到居家隔離的通知書。

陳男隔離期間，連續高燒不退，家人懷疑他感染ＳＡＲＳ，五月二日陪他到台大醫院急診。醫師認為他只是過勞，要他回家休息、多喝水。

五月五日早上，陳太太到公司結帳。陳睦雅因為從小有十二指腸潰瘍，當天早上胃痛如絞，請假在家休息。妹妹也因為「感冒」，而沒有到校。

陳睦雅說，父親原本好端端地坐在沙發上，卻突然呼吸困難、意識不清、昏倒在地。他趕緊向一一九求救，在消防員到家的空檔，他想起學校曾經教過ＣＰＲ，把父親拖到地上，由一一九人員在電話中面授機宜，對父親展開口對口人工呼吸，歷時三十分鐘。直到救護車在十點十分到達，把他送往仁愛醫院急診室。

急救過程中，陳睦雅測量父親的呼吸、心跳和脈搏，都沒有反應。到院後，經二十分鐘的搶救，回天乏術。陳男的遺體在二十四小時內火化，死時無法確定是否感染ＳＡＲＳ。

陳睦雅和媽媽、妹妹，被隔離在仁愛醫院的急診室，妹妹的體溫稍高，超過攝氏三十七度；他和母親還好，並未出現任何症狀。

父親走得突然，一時之間，陳睦雅的心情難以平復，因此提出希望與家人同住的要求。仁愛醫院同情他們的處境，特別清出舊大樓一間四人房，簡單做內部區隔，讓他們住在一起。

由於事發突然，他們身上除了穿著的那套衣服之外，其餘什麼東西都沒有帶，顯得相當徬徨無助。

陳睦雅的妹妹當時讀新生國小六年級，兩天後病情好轉，只需吃藥即可。反倒是他的母親，突然轉入負壓隔離病房；兩周後，他也因為高燒到攝氏四十度，而被轉診淡水馬偕醫院，成為青少年感染SARS首例。

陳睦雅記得，他在救護車上一直昏睡。等到了病房以後，又睡了一整晚。後來，靠抗病毒藥物與類固醇等治療，逐漸恢復健康。

陳睦雅回想，當一個人被關在隔離病房時，有醫護人員悉心照護，以及妹妹不時打電話關心，他的身心狀態還算穩定。想不透的是，他經常莫名奇妙大哭，夜裡睡不著覺。多虧醫生陪他聊天、開安眠藥給他吃，才讓他度過難關。

一個月後，他們一家三口同時出院，等兩個禮拜的隔離期結束之後，才補辦父親的喪禮。失去爸爸，陳睦雅一夕之間長大，不忍母親獨扛家計、妹妹年紀還小，立刻收起玩心，開始奮發圖強。

屋漏偏逢連夜雨。自家公司面臨競爭，被迫結束營業。陳母不得不託人介紹，到外謀職。為了減輕母親負擔，陳睦雅和妹妹靠半工半讀完成學業。

陳睦雅讀淡江大學資訊系時，即到網路通訊公司上班。他知道光是靠大學學歷，恐怕競爭不過別人，所以大學畢業後，繼續攻讀碩士。「二十年前那場風暴，改變了我的一生。」

開罰蕭同學 邱淑媞被轟

建中二年級的蕭同學，父親原是內湖衛生所所長，不幸在一場風災中殉職。他的母親在台北市立聯合醫院林森中醫昆明院區擔任護士，一個禮拜有一到兩次，必須到和平醫院支援中醫門診。

二〇〇三年四月二十三日，和平醫院已爆發院內感染，她照例前往門診，三天後出現發燒、咳嗽等症狀，前往台大醫院急診。

前和平醫院急診科主任張裕泰夫人許玉暄透露，蕭太太告訴她，當她看到台大醫院急診室大排長龍，向前表明自己是和平醫院護士，可否優先安排住院隔離？護士小姐沒有答應她的請求，要她和其他人一樣排隊。她擔心傳染給別人，也怕別人傳染給她，一個人躲在角落裡，但每隔一個小時，就提醒工作人員一次，自己來自和平醫院。

幾個小時後，終於輪到她。醫師以她未達隔離標準，要她先行返家。若再出現其他症狀，再來醫院。蕭太太走出台大醫院後，發誓這輩子都不會再去。

回家以後，她刻意與兒子保持距離，每天把零用錢擺在桌上，要他自行到便利超商解決。

四月三十日，她再度發燒，先向信義區衛生所通報，再透過關係取得忠孝醫院同意住院。入院前，她把兒子託付給許玉暄，特別叮囑她：「兒子就要考大學了，請妳幫我照顧他。三不五十打個電話給他，看他需要什麼？」

蕭同學一個人在家，心想隔離了五天，並未出現症狀，擔心課業進度落後，於是搭捷運到漢口街一段的「陳建宏補習班」補習。回程改搭火車，在松山車站下車。由於去程為交通尖峰時期，人潮眾多。許玉暄問他：「有沒有戴口罩？」他說，一路上都戴著。

當晚，蕭太太打電話回家，始終沒有人接聽。直到蕭同學上完課之後，才回母親電話，告知他前往補習班上課。蕭母一聽大吃一驚，忍不住責問他：「你怎麼可以亂跑？」兒子向她解釋，因為太久沒有到校，怕跟不上進度，心想已經隔離幾天，沒有出現症狀，才決定外出補習，前後不過幾個小時。

蕭母確診之後，衛生局清查發現，蕭同學在隔離期間外出，從此便展開「追殺」。第一時間，衛生局長邱淑媞即揚言，要對他開罰六萬元。

蕭母接受《聯合報》專訪時表示，她知道社會大眾對兒子的行為不諒解，但畢竟他只是個孩子。平時乖巧、懂事、上進，課業從來不讓她操心，一直維持班上前五名，還因為擔心增加她的負擔，總是挑最便宜的補習班上，再不然則選擇免費試聽課程。對於兒子無心闖下大禍，希望獲得大家的包容與諒解。

五月二日晚上，蕭同學開始發燒，打電話向許玉暄求助：「張媽媽，我好像感冒了。」許玉暄立刻聯絡忠孝醫院，同時拜託律師李復甸，處理被罰一事。李復甸聽說邱淑媞對高中生開罰，頓時火冒三丈、破口大罵：「哪有這種事？他不過十七歲，都還未成年！」

忠孝醫院破例讓許玉暄每天與蕭同學通電話。由於蕭太太篤信佛教，因此許玉暄要蕭同學每天拜觀世音菩薩，保佑他們母子平安。她要蕭同學放心，罰單之事已委託律師處理。「他很乖，每天都向我報告進度，包括體溫多少、病況如何，都清楚告知。」

有一天，許玉暄看到電視新聞報導，說蕭同學正在昏迷插管中，她急得像熱鍋上的螞蟻，打了好幾通電話找他。好不容易等電話接通、聽到他的聲音，她才知道媒體誤報。只是沒想到，過了兩天，他真的插管了！

那是蕭家母子最難熬的一段時光，母子倆同時插管。許玉暄無法進入醫院，當要簽署同意書時，她要蕭同學自己簽。「現在沒有人可以幫你，你要靠自己！」

許玉暄對邱淑媞種種不滿的情緒，在此時爆發。「他爸爸早逝、媽媽又在醫院隔離，一個小孩在家，怎麼會懂得該怎麼隔離？況且，他不去補習，也要去買便當吃。難道邱淑媞就沒有更人性的做法？從頭到尾，她只會拿醫護人員開刀，這會兒對一個小孩使出這樣的手段，我怎麼能接受？」

忠孝醫院護士劉怡欣透露，由於來自單親家庭，蕭家母子倆感情深厚，點點滴滴，不足為外人道。蕭母插管時，蕭同學心情沮喪，用敲打話筒的方式，與母親溝通。母子情深，令醫護人員為之動容。（摘自《蘋果日報》）

劉怡欣還說，蕭同學對醫護人員很貼心，即使後來插管無法說話，他還是寫些「醫護人員很偉大」的話，表達他的謝意。

市府追殺、輿論撻伐、家長憂心，十七歲的蕭同學備感壓力。忠孝醫院院長胡煒明指出，蕭同學十分擔心被開罰六萬元，情緒因此大受影響，需要醫護人員從旁安撫。後來，聽說有好心人士願意代為繳納，心情才明顯變好。

陸續有人出面聲援蕭同學。一位建中學長楊智超投書報端，提出四點看法。首先，蕭同學固然有錯，但衛生局沒做好配套，是否也有行政疏失？

其次，蕭同學情緒沮喪，甚至出現輕生念頭，各界應該多諒解、少責罵。

再者，六萬元罰款，對蕭家母子來說，已超過一個月的薪水。母子倆相依為命，或許嘗盡社會人情冷暖，不奢望有人伸出援手；但是，蕭同學既已道歉認錯，外界應該諒解，而不是祭出嚴刑峻法，用來殺雞儆猴。

最後，蕭同學補習在先，居家隔離通知在後。如果真要論過失，官員的過失豈不更大？有誰告訴過高中生，該怎麼隔離？「各位大人，我正告你們，他的錯，正是你們所引起！你們只在乎把人隔離，卻忽略他是活生生的個體，必須要生活！」

「社會一向賦予建中學生較高的道德標準，但我們並不是聖人、同樣會犯錯！蕭同學有過，請大家多給他一點時間和空間，不要一下子把他逼到牆角，因為ＳＡＲＳ而變得自私！」

「楊智超」小時了了，大亦必佳。他在台大醫學院畢業後，前往美國南加大神經肌肉中心擔任研究員，為前台大醫院神經部主治醫師、神經肌病科主任。

和平醫院四月二十四日封院，衛生所五月一日才送達居隔書，也引發社會議論。衛生局解釋，和平醫院封院之後，他們先以電話通知，隔天再請建國中學造冊、請校護通知蕭同學，從四月二十五日開始居家隔離。和平醫院總共有九百名員工、三千多位家屬，清查需要花時間，居隔書必須挨家挨戶送達，更需要時間。

前殘障聯盟祕書長王榮璋因故需要居隔，卻遲遲等不到衛生所通知隔離，還要他每天打電話「提醒」。等他好不容易等到通知書，隔離期都快結束。因此，他很能體諒蕭同學的處境。

蕭同學在五月十七日拔管，雖然X光片顯示，右上肺葉仍有浸潤現象，但已可以自行下床活動。

五月二十三日，他與母親穿著全套的隔離衣，手挽著手出院。離院前，不僅向忠孝醫院的醫護人員表達謝意，也向受影響的同學致歉。母子倆還捐出血液，做為醫學研究之用。

蕭同學的主治醫師周中偉透露，他立志從醫，以繼承父親衣缽。

二〇〇四年八月放榜，蕭同學考取長庚大學中醫系。蕭母向媒體說，兒子未能考上第一志願台大醫科，後來選擇長庚中醫，是因為感覺染煞之後，體力大不如前，學習中醫，既可強身，又能助人。如果可以中、西醫兼修，未來他可以同時取得兩張執照。

蕭同學大學畢業後，取得陽明大學生物藥學研究所的碩士學位，並繼續在中央大學轉譯醫學研究所攻讀碩士。二〇一八年七月，他一襲白袍，出現在新北市雙溪區的牡丹里，以台北慈濟醫院中醫師的身分，為偏鄉住戶進行居家往診。當他為老阿嬤把脈時，悉心問著：「妳睡得好嗎？排便順暢嗎？吃得下飯嗎？」沒有人知道，他就是二〇〇三年那個「ＳＡＲＳ男孩」，正用行醫的方式，寫著他的人生故事。

仁濟不仁

和平醫院封院第七天，火往仁濟醫院燒，之後轉入華昌社區，由北向南燒進高雄長庚醫院，不僅造成第二家醫院封院，還奪走護士胡貴芳和醫師林永祥的性命。

事情從四月十七日說起，上午十一點左右，住在台北市康定路的七十歲李老太太，在女兒陪同下，前往仁濟醫院就醫。

李老太太平時有高血壓和糖尿病史，是仁濟醫院的常客。每次到院，均指定院長廖正雄親自出馬。當天，廖正雄從她的X光片發現，有大葉性肺炎，驗出為克雷伯氏肺炎菌感染，安排她住進五樓的一般病房。

四月十九日晚上十點二十九分，李老太太高燒不退，轉診榮總，於四月二十五日病逝。

她在仁濟醫院住院期間，造成護理長翁碧媛、護士胡貴芳與林美雪，以及兩位放射師和醫師、病患、家屬，總共十八人感染。接觸過她的人，幾乎無一倖免。

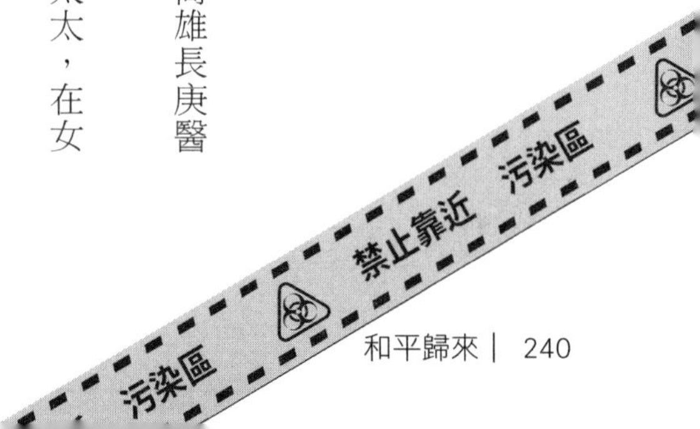

再將時序拉回四月九日的和平醫院。李老太太陪骨折的先生回診，與曹姓婦人在急診室共處四十分鐘。

四月十九日上午，她在廖正雄的門診處，巧遇華昌社區的史老先生，兩人是山東同鄉，在沒有戴口罩的情形下，聊得十分熱絡。

史老先生的太太是陸配，已在三月二十八日返鄉。三月十九日和四月十日，老先生雖然曾到仁濟醫院看病、拿藥，但掛的是皮膚科、泌尿科和腸胃科，其間並未出現發燒、咳嗽等症狀，因此推算，他很可能是在四月十七日十一點到十二點間，被李老太太傳染。

李老太太看完門診後，前往三樓照X光，使X光室的張、吳兩位放射師遭受波及。

李老太太照X光時，一位林姓婦人排在她後面，因而被感染，在四月二十六日發病。兩個兒子驅車北上，接她到高雄長庚醫院急診，把病毒帶往零感染的南台灣。

和平醫院指揮官葉金川分析，和平醫院是仁濟醫院院內感染的源頭，是李老太太把病毒帶進仁濟醫院，而林姓婦人又把病毒傳播至高雄長庚醫院。

院長疏失造成疫情蔓延

仁濟醫院位於華西街夜市旁，與麒麟飯店及和平醫院形成三角形。仁濟醫院距離和平醫院，不過九百公尺，有高度地緣關係；而每天進出仁濟醫院的攤販、民眾和病人，至少有三、四百人，與和平醫院相比，不遑多讓。

仁濟醫院儼然和平醫院第二。第一，與和平醫院感染科主任林榮第類似，廖正雄也沒有檢查出李老太太帶有SARS病毒，在病歷上僅注明「肺炎」。因此，五樓與她有過一級接觸的五位護士，在毫無防備下全遭感染，最早發病起自於四月二十日。要不是八位員工在四月二十五日、二十六日，連續兩天，主動向院方通報，否則李老太太四月二十五日已病逝榮總，廖正雄依然未向上通報。就是這超過一個禮拜的空窗期，使仁濟醫院成為病毒肆虐的溫床。

有關仁濟醫院究竟何時通報？出現不同的版本。廖正雄（已歿）當時接受媒體訪問時表示，他是在四月二十五日向台北市衛生局進行通報；但是，五月二十二日，「台北市醫師懲戒委員會」廢止廖正雄的醫師執照時，在調查報告中提到，仁濟醫院直到四月二十八日才做通報。至於衛生署疾管局則是在四月二十九日接獲通報之後，才啟動封院流程。

另根據最高法院的判決書記載，仁濟醫院的通報日期為二〇〇三年四月二十九日，判決文如下：「九十二年四月二十日晚間，仁濟醫院內七位護理人員和多名病患，陸續出現發燒、咳嗽和呼吸困難等症狀，廖、林（仁濟醫院感染管制委員會主委林俊彥）二人卻疏於注意，未通知所有醫院人員提高警覺、加強防護，反而將已感染SARS的護理人員召回醫院，未採取必要的隔離措施和治療，還要求院內同仁不要訛傳，以免影響醫院的運作和信譽。」

「結果到了九十二年『四月二十九日』，仁濟醫院才向衛生局通報，因SARS疫情在該院迅速蔓延，造成多位醫護人員感染，及三位病患感染死亡的悲劇。」依業務過失致死罪，判廖正雄六個月、林俊彥五個月有期徒刑，得易科罰金確定。

四月二十九日，華裔美國流行病學專家大衛，在疾管局官員的陪同下，前往仁濟醫院，要求院方停收病患、關閉所有出入口。那天是禮拜六，仁濟醫院大廳比平時冷清，倒是因不速之客的到訪，吸引鄰近的廣州街夜市攤商與民眾，擠在門口張望。

專家總共六個人，穿戴整齊的隔離衣、護目鏡、隔離鞋套和手套，連接縫處都纏上膠帶，直接上五樓的隔離病房，與八位醫護人員進行訪談。之後，又到九樓去調閱病歷和X光片，同時採集檢體，歷時三小時後離開。經過檢測，有三個檢體呈現陽性反應，衛生署於是決定封院。

中央接管以淨空為原則

當時，台北市政府正深陷和平醫院封院的泥淖當中，如今又來一個仁濟醫院，毫無招架能力。市長馬英九於是在四月二十九日下午五點，打電話給行政院長游錫堃，以台北市醫療量能不足，無力接管仁濟醫院為由，要中央出手。

游錫堃回顧，馬英九在電話中揚言：「如果中央不提供支援，他將立刻召開記者會，對外說明。」這讓游錫堃備感威脅，衡量當時情況，自知有無法迴避的責任，於是決定接管。

仁濟醫院的封院手段，與和平醫院截然不同，前者以淨空為原則，先將八位ＳＡＲＳ可能病例移往榮總；再把七名疑似個案送進松山醫院；未遭感染的一百七十三位員工，移往桃園榮總集中隔離；不在院的工作人員，由台北市政府召回，送往桃園榮總隔離；過去十四天曾到過仁濟醫院的患者，居家隔離十四天。

退輔會主委鄧祖琳臨危受命，接到游錫堃的指令後，二話不說，與台北榮總進場救援。「鄧祖琳是特種部隊出身，當時一口答應說：『沒問題，我來處理！』」令游錫堃印象深刻。

廖正雄不服醫懲會懲戒，強調在四月二十一日發現有同仁發燒時，曾與醫師討論李老太太病情，從未迴避，因此無法接受醫懲會冠上「隱匿疫情」的罪名。「士可殺不可辱！他們可以怪我不會診斷，但不可以汙衊我的人格。」

廖正雄認為，李老太太的症狀與一般感染者不同，很像「雙重感染」，ＳＡＲＳ症狀因而被輕忽。記者問：「既然你懷疑她是『雙重感染』，為何還安排她住院三天？」廖正雄坦承，自己一度猶豫，但考慮為她看診十多年，一時心軟才會收治。「事後回想，我感到後悔不已！」

緊要關頭，榮總成為廖正雄的浮木。廖正雄指出，當他在四月二十二日和二十三日，陸續發現院內同仁發燒，隨即在隔天打電話到榮總，詢問李老太太是否為ＳＡＲＳ病例？但是，對方的答案是否定的。基於安全考量，他還是在當晚安排發燒的同仁住院隔離。

直到四月二十五日上午，發燒的同仁累積到九人時，他們再度詢問榮總，但對方依然堅稱，李老太太並非SARS病患。由於始終查不出感染源，經院內一位外科醫師和兩位內科醫師，長達一個多小時的討論，他們決定以原因不明的院內感染，向台北市衛生局進行通報。

仁濟醫院的感染源究竟為何？剛開始的確陷入一團迷霧當中。根據榮總感染科主治醫師王永衛呈給衛生署的報告內容，與廖正雄認知相同，同樣認為李老太太為可雷氏肺炎球菌感染，排除感染SARS的可能性，才未向疾管局通報。

衛生署長涂醒哲、副署長李龍騰看法也不一樣。涂醒哲認為李老太太不排除是「雙重感染」。老太太的檢體雖然為細菌性肺炎，但過去就有感染病例，為雙重感染；不過，因為李老太太已經死亡，無法進一步確認。

李龍騰則認為，仁濟醫院的醫護人員，集中在四月二十日發病，推斷可能自四月十五日起，因為收治SARS病人，而遭到感染。又因為醫護人員感染人數最多，因此以接觸住院病患的可能性較高。另外，衡量仁濟醫院與和平醫院的地緣關係密切，不排除有病人曾經去過兩家醫院。

李老太太一家六口感染

李老太太一家六口感染ＳＡＲＳ，老太太和女婿林先生先後過世。李老太太的女兒李承貞、兒子李承忠接受《回首ＳＡＲＳ》一書的訪問。

李承貞說，她和母親、先生、二弟（李承忠）、弟媳林惠珍、妹妹等人陸續感染。發病初期，她高燒不退，在意識模糊下，自行騎機車，到中興醫院急診室。護士量完體溫，她不支倒地。醒過來的時候，已經被安排住進隔離病房。

她的先生前往榮總探視她的母親，不慎遭到感染，回家後感覺身體不舒服。她當時在隔離病房，打了好幾通電話給他，勸他到大醫院。他後來住進台大醫院，不到一個禮拜，就走了。

林先生在四月二十九日到台大醫院急診，台大醫院急診部主治醫師江文莒記得，他到院時已經很喘，一看Ｘ光片就知道是ＳＡＲＳ。詢問之前的接觸史，他說曾到仁濟醫院去探視「朋友」，但只待一、兩個小時就離開，或許因為這樣感染。「聽他如此告白，我不疑有他，但因為他情況不好，可能需要住院，我想跟家屬說明一下，他卻說家人都在忙。幾天之後，他的病情持續惡化，必須插管治療。由於沒有家屬陪伴，我特別憂心他的情緒變化，因此在他插管之前，安慰他說：『我們先幫你打麻藥、插管觀察病情，等拔管後，你的病就好了！』他只是點點頭。」（摘自《台大醫院抗煞訪談紀錄／李素芳採訪整理》）

「後來台大醫院暫時關閉急診，我在住院隔離期間，聽說這位病人不幸在五月中旬因為多重器官衰竭而過世了。想到當時安慰他的一番話，自責自己是否欺騙了他？後來陸續看到報導，才知道他是仁濟醫院感染源頭李老太太的大女婿，也因此恍然大悟，他當時為何孤苦伶仃、為何沒有家屬來看他。原來他們全家有多人發病，而他也因為『長時間』照顧岳母，而感染SARS。」

台大醫院內科醫師黃彝爵指出，林先生是他的第二位SARS病人。「他們全家幾乎都感染SARS，兩位姊姊也在台大醫院、姪女在其他醫院插管治療、父親因為SARS過世。住院期間，他的心情始終很低落，送進隔離室的餐點，常常原封不動地丟棄。除了心理狀況外，我還擔心他的病情一直不太穩定。果不其然，隨著病情持續惡化，我們雖然給予免疫球蛋白治療，但他產生了嚴重的過敏現象，血氧濃度直直落，幾乎瀕臨插管的地步。後來我們提早使用類固醇，他的病情才慢慢穩定下來。」（摘自《台大醫院抗煞訪談紀錄／李素芳採訪整理》）

李承貞在隔離病房住了一個多月，不知道丈夫已死，還是教友在電話中說溜了嘴，她才知道，遺憾連他最後一面都沒見到。

李承忠和林惠珍夫婦，也因為到榮總照顧母親，而遭到感染。李承忠記得，他被推入榮總加護病房時，遠遠看見太太在急診室走廊那一頭，他扯開嗓門大喊：「惠珍，不要怕，會好的！」卻沒有聽到任何回音。等接到她從隔離病房打來的電話，只能依稀從斷斷的聲響中聽到她說：「要插管了！」

七月二十四日，當太太被推出隔離病房，卻成為植物人。

中興醫院四名護士遭殃

中興醫院也因為收治來自仁濟醫院的ＳＡＲＳ病患，在未被告知的情形下，有四名護士出現發燒症狀，進住負壓病房隔離，所幸未釀成重大災難。其中，一名心臟內科醫師，幫病人做氣切、裝置內管，直到對方呼吸困難，才驚覺對方是ＳＡＲＳ患者。

仁濟醫院的患者也出現在台北醫院，同樣被蒙在鼓裡。台北醫院院長黃焜璋忍不住打電話到仁濟醫院抗議。

榮總急診部醫師指出，他們也是在全然不知李老太太是ＳＡＲＳ患者的情形下，曾經身處險境。幸好，他們警覺性夠高，全副武裝，並把病人移入感染科病房，以致逃過一劫。

高雄長庚醫院就沒有那麼幸運。有三十八位醫護人員和兩名肺炎患者住院隔離；林永祥醫師更因為幫林姓婦人插管，而失去寶貴的生命。

不要哭

仁濟醫院護士胡貴芳和林美雪，染SARS時同樣是孕婦，命懸一線，牽動了四條性命。她們在四月二十九日轉診馬偕醫院，出現發燒、咳嗽、X光異常現象，被通報為可能病例。當時，胡貴芳懷孕三十四周、林美雪二十四周，醫院準備一旦情況危急，立即為她們剖腹產。

胡貴芳和林美雪在不同的樓層工作，一個在五樓、一個在六樓，但同時遭加護病房的李老太太所感染。五樓有十一位曾與她密切接觸的護理人員接連倒下。

胡貴芳不治　一屍兩命

胡貴芳在四月二十三日出現輕微發燒、咳嗽，以為只是燥熱而已，服用了「普拿疼」之後，尚可與同仁談笑風生。

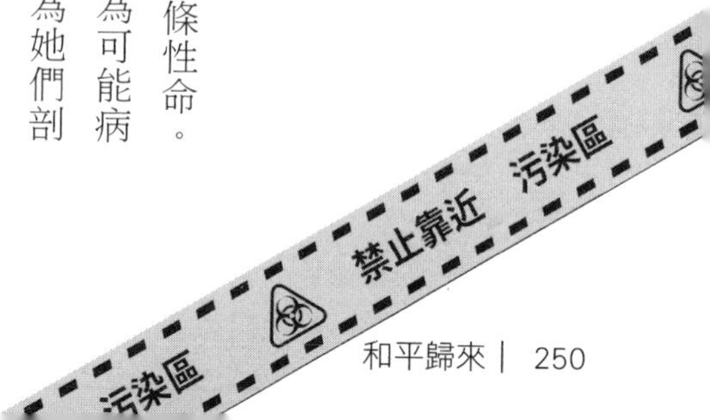

沒想到，兩天過後，她的病情加劇，四月二十五日請假在家休息。她的丈夫許永城當時任職於台北市交通大隊，還請假回家陪她一起隔離。

四月二十七日、二十八日，胡貴芳前往淡水馬偕醫院急診、照了X光。醫師研判，她疑似感染SARS，當日將她收治進負壓隔離病房，並通報為可能病例。當聽到太太感染SARS，許永城整顆心都涼了。

五月一日，兩人通電話，許永城聽胡貴芳喘得厲害，直覺她的病情惡化；但因為自己也在家隔離，什麼忙都幫不上。他只好不斷誦經，並且拜託親友到廟裡祈福，期望能有奇蹟出現。

五月二日下午兩點，他和太太剛通完電話，沒多久就接獲醫師告知，將為胡貴芳插管。自此之後，他就再也沒有聽到太太的聲音。

四月二十九日，仁濟醫院封院，院內醫護人員散在幾處隔離。胡貴芳插管前，知道之後恐怕無法開口說話，與同仁約定，以拍床做為暗號。

插管隔天，她和同事最後通話，聽到姊妹們在電話那頭哭泣，胡貴芳要她們：「不要哭！」這三個字，成為她的最後留聲。五天後，她病逝於馬偕醫院，為台灣首位因SARS亡故的孕婦。一屍兩命，命運實在悲慘。

院方不是沒有想過為她進行剖腹產，但因為她的肺部嚴重纖維化，插進胸管，母胎只延續了幾個小時，胡貴芳就走了。

當噩耗傳出，一百四十九位在桃園榮民醫院隔離的同事，難過得抱頭痛哭，淒厲的哭聲，從醫院每個角落竄出。

許永城在電話中痛哭失聲，不斷喊著：「她不要我了！她怎麼可以不要我了！」

再過兩天，就是他們夫妻的結婚紀念日；也就差兩天，他就要結束隔離，還眼巴巴望著能見妻子最後一面。「既然醫護人員可以穿著隔離衣進出病房，為何我就不能？我只要見她最後一面，等出來後隔離，我也願意。」

回想過去與妻子的點點滴滴，最令許永城感到甜蜜的是，每次接太太下小夜班，到附近夜市閒逛。許多店員都是她的病人，一看到她，就熱情地和她打招呼。

許永城曾應媒體之邀，寫了一封信給妻子。「我們相戀三年，就在結婚滿周年的前夕，妳遇上劫難。當記者問我，此刻心情如何？我只想說：『我很想妳，也很想哭！』突然看不到妳，我的心都慌了。家裡到處擺著我們的合照，走到哪裡都有妳的影子。」

一年前，他們才剛辦完喜事；沒想到一年後，卻迎來喪事，這令胡貴芳的母親難以接受，埋怨老天爺就愛捉弄人。「女兒一向孝順、貼心，我這個做媽的怎麼甘心？」她在家裡摺紙花，希望女兒和未出世的孫子，能在極樂世界安息。

胡爸爸說，在四個女兒中，排行老二的胡貴芳最為貼心，從不讓父母操心。當了護士以後，胡貴芳更是對父母噓寒問暖。家人看她挺著大肚子工作，也感到不捨。

胡貴芳身後入祀忠烈祠，台北市政府以最高規格撫卹。告別式在五月二十二日舉行，許永城在現場放聲痛哭。他把妻子的骨灰罈，送回花蓮老家安放，希望她不要流落在外。

林美雪重生 順利產女

林美雪是胡貴芳最好的朋友，兩人同時在一九九五年進入仁濟醫院服務。胡貴芳的丈夫許永城，是林美雪小學同學的同鄉和同事，透過她居中牽線，兩人進而結成連理。

林美雪與胡貴芳工作在一起、懷孕在一起、產檢在一起，就連染疫也同時，還同一天被送進馬偕醫院，同一天被列為通報病例。

剛開始，林美雪的狀況比胡貴芳還糟，五月四日到六日之間，病情一度惡化。沒想到，林美雪最後死裡逃生，胡貴芳卻不幸離世，讓林美雪很難接受。

林美雪病危時，只要呼吸就會喘，家人打電話給她時，她只能聽，無法回話。「先生在電話裡一直鼓勵我，要我只管呼吸，其他什麼事都不要想。他甚至騙我說，大家都很好，貴芳也很好，我竟然相信。」

胡貴芳於五月七日病逝，林美雪的家人不敢告訴她，並且交代護理人員一起隱瞞。「等我病情稍微好轉，第一件事就是打電話給她。但是，打到她的病房去，卻始終沒有人接聽。

我以為她在休息，一連打了好幾天都不通，去問護理師，沒想到她們都瞞著我。」

「等知道她去世，我難過得整個晚上都睡不著，一直在想她。好不容易睡著，她立刻入夢，告訴我，她很好，要我不要難過、要勇敢地活下去、小孩需要我！我聽了一直哭一直哭，直到哭醒為止。現在想起來，都還忍不住流眼淚。」

走過死蔭的幽谷，林美雪喜獲重生，在五月三十日出院。雖然因為肺部纖維化，留下後遺症，但靠著過人的毅力，她在二〇〇三年七月二十日，以自然產方式，產下女兒「妹妹」，成為第一起SARS可能病例生產的案例。

林美雪懷孕時，因為肺部功能嚴重受損、血氧濃度一度偏低，醫師在搶救過程中，使用可能導致畸型胎的抗病毒藥物「雷巴威林」。當時，家屬做了最壞的打算，一度問醫師：「要不要把胎兒拿掉、專心搶救大人？」醫師認為，依林美雪的狀況，恐怕不適合終止妊娠。後來靠一連串密集產檢，確定寶寶發育未受影響。「沒想到，陣痛一個小時後，我就生下寶寶！」

林美雪和先生婚後努力增產，但等了三年，才盼到「妹妹」的到來。其間，歷經SARS的試煉，在七月二十日誕下她，重達兩千八百公克，是個健康的「SARS寶寶」。

林美雪說，女兒活力充沛，身上像永遠有用不完的電力。她小時候喜歡學護士打針，看來有其母必有其女。「當初，我們極力保住她，做了最正確的決定！」

三年後，林美雪懷了第二胎，為「妹妹」添了個小弟弟，家庭和樂而圓滿。

翁碧媛病癒 留後遺症

五樓護理長翁碧媛與胡貴芳和林美雪同時感染。那一年她四十二歲，在仁濟醫院工作滿二十年，有兩個女兒。

翁碧媛幸運逃過一劫，回想二〇〇三年四月二十一日，輪到她值班，在五樓護理站待命，差不多在晚上七、八點左右，接到六樓護理站的電話，說一位李老太太喘得厲害，而且情緒十分躁動，家屬也因為埋怨轉診時間拖得太晚，情緒不穩定，急需她的協助。

翁碧媛趕到六樓，一邊忙著安撫家屬情緒，一邊幫咳嗽不止的老太太輕拍背部。老太太不時將氧氣罩拔下，翁碧媛和另一位護士不斷幫她重新戴上，直到把她推進電梯、送上救護車為止。回來之後，還要整理病床，簡直累癱了。

忙亂中，翁碧媛只戴了一般外科手術口罩，與李老太太近距離接觸，兩天後發病，全身骨頭痠痛。起初，她以為自己太累，直到隔天開始發燒，她心裡開始發毛，懷疑：「該不會染上那個了吧？」她跑去問醫師，對方連看她一眼都沒有，就直接斷定：「不是啦！妳只是感染上一種很奇怪的肺炎而已！」她到藥局買「普拿疼」吃，三、四個小時後，又開始發燒。

「完了！我真的感染SARS！」

由於專業上的警覺，她晚上不敢回家，就睡在醫院裡，還特別叮囑先生和兩個女兒，要居家隔離。

在翁碧媛發病的同時，與李老太太有過密切接觸的五位同事，也一個一個倒下，這時候恐懼占據她的心頭。

院方安排她們住院隔離，隨即確認感染SARS，總計有六位護士和一位男性放射師，在四月二十九、三十日兩天，被分批送往台北榮總。

轉診時，翁碧媛可以拎著行李下樓，並且自行爬上救護車，沒想到，當晚開始喘個不停，說話變得困難，還無法下床上洗手間。榮總為她緊急插管、接上呼吸器、插上鼻胃管和導尿管，讓她飽受折磨。

翁碧媛曾經在電話中向哥哥透露：「那位老婦人的病毒，真的很毒！」

她在病床上一連躺了八天，始終處於半昏迷狀態。直到第九天恢復清醒，死亡陰影卻依然籠罩。她的肺部浸潤嚴重，幾乎完全失去功能，只能仰賴呼吸器。

躺在病床上，翁碧媛全身癱軟，擔心氧氣導管接頭隨時會鬆脫，以致每隔一陣子就按下求救鈴，請護士進來。每次等護理師穿著三層隔離衣，終於進到病房，需要半小時。等護士進來以後，她想說，說不出來，想寫，手又不聽使喚，往往急得掉眼淚。

翁碧媛乖乖地聽醫師的指示，十天後恢復清醒，陸續拔掉身上管線。先生聽到她起死回生，拿著電話聽筒淚如雨下。

住院期間，翁碧媛趁與同事通話，問胡貴芳的狀況，同仁始終瞞著她，直到有一天，她聽到與她同在榮總隔離的護士，突然放聲大哭，才知道胡貴芳已經走了。「她是我一手帶的護士，個性乖巧、樂觀、懂事、好相處。結婚不到一年，肚子裡還有八個多月的小孩，這樣不明不白地死去，實在太慘了！如果院方能及早發現，讓醫護同仁得以事前防備，胡貴芳也不會賠上自己和寶寶的性命。」（摘自《回首ＳＡＲＳ》）

翁碧媛在隔離病房總共待了四十五天，雖然病癒出院，卻因為肺部纖維化和施打過量的類固醇，而留下後遺症。

火燒南台灣

五十二歲的林姓婦人，二〇〇三年四月二十六日，到高雄長庚醫院急診，造成院內感染，將疫情帶往零感染的南台灣。

當晚九點多，她一進入急診，就頻頻喊腰痛。醫師按照流程，問她是否到過疫區或前往其他醫院？她一概否認。醫師診斷她泌尿道發炎，但因為發覺她出現呼吸急促、發燒等現象，讓她在急診室留觀三小時後，收治在十一樓A胸腔科病房。

四月二十八日晚上六點，實習醫師吳思遠值班，從林姓婦人的胸部X光片發現，她的肺葉整個白掉，而且高燒到攝氏三十九度，感覺不對勁，問她的兒子，是否知道母親曾經到過哪些醫院？對方說不清楚，只知道母親從台北南下。吳思遠懷疑，她可能感染SARS。

吳思遠將疑惑告訴住院醫師林永祥，林永祥卻認為，病人有痰，應該不是SARS，只是普通的肺炎。

此時，有護士小姐大喊：「吳醫師，病人的嘴唇發紫，你趕快過來！」當下，他決定插管，但林永祥認為不用，可以先用 Bi-pap（一種強力灌氧機器）試試。可是，把血氧計一放上去，林姓婦人的血氧濃度只剩下四十到五十，看來不插管不行。

插管時，林姓婦人奮力抵抗，即使連打兩支鎮定劑，都無法使她安靜下來。林永祥試了兩次，都無法插管成功，反而被病人吐得一身，他們只好請另一名住院醫師王世緯前來。王醫師到了之後，又連試了三次，也沒有成功，直到第四次，才終於完成插管。

隔天，胸腔科醫師會診，在林姓婦人的胸腔X光片上，發現符合SARS的徵狀，強烈懷疑她感染SARS；之後，緊急做疫調，問了半天，林姓婦人的弟弟才說，姊姊曾經在四月十七日到過仁濟醫院。

長庚醫院緊急應變，先把林姓婦人與同病房的兩位病人，一起送進負壓隔離病房；並緊急召回九位醫師和二十三位護士，由感染科主任劉建衛逐一檢測，發現林永祥、吳思遠和協助插管的護士陳雅惠，陸續出現症狀。

四月三十日，長庚醫院進一步召回行政人員、取藥小姐和清潔工，同時將十一樓A的護士全數撤離，換另一批人接手。院長陳肇隆親自到急診室和胸腔科病房說明情況，以避免引起恐慌。

高雄長庚驚爆院內感染

前疾管局長蘇益仁透露，他自四月底起，連兩次接到長庚醫院內科部主任王佩文的電話。「我們是同學，他知道我是ＳＡＲＳ專家委員會的委員，因此向我透露，他們醫院有三位醫護人員發燒，懷疑可能是ＳＡＲＳ病例。」

蘇益仁轉告疾管局長陳再晉，他卻以長庚醫院並未通報為由，執意按兵不動。

隔天，蘇益仁南下，找院長陳肇隆。「我對他說，已經知道長庚醫院的狀況，特別來幫忙。」他起初楞了一下，否認發生院內感染。當蘇益仁強調：「我很確定！院內感染的可能性很大！」陳肇隆只好承認，並且帶他上十樓，證明：「我們都處理好了！」

蘇益仁看了嚇一大跳，病房是開放式的，就像通鋪一樣，沒有劃設隔離動線或進行分流，病患和家屬走來走去，連護理長都沒有穿隔離衣，看完Ｂ的ＳＡＲＳ病人，直接回到Ａ普通病房。電梯也沒有分開，所有人進進出出，毫無感控觀念可言。

蘇益仁馬上協助醫院劃設動線、進行分流，規定十樓以下的病房，不得收治發燒病人，必須送到十到十二樓。至於ＳＡＲＳ重症患者，則統一由十三樓加護病房收治。

正當第一波醫護人員即將隔離期滿，長庚醫院又爆發新一波疫情。住在林姓婦人隔壁房的潘老太太，五月八日在醫院病逝，四位陪病家屬出現疑似症狀。隔天，十二樓Ａ內科病房的陳姓牙醫，在高雄榮總病逝。陳再晉懷疑，林姓婦人的病房與陳姓牙醫接近，正釐清兩者的關聯性。

五十五歲的陳姓牙醫無出國史，因為咳嗽、倦怠、發燒，多次前往私人診所就醫，均不見好轉。四月二十五日，他到高雄長庚醫院住院，經醫師診斷為結核性肺炎，投藥治療後，仍持續發燒，並且有嘔吐症狀。五月二日，他主動要求轉診高雄榮總，五月七日被通報為SARS疑似病例，後經專家會議認定為SARS可能病例，五月八日病情惡化，五月九日凌晨三點四十分過世。

長庚醫院於是再度將十一樓胸腔科和十二樓內科醫護人員召回，發現其中有八人發燒，隔離人數因此擴大為五十三人，只要一發現有SARS疑似病例，就往隔離病房送。由於始終無法查出感染源，醫院先將十一樓上下部分樓層封閉。

五月十三日，洗腎中心一名病人和兩名護士，以及負責呼吸治療和加護病房的護士陸續發燒。第二天晚上，又有一名未檢出SARS的胸腔科病患，被錯誤收治在八樓的腎臟科病房。當發現他發燒，醫院馬上進行疫調，赫然發現他竟然有中國大陸的旅遊史，這才將他送進隔離病房。這麼一折騰，引起其他病人高度恐慌，連夜紛紛趕辦出院。

六樓也接著淪陷。一位肺結核患者發燒，院方清查十四名醫護人員，發現其中有四人體溫偏高，於是擴大封鎖樓層，將六樓淨空、八到十二樓封閉管制，僅保留兩個樓層加護病房，做為隔離病房使用。

高雄長庚醫院疫情連環爆，隔離處所新宿舍大樓總計一千多戶，一到晚上燈火通明，顯見院內感染情形嚴重。

護士揭隔離措施出問題

雖然高層下了封口令，卻止不住同仁向外吹哨。一位護士向媒體透露，由於院方未徹底做好隔離措施，病情才會擴散。例如：醫學大樓只隔離A人員，而且誰該隔離、誰不該隔離，全由管理中心主觀認定，並未詳查醫護人員與病患的接觸史。據她了解，王姓醫師確診，一位接觸過他的護士，因為輪休的關係，沒有被匡列隔離，照樣在兒童醫院看診。至於其他與王醫師有過接觸的醫師，有的自行隔離，但依然在單身宿舍趴趴走。尤其，醫院距離宿舍只不過三分鐘路程，醫師白天在醫院照顧SARS病患，晚上卻回到宿舍休息，家屬個個人心惶惶。

再者，醫院不准醫護人員請「隔離假」，同仁想要回家隔離，又不想用年休，索性不到班，只要曠職三天以上，就視同主動離職。因此，總計有一百二十八名護士離職、七位醫師辭職、兩位醫師不告而別。甚至，有一位醫師的父親打電話到醫院，請院方高抬貴手，准許兒子離開，以免斷了家中香火。

平常一名護士可以照顧十到十五床病人，但照顧一名SARS病患，需要兩名護士。加上照顧完之後，必須居家隔離十四天，因此人力吃緊。迫於無奈，他們只好向立法委員陳情。

民進黨立委余政道質疑，長庚醫院明知林永祥醫師在五月三日發病，卻因為擔心影響業績，直到五月八日才向疾管局通報，涉嫌隱匿疫情。「我早在一個月前，就提醒衛生署要注意，但是，不幸的事還是發生！」即使長庚醫院出面澄清，根據世衛組織的通報定義，他們並未有所延誤，卻依然止不住外界質疑的聲浪。

擋不住病毒跨越濁水溪

長庚醫院只顧悶頭處理自家危機，連病人散至南部其他醫院，都未即時告知，使得疫情一發不可收拾，向外擴散到高雄縣市、屏東、台東、台南、澎湖等地。高雄醫學院附屬醫院和澎湖醫院相繼失守，其中又以高醫情形最為嚴重。

蘇益仁表示，當時政府努力將疫情堵在淡水河以北，如今SARS跨越濁水溪，南台灣失守，可謂茲事體大。

五月七日，李明亮接任抗煞總指揮，五月十一日凌晨，打電話給林口長庚醫院院長陳敏夫，以及決策委員會主委吳德朗和莊逸洲等決策高層，開門見山說：「高庚名聲繫在此一役，萬一淪陷，負面形象難以承擔，林口長庚應盡速派員南下支援。」第二天一大早，「長庚失守！」成為各大報頭版頭條消息。

五月十三日上午，吳德朗率隊南下，陳敏夫紅著眼眶在門口送行。前一晚，吳德朗甚至交代醫師太太，萬一他有什麼三長兩短，就把他與祖先一起葬在彰化的老家。

吳德朗透露，當時狀況嚴峻，一位自願到隔離病房照顧ＳＡＲＳ病患的護士，一見到患者，嚇到全身癱軟，連站都站不起來，反而需要同事照顧。

一位高齡九十歲的老先生，被診斷疑似感染ＳＡＲＳ，轉診到高雄長庚醫院，家人嚇得頭也不回地離去。儘管兩個禮拜後，老先生排除感染，但因為家人不願意將他接回，一時想不開，拿病房監視器的電線上吊自殺。（摘自《回首ＳＡＲＳ》）

疾管局緊急應變防擴散

疾管局於五月十四日認定，高雄長庚醫院有限度院內感染，於下午宣布七項緊急應變措施，不封院、只封樓、關閉急、門診，封閉已遭汙染的十一和十二樓、將ＳＡＲＳ病例收治在十三樓專責病房、十樓劃為低汙染區、將病例分成四級安置。

李明亮忙了一天，在晚上九點半前往閣揆官邸，看到游錫堃因為擔心台大醫院和高雄長庚醫院的疫情，顯得憂心忡忡。李明亮保證，兩家醫院疫情全在掌控之中。ＡＩＴ處長包道格也在此時，提出復僑的條件，請院長放心。

深夜十點四十分，李明亮回到疾管局，召集蘇益仁、陳建仁、陳再晉和涂醒哲開緊急會議。他在電話中向游錫堃和中研院長李遠哲坦承，高雄疫情不但守不住，還幾近崩盤。正當他為該派誰南下處理而傷腦筋時，蘇益仁挺身而出，自願於第二天一大早南下，到高雄坐鎮。李明亮擔心他一個人應付不過來，商請中研院生醫所副研究員何美鄉一道南下。（摘自《走過ＳＡＲＳ》）

南部疫情不如評估中樂觀，五月十八日，高雄長庚醫院兒童醫院，亦傳出有前往支援的婦產科護士發燒，進而使兒童醫院急、門診一併暫停。

林姓婦人的弟弟，因前往探視姊姊而感染，不幸在五月十九日過世，外界因此將矛頭指向林家，逼得婦人的兒子不得不出面澄清。他指出，他們並非刻意隱瞞母親病史，直到後來看母親的健保卡，才發現第一格蓋了仁濟醫院的章。（摘自《黃漢忠／從高雄長庚ＳＡＲＳ院內感染事件論醫院的風險溝通問題》）

高雄縣路竹鄉李姓老翁的第五個兒子出面指控，由於長庚醫院隱匿疫情，使得他們一家九口染疫。

四月底，七十八歲的老父親，因為胃出血，住在長庚醫院十一樓Ａ十三病房。五月初，院內傳出多位病人感染ＳＡＲＳ，他們要求更換病房，院方卻只將他換到十七病房，並未讓他脫離感染區。五月九日，老先生在醫院病逝，十天後，才被通報為疑似病例，使得李家五個兄弟、兩個姊妹，全都遭到感染，分住兩家醫院，其中一人插管治療，命在旦夕。至於沒有被感染的家人，因為也被居家隔離，一時之間全家生活陷入困頓，還得飽受鄰居指指點點。老四兩夫妻就因為無法承受壓力，即使發病也不敢就醫。

醫院堅稱老翁死於呼吸衰竭、敗血症和慢性阻塞肺炎，家屬在五月十二日將父親遺體火化，未料一個禮拜後，長庚醫院竟將他補通報為SARS病例。李家憤而控告長庚醫院涉及業務過失和傷害。（摘自《蘋果日報》）

直到五月十七日為止，高雄長庚醫院未再出現新增個案，累計死亡人數多達十一人。至於高雄醫學院附設醫院，首波通報病例就有三十五個之多，五月二十七日達到五十七例，其中有十七人死亡。

病患自行轉診禍延高醫

蘇益仁接下疾管局長一職，分析高醫受到波及的原因，主要是因為五月七日到十五日間，高雄長庚醫院九到十二樓的住院病患，自行轉診旗山醫院、溪州醫院，未到長庚醫院回診，反而跑到高雄醫院，才導致SARS蔓延。

以屏東縣基督教醫院兩起通報個案為例，住在里港鄉的四十歲陳姓婦人，四月六日因為膿胸，前往高雄長庚醫院做引流手術，被安置在九樓A。五月三日，因為長庚醫院管制部分樓層，自行帶著引流管出院，返家後發現身體不適，五月十二日到屏東基督教醫院住院，兩天後病逝。

李明亮坦言，高醫的院內感染問題嚴重，他擔心疫情無法控制，特別請葉金川南下，透過疫調發現，問題出在ＰＣＲ檢測，許多個案出現偽陰、偽陽問題。如果ＳＡＲＳ期間，他自我檢視，真有什麼疏失可言，大概就屬高醫的院內感染事件。

澎湖醫院出現的首兩起病例，是一對黃姓夫婦。太太在醫院當看護工，與先生被感染。女看護工在居家隔離期間病危，緊急送往澎湖醫院，經搶救無效，宣告不治。

五月十七日，黃先生被證實是ＳＡＲＳ可能病例，與他曾經有過接觸的十位護士，因此被隔離。縣府衛生局總計開出九十六張隔離單，並緊急關閉澎湖醫院急、門診，形同封院。

為免ＳＡＲＳ入侵離島，澎湖縣早有封島的打算，但中央不准，只允諾一旦發生緊急狀況，將提供完善的後送機制。言猶在耳，五月二十七日，一位陳江旺病情惡化，需要後送，縣府衛生局在晚上十一點找上立委林炳坤，由助理向空警隊和消防署求援，卻被一口回絕：「很抱歉，晚上看不見，直升機不飛！」縣府好不容易在半夜兩點鐘，取得高雄縣海巡隊同意，願意出動「福星號」後送患者。

等病人登艦，已是第二天中午。陳江旺全身無力、拖著沉重步伐，登上艦艇之後，一路強忍八、九級的風浪，搖搖晃晃地折騰了四小時，才終於抵達高雄港。接下來，再次拖著沉重的步伐走下艦艇、坐上救護車，送入高雄榮總，等到終於獲救，已過了二十一小時。
之前的黃先生，正因為後送機制失靈，在到院後四天，不治身亡。
衛生署事後對高雄長庚醫院和高雄醫學院附設醫院各重罰一百五十萬元，創下違反《傳染病防治法》有史以來最高裁罰金額。
陳肇隆解釋，外界質疑長庚醫院隱匿疫情，原因可能是林永祥於五月三日出現發燒和扁桃腺發炎、化膿等症狀，但因為沒有呼吸道症狀，不符合衛生署的通報定義。直到五月十日，出現呼吸道症狀，X光片顯示有肺部浸潤現象，院方才向疾管局通報。或許因為前後有一個禮拜的落差，才會造成外界誤解。
吳德朗坦言，長庚醫院面對SARS太過掉以輕心。早自三月中到四月底，長庚至少有五千多位醫護人員，曾經聽過講習，如果早照著他所擬定的危機處理模式，高雄長庚就不會這樣不堪一擊。（摘自《回首SARS》）
「外界指責，陳肇隆因為剛上任院長兩個月，為顧及醫院業績或形象，才會延遲通報。政府不也有愛面子的毛病，單怪長庚醫院，怎麼公平？」

流星劃過

一場ＳＡＲＳ浩劫，帶走高雄長庚醫院住院醫師林永祥二十八歲的年輕生命，如同流星劃過，令人不勝唏噓。

與他同時為林姓婦人插管的實習醫師吳思遠，在日記中還原事件經過。他寫道，二〇〇三年四月二十八日輪到他值班，在十一樓Ａ向學長林永祥抱怨，實習醫師拿不到N95口罩。林永祥二話不說，幫他要來一副。他小心翼翼地收起，反問：「學長，那你有沒有？」林回答：「有啊！內科部有，我懶得戴！」畢竟當時南台灣還沒有疫情，因此他沒有多問。

大約晚上六點左右，他的叩機響起，護士小姐說，十一樓二Ｃ有病人在喘，要他過去看一下。他隨手抽了一支動脈血，並翻閱林姓婦人的病歷和胸部Ｘ光片，發現她的肺葉整片白掉，高燒到攝氏三十九度，懷疑應該是ＳＡＲＳ，於是急叩林永祥。林永祥判斷不是，認為只是普通肺炎。

這時候，聽到護士小姐大喊，病人的嘴唇發紫。吳思遠當下決定插管，急忙拿出N95口罩，套在外科口罩外面。但是，林永祥依然認為不必插管，只要拿 Bi-pap（一種強力灌氧機器）試試。當血氧計放上去，林姓婦人的血氧濃度只有四十到五十，不插管不行了。吳思遠看林永祥只戴了紙口罩，提醒他必須戴上N95，但是，他急著搶救，還來不及戴，就進入病房插管。

林姓婦人身體很壯，奮力抵抗，他們打了兩支鎮定劑，都不見效，使得插管變得困難。林永祥又試一次，病人吐了。吳思遠說，他被吐得滿褲子都是，黏呼呼的，有點兒噁心。林永祥身上，也被濺到一些。

林永祥再試了一次，情況相同。他請護士小姐，再急叩另一位醫師。住院醫師王世緯來了，連試了三次也失敗，護士小姐打算再找曾柏霖醫師前來。他人未到，三人終於完成插管，前後歷時一個多小時。

吳思遠記得，那次插管十分辛苦，過程中不知吸進了多少飛沫？忙完之後，他跑去換褲子，發現留在上面的菜渣，都已經乾掉。即使如此，林永祥還是堅持：「只不過是普通肺炎，病人是因為吃多了，才會被嗆到、嘔吐。」

接下來的大、小夜班，因為病人不斷抱怨，吳思遠整晚不敢闔眼。隔天，他過生日，與女友在餐廳慶生，突然接到感染科醫師許文祥電話，詢問他是否曾經幫林姓婦人插管？當聽到病人可能是ＳＡＲＳ個案，吳思遠覺得不敢置信：「這不會是真的吧？為什麼是我？」就這樣，被捲進ＳＡＲＳ的漩渦裡，等到再見陽光，已是一個月以後的事了。

四月二十九日下午五點，高雄長庚醫院院長陳肇隆、副院長李子瑜和感染科主任劉建衛舉行感控會議，要求接觸者集中隔離。與林姓婦人接觸的醫護人員，多達五十七位。吳思遠認為，若她真的感染ＳＡＲＳ，恐怕所有人都無法逃過。令他感到更加害怕的是，王世緯竟也開始發燒。第一晚隔離，他的內心忐忑不安。

五月一日一大早，所有人被吵醒，衛生局進一步要求，到院外隔離。在醫院安排下，他們前往新完工的員工宿舍移動。他天真地以為，自己會沒事，整個早上還輕鬆地與學長們聊天。當時，林永祥也在場，依然堅稱林姓婦人不過是普通肺炎，只要居家隔離就好。「強制集中隔離，未免小題大做。」

吳思遠戰勝死神　瘦骨嶙峋

五月二日早上，協助插管的護士陳雅惠也開始發燒，被送進隔離病房，吳思遠的心情跌落谷底。糟糕的是，他的體溫節節升高，上午才攝氏三十六點五度，下午就變成三十七點二度。每隔一個小時，增加零點一到二度。到了晚上，體溫達到攝氏三十八點五度。

當晚，他打電話給父親，告知自己可能感染ＳＡＲＳ，要家人為他祈禱，希望他明早退燒。

那一夜，他輾轉難眠，每隔一會兒，就爬起來一次量體溫。他的體溫直線上升，在凌晨兩點鐘，衝破攝氏三十九度。天一亮，又高了零點五度。吳思遠不得不承認，自己可能感染ＳＡＲＳ。

早上七點多，曾柏霖和十一樓Ａ的護理長張麗珍，衝到他的房間，像等開獎一樣，想知道結果。「三十九點五度！」接下來，他就被架往十一樓Ａ的隔離病房。

負壓病房空間狹小、不見天日，已令他感到窒息；最要命的是，他不斷腹瀉、跑廁所。經常在站起來時，眼前一黑，跌倒在地。有一次，他坐在廁所地板上長達三個小時，無力再站起來。

親友得知他感染ＳＡＲＳ，紛紛打電話慰問。父母到處求神問卜，他則從耶和華，拜到觀世音菩薩，不知道還能做什麼？

聽說林永祥也發燒了，住在十二樓隔離病房，吳思遠的心情簡直糟透了。還好，陳雅惠的病情逐漸穩定，算是唯一一件喜訊。

吳思遠服用 Ribavirin 抗病毒藥物，產生嚴重後遺症，整個人很不舒服，不停地發燒、腹瀉、急喘、沒有食欲，三餐全都堆在桌上，連一口都吃不下。眼見自己的手臂和大腿越變越細，卻無計可施。

吳思遠的胸部X光出爐，有肺浸潤現象、白血球降到三千以下、血小板只有九萬、血紅蛋白始終在十附近徘徊。由於害怕插管，他對醫師說謊，說自己非但不喘，而且食欲增加、腹瀉減輕，除了發燒之外，一切都好。

長達十天，他的體溫一直在攝氏三十九度以上，兩隻手不斷打針、抽血，變得千瘡百孔。連護士都抱怨，已找不到靜脈可以下手。

五月十六日，林永祥病逝的噩耗傳來，吳思遠淚如雨下。每看一次新聞，就哭一次。「他好不容易完成苦讀，領著微薄的薪水，努力償還助學貸款，人生正在開始，卻因為救人，一切化為烏有，真是太殘忍了！」

後來幾天，吳思遠開始發冷，從骨子裡冒出寒冷，即使蓋上兩床棉被，兩排牙齒依然喀嚓喀嚓發出聲響，呼吸聲變得很重，好像快要把他的耳膜震破。當時，他每分鐘呼吸三十五下、血氧濃度只有八十幾，他感覺死神的腳步近了。儘管學長一直向他解釋，他就是聽不進去。

五月十九日，陳雅惠病癒出院，出現在螢光幕前，笑得很開心，喜悅感染了吳思遠。隔天，他被陽光喚醒，一量體溫，掉到攝氏三十七點六度。他整個人變得神清氣爽，像是重生。

五月二十三日，他拔除身上最後一根管線，身邊瓶瓶罐罐也變成「遺跡」，只有雙臂的瘀青和針孔，成為他的戰利品。一連二十三天，他與死神搏鬥，體重掉了十五公斤，瘦骨嶙峋一坐下就痛，都快認不得自己。「好在，這條命，我是撿回來了！」

二十八歲林永祥 新婚殉職

林永祥和林重威同年，離世時都只有二十八歲。兩人在不到二十四小內相繼過世，令人惋惜。

林永祥是繼林重威之後，第二位因SARS殉職的醫師，也是高雄長庚醫院創院以來，第一位因公殉職的醫師。

根據照顧林永祥的長庚醫師透露，林永祥與死神搏鬥時，身上插滿大大小小的管子，包括：鼻胃管、氣管內管、導尿管和體外循環充氣時所需的多條管子，令人看了不忍。

林永祥在校時成績優異，南一中畢業後，考上高雄醫學院。畢業後，先在高雄長庚醫院實習。當完兵後，重返長庚醫院，在二〇〇二年八月出任內科部住院醫生。

醫學院同學聽到林永祥的噩耗，難以置信。回想二〇〇三年初，才喝過他的喜酒，另一半原是長庚護士，婚後轉往護理技術學院任職。怎料一場浩劫，摧毀兩人世界？

在同事眼中，林永祥做事認真、負責，為人熱心，個性樸實、內向，尤其不喜歡高談闊論。他選擇內科，也與個性喜歡抽絲剝繭有關。他曾說，當醫師最大的成就，就是靠正確的診斷，將病人治癒。

林永祥是家中長子，有兩個弟弟。當時，大弟在路竹高中教書、小弟還在屏東師範學院就讀。林永祥的母親見到兒子變成一罈白骨灰，傷心欲絕哭倒在地，還得靠媳婦李宜錚在一旁攙扶。

時至今日，只要林永祥的母親一想到他，就忍不住哭泣，就像是昨天才發生的事一樣。

華昌驚魂

SARS期間，唯一一起封樓事件，是大理街的華昌國宅。當時，甚至有人提出封橋建議，最後好在只是虛驚一場。

「華昌事件」三起感染個案源頭，始於住在大理街十七號二樓的史鳳標老先生。他在二○○三年四月十九日上午，前往仁濟醫院院長廖正雄的門診，與山東同鄉李老太太，在沒有戴口罩的情形下，聊得很熱絡，因此遭到感染。

史老先生早在三月十九日和四月十日，曾經去過仁濟醫院，但是，當時看的是皮膚科、泌尿科和腸胃科，無感染可能。因此推測，他在四月十七日上午十一點到十二點間，遭李老太太感染。

史鳳標經常去「龍山老人活動中心」活動，社工在四月二十三日做最後一次電訪，聽他提起，因為發燒、咳嗽，曾前往仁濟醫院看病。

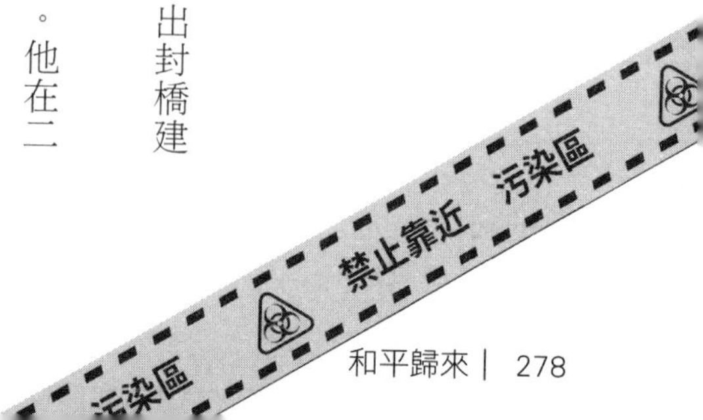

與史鳳標同棟樓、住在二十三號二樓的高老伯，與史鳳標相熟，知道他是憲兵退伍，身體硬朗，冬天出門，只穿一件汗衫，原本計畫在二〇〇三年到中國定居，與妻女團聚，還說如果能活到九十五歲，他就心滿意足了。

史鳳標的妻子曾在三月中來台依親，高老伯看見他們在外用餐。由於史老先生脾氣火爆，兩夫妻經常吵架，史太太吵著要離婚，三月二十八日返回南京老家後，就再也沒有回來。因此，史鳳標絕非有中國大陸的接觸史，而遭到感染。

史鳳標曾向高老伯抱怨身體不舒服，曾到榮總和仁濟醫院看病。生前十多天，高老伯發現他連走路的樣子都變了。（摘自《蘋果日報》）

鄰居陳太太最後一次看到史鳳標，是在四月二十八日早上。當時，他在大樹下，一邊修腳踏車，一邊與身旁婦女口沫橫飛地聊著天。（摘自《壹週刊》）

赫見史鳳標陳屍多日

四月底，華昌社區進行大消毒，其實早已聞到屍臭味，鄰居以為是死老鼠。直到五月八日，綠堤里里長高忠義進入十五號二樓，幫朱女士家進行消毒，確認屍臭的來源是隔壁，破門而入後，發現史鳳標陳屍家中，屍體腐爛，推估死亡時間超過十天。這意味著，從仁濟醫院爆發院內感染，到四月二十九日封院，台北市衛生局的追蹤、匡列、隔離付之闕如，才會讓史鳳標成為落網之魚，被遺忘到屍體發臭。

史老先生遺體被發現的同一天，衛生局接獲來自華昌國宅其他兩起通報案例，一位是朱女士，另一位是住在十九號四樓的陳姓婦人。

朱女士在五月五日發燒，五月七日被救護車送往台大醫院。台大醫院急診部醫師林志豪指出，「她一來，我們就覺得她是SARS病患，診斷上沒有問題。麻煩的是，沒有加護病房可以讓她進住，只好將她留在急診簡易隔離區觀察。她的狀況一直不好，瀕臨插管邊緣。一被送進加護病房，隨即插管。」

急診部主治醫師蘇展平記得，朱女士到急診室之後，一直拉肚子，護理師不時進去幫她換尿布、清理褲子，甚至到後來，她意識不太清楚，將滿是屎尿的褲子提在手上，站在門口張望。護理師請她進去，幫她換衣服、擦澡，敬業的精神不禁令人豎起大拇指。（摘自《台大醫院抗煞訪談紀錄》／李素芳採訪整理）

前台大醫院醫生、親民黨不分區立委高明見在質詢時透露，朱女士在台大醫院急診室留觀多日，與其他相同症狀病人共處一室，在採檢喉部檢體時咳嗽劇烈和嘔吐，使所有病人和醫護人員都暴露在風險當中。

陳姓婦人在五月二日開始發燒，五月七日前往馬偕醫院急診。胸部X光片出現肺部反白，五月十二日宣告不治。

高明見透露，和平醫院、仁濟醫院、華昌國宅、健安診所相繼發生ＳＡＲＳ感染事件，可證為台北市中正區和萬華區的感染源頭。

以陳女士為例，她從西園醫院轉診馬偕醫院之前，曾與史老先生在同一家診所看診兩次，卻都沒有診斷出ＳＡＲＳ。

另外，在榮總病逝的七十四歲辜老先生，住在雙園街，住家與華昌國宅緊鄰，不排除因為疫情擴散，才遭到波及。

健安診所的彭姓護士因為高燒不退，兩度前往耕莘醫院永和分院就醫，也出入過檢驗站，卻被當成感冒治療。等她到台大醫院急診，被通報為ＳＡＲＳ疑似病例，其間究竟感染過誰？已無從追究。（摘自《立法院公報》）

華昌社區三起ＳＡＲＳ個案，雖然住家門牌號碼相連，但門窗互不相通，不排除感染途徑為共用樓梯。

直到住同棟十三號一樓的林同學發病，以及辜老先生在五月初病逝，主管機關這才如臨大敵。

局部封樓隔離做疫調

行政院長游錫堃召開跨部會會議，當著台北市、台北縣和桃園縣長的面，建議萬華居民每天量體溫。馬英九卻不表同意，說要召集幕僚討論可行性。

另有立委在質詢時提議封城，衛生署長涂醒哲斷然拒絕。

抗煞總指揮李明亮透露，還有人提出封橋建議，管制往來台北、萬華的主要橋樑，人、車受檢，確定沒有發燒才能放行。「但是，我認為處理疫情不能無限上綱，這樣做勢必會癱瘓交通，把台北變成一個死城，萬萬不可。」（摘自《走過ＳＡＲＳ》）

華昌國宅接二連三出現感染個案，引爆台灣是否爆發社區感染的疑慮。涂醒哲接受《ＣＮＮ》專訪時否認；衛生署副署長李龍騰卻認為，已達社區感染的廣義定義。

五月九日上午，李明亮指出，若以感染個案的接觸史和旅遊史判斷，台灣的確有發生社區感染的跡象。但是，他補充說明，史老先生平日就有慢性病史，加上死因尚待釐清，如果就此推斷台灣已爆發社區感染，未免顯得證據薄弱。尤其，不能把華昌社區與香港淘大花園社區畫上等號，應該把華昌國宅的每一戶，視為單獨的病房，進行封樓。

經過台北市副市長歐晉德與李明亮、中研院院士陳建仁討論後，只需召回住戶、封閉部分樓層，進行十四天居家或到基河國宅隔離。總計五月九日、十日兩次封樓，召回四百多位居民，共有七百五十三人被隔離。

游錫堃在五月十日凌晨，責成環保署長郝龍斌成立緊急應變中心、啟動ＳＡＲＳ應變小組、在現場成立前進指揮所，協助台北市環保局進行環境消毒、廢棄物清理和廢汙水管制。

疾管局到社區疫調、清查住戶人數，調查居民是否出現發燒、腹瀉、咳嗽等症狀，同時檢測是否發生水源或空氣汙染。

根據疫調顯示，史老先生每天早上五點鐘起床，固定到住家旁邊的小公園散步和運動。除了龍山老人活動中心之外，他平常還經常到基督教台北真道教會走動。台北市衛生局匡列接觸者，擴大居家隔離範圍。

至於陳姓婦人平常去的菜市場，因為難以掌握固定接觸者，因此並未做進一步匡列。

華昌國宅是五層樓的公寓型建築物，坐落在大理街上，是台糖土地移撥興建，與「華強國宅」都是一九八〇年左右興建的老公寓大廈，承租戶多為低收入戶，四戶一樓、七棟一排，以弄巷間隔，共有四排，合計有五百六十戶。每戶面積為十二坪到二十坪，月租為二千四百元至四千九百元，由於租金低廉，除了安置拆遷戶外，住戶多半為低收入戶、退伍軍人和獨居老人。

警方陸續在國宅部分區域拉出封鎖線後，許多住戶才意識到，可能十天出不了門，頓時慌了手腳。

吳育昇造謠水染病毒

五月九日晚上，李明亮開會到凌晨一點返家，打開電視一看，發現《ＴＶＢＳ》新聞台的跑馬燈，竟重複播放著：「華昌國宅飲用水，出現嚴重病毒汙染！」這是暗示香港淘大花園社區大規模感染，在台灣發生？著實把李明亮嚇壞了。

疾管局的確在五月九日下午進行汙水採檢，不過，是大腸桿菌檢測，不是ＳＡＲＳ病毒檢測。就算是大腸桿菌檢測，也必須二十四小時後才有結果，截至午夜，還不到十二小時，哪有什麼結果？「根本是捏造！」（摘自《走過ＳＡＲＳ》）

隔天一大早八點，李明亮見到來開會的歐晉德，歐表示，他也是在凌晨兩點鐘看到電視新聞報導，第一時間感覺十分訝異，原本想打電話給李明亮，卻因考慮時間太晚，才暫時忍住。他答應李明亮，會查個清楚。

李明亮緊接著召開例行記者會，臨登台前，又有人遞上《聯合報》，斗大的標題寫著：「國宅水系統有病毒汙染……」看得他火冒三丈，氣到全身發抖，站上發言台後，立刻點名該報記者：「為何如此報導？消息打哪裡來？」一邊罵還一邊用力把報紙摔在桌上。

這時候有一位女記者舉手，支支吾吾解釋，報導不是她寫的。記者會結束之後，她更趨前向李明亮透露消息來源，直指是台北市政府新聞處長吳育昇。李明亮聽了後大聲斥責：「我們在前面作戰，後方卻有人放火……，敢散布這種謠言的人，應該要槍斃！」

《聯合報》這篇在二〇〇三年五月十日署名「本報記者」的報導，內文引述不具名「官員」的談話，指華昌國宅水質被汙染的原因，可能是ＳＡＲＳ住戶使用過的水排出之後，因為房屋老舊，自來水管與汙水管有破洞，因此造成汙水及自來水都遭病毒汙染。雖然同篇報導亦引述台北市衛工處長李四川的質疑，指華昌國宅汙水管已納入台北市公共汙水下水道，是新的汙水管。對於傳出與自來水管交相汙染的訊息，令他感到納悶。

歐晉德當面質問吳育昇，他矢口否認。直到剛出爐的《蘋果日報》，在「今晨最新消息」中，直接引述他的說法，指華昌國宅水塔及管線均遭汙染。吳育昇這時候才改口，其中一定有什麼誤會。

歐晉德調閱錄影帶和錄音帶，有關《ＴＶＢＳ》電視台五月十日凌晨的採訪，係主播以錄音採訪的方式，直接取得吳育昇的說法。歐晉德因此撂下重話，如果市府官員說錯話，該負責就負責。吳育昇此時才表示，如果造成外界誤解，他願意負起責任。

李明亮引述他人分析指出，台北市政府意圖造謠有社區感染爆發，用以掩飾過去市府處理和平醫院、仁濟醫院院內感染失當的疏失。可惜，市府在處理華昌國宅封樓一事上，頗具成效，卻被「吳育昇事件」給一竿子打翻。

根據環保署的檢測結果，在十八件採樣中，其中，水池因為廢棄不用多時，未定期清洗，受到穢物汙染，造成水管阻塞，早已沒有供水，與居民飲用水無關；而蓄水池早已加高，完全阻隔與地面的汙染源接觸，也沒有汙染蔓延的可能性。至於蓄水池，連大腸桿菌都沒有發現，口糞途徑感染也排除，哪來的ＳＡＲＳ感染源？

歷經五天大樓封鎖，華昌國宅在五月十三日中午十二點解離，除了基河國宅的住戶外，所有居民只需自主管理，每天量體溫三次、出門時戴口罩，即可自由進出。

總結，華昌國宅SARS事件，不過是虛驚一場，只有「政治疫情」，而沒有大規模的社區感染。

龍頭裁了

二〇〇三年五月十二日晚上九點，台大醫院急診處亮了一百零八年的燈火，一夕之間熄滅。

當天早上就有一股不尋常的氣氛在院內瀰漫。院方下令將急診留觀的病人送出，能出院的出院，不能出院的聯絡轉診。由於當時隔離病房一位難求，醫護人員只好暫時將病人移轉到公館院區。直到急診部關閉，仍有十幾床病人無法送走。

四月下旬，台大感染科主任張上淳向院方建議關閉急診，當時並未獲得高層首肯。直到五月十日急診暫留區有病人感染ＳＡＲＳ，張上淳再次提出建言，院長李源德一大早與行政院、衛生署和台北市政府積極協商，並未獲得回應，於是在晚上七點，召集一級主管會議，斷然決定關閉急診，獲在場同仁一致支持，張上淳終於鬆了一口氣。

當李源德把決定告訴衛生署ＳＡＲＳ總召集人李明亮時，李源德透露，對方相當不諒解，一直問：「可以不關嗎？這樣做，會引發大眾恐慌！』」李源德回答：「真的沒辦法，我不能逞強，讓醫護人員喪命。我有責任，一定要關！」

前三總院長陳宏一透露，李源德認為，如果再不關閉急診，恐怕台大醫院有可能封院。李明亮有他的道理，他認為，台大醫院是台灣的精神指標、龍頭醫院、最後一道防線。「你把它關了，人家會以為首都完蛋了。我知道台大醫院已人滿為患，但建議想辦法擴充、再緩緩？這件事讓我們有點不高興！」（摘自《民視》）

在急診關閉後的幾個小時內，台大醫院有三位急診部同仁發燒，感染科決定全員隔離檢測，護理師王麗華隨即通知急診部同仁到院集中隔離。「由於我手上沒有名單，只好試著從認識的人著手，逐一撥電話聯絡，急診護理長也來幫忙，一直努力到凌晨兩點，我才拖著疲累的腳步回家。」

「當時這樣做，引起不少批評與質疑，但我們別無選擇，台大醫院不想成為和平醫院或仁濟醫院第二，寧可得罪人，也要扮演黑臉。」（摘自《當台大醫院碰上ＳＡＲＳ》／李素芳採訪整理）

人滿為患　台大關閉急診

台大醫院安全室隊長鄭明君描述，自和平和仁濟醫院相繼封院後，台北縣、市的救護車，幾乎全往台大醫院跑。急診室滿滿都是人，一個大夜班，就開出兩三百張檢疫單。

台大醫院副院長陳明豐統計，自和平醫院封院後，急診部總共收治兩千名發燒病患，有的感冒，有的在ＳＡＲＳ潛伏期。過濾之後，有百分之十八的病人需要住院。病床不夠，急診室人滿為患，有人一等就是四天。人來人往，使醫護人員身陷險境。

醫師林志豪計算，光是他就看過幾百位發燒病人。急診室最高紀錄，一天住了十八位ＳＡＲＳ病人，可謂空前絕後。

急診部主治醫師蘇展平記得，急診區快要塞爆，平均每日留觀的ＳＡＲＳ病人，少則五人，最多時高達二十二人。病人想要轉診，得靠張上淳動用關係。「我們每天打電話找病床，台北市衛生局的回答很乾脆，千篇一律都是說：『在找、在找！』疾管局也好不到哪裡去，組長、副組長同樣三聲無奈。反倒是遠方的醫院，給予我們善意的回應。專科護理師把病人送到宜蘭、苗栗和新竹，至少得花上三個小時。重症病人不適合長途跋涉，只好繼續留在急診部等待。」內無隔離病室可住，外無醫療院所伸出援手，當病人成為人球，台大醫院就成為眾矢之的。（摘自《當台大醫院碰上ＳＡＲＳ》／李素芳採訪整理）

台大醫師判斷，急診部感染的源頭，是來自和平醫院的七十五歲郭老先生。他在四月十四日因為發燒、氣喘，曾經到和平醫院急診；但是，醫師認為，他只是心臟病，沒有幫他照Ｘ光，也沒有依照流程進行檢測，直接開藥讓他回家。

四月二十三日，郭老先生因為呼吸困難，前往台大醫院急診，但對醫師隱匿和平醫院就醫史，台大醫院不疑有他，主要以心臟病和尿路感染來治療，將他安排住進心臟科一般病房。直到四月二十六日，他的病情出現變化，胸部X光顯示有肺炎，院方緊急調來他的健保卡，才知道他在四月十四和十五日，曾經到和平醫院急診。

從四月十四日到二十六日，中間有十二天空窗期，造成與郭老先生同在和平醫院急診室的兩名病人、兩名醫護人員，以及台大醫院左右床兩名病患，遭受波及。

四月二十八日一大早，張上淳見台大醫院門診大排長龍，有二十幾位病人發燒，其中三、四人到過和平醫院，於是要求凡是進入門診者，必先量測耳溫。

五月上旬，幾位非住院病人、沒有接觸史的陪病家人，陸續出現SARS症狀，唯一交集點是在台大醫院的急診部。院方意識到，急診部可能存在不明感染源，因此考慮關閉。

李源德接獲報告，急診室的門把、門面和桌子上，都出現病毒。前三軍總醫院院長陳宏一聽說，甚至連飲水機、電腦鍵盤和電冰箱的把手，也有病毒，出風口則沒有。

身陷險境　員工陸續病倒

從五月八日開始，台大醫院的醫護人員、櫃台人員、工友和清潔工，陸續出現身體不適。光是五月十三日台北市新增的三十三名SARS通報個案中，就有七位來自台大醫院急診部，包括：兩名護士、一名掛號員、一名清潔工、一名病患、一名陪病者和一名Ｘ光放射師。

台大醫院採取高規格篩檢，只要是ＳＡＲＳ疑似病例，便進行隔離觀察。全院總共有二十二位護理人員住院，其中八位為通報病例，所幸經過治療後全員平安。外科專科護理師李祝緣，則是台大醫院第一位感染ＳＡＲＳ的護理人員。

另根據台大醫院感染控制小組督導長曾瑪珊統計，ＳＡＲＳ期間，台大醫院總共有六百五十五名員工居家或住院隔離，光急診部就隔離了三百多人。

李祝緣回想，自四月下旬大批病患湧進台大醫院後，她和其他三十一位專科護理師，就被調到ＳＡＲＳ病房，照顧ＳＡＲＳ病人。「通常我們排在白天班，進出病房較為頻繁，連送個飯都一絲不苟。我每次總要穿三層隔離衣才安心，時刻重複著穿脫動作，感覺好累。」

四月二十八日，她照顧來自和平醫院七十多歲的楊伯伯，對方不僅重聽、視力差，連家人和印傭都不見了。他一個人待在隔離室裡，心臟衰竭、呼吸急喘，因為打強心針和給予呼吸治療，身上掛滿針管和儀器線。

「直到他住院第三天，台北市衛生局才來通報，印傭不幸染煞過世，我們這才知道，他原來是和平醫院Ｂ棟八樓的病人。」

「剛開始照顧他時，一套上N95口罩，就被他扯下來。他沒有牙齒，餵食時還沒下嚥，就全都吐出來。甚至連吃個退燒藥，都會嗆到。我可能就是在那時被感染的。」（摘自《台

大醫院抗煞訪談紀錄》／李素芳採訪整理）

李祝緣於五月二日晚上發病，經X光照射，肺部出現變化，服用抗病毒藥物和施打免疫球蛋白後，不停上吐下瀉，身體變得虛弱。經過三十四天的住院治療，於六月十六日病癒出院，重返工作崗位。

急診部主治醫師江文莒在五月十二日，急診部關閉當天，坐在電腦前，突然打起冷顫、腰部痠痛、整個人感覺倦怠。躲進被窩後，還是不停發抖，前往急診室報到，體溫高到攝氏三十九點八度、血壓偏低，就這麼加入急診留觀的行列。還好幾天後，他高燒退了，未再出現其他症狀。

檢驗醫學部醫師李麗娜不清楚自己如何遭到感染？她在五月十七日下午發燒，以為只是感冒，吃了退燒藥後仍不見好轉，隔天晚上發冷、發高燒，連夜被送往西址5W2病房。根據抽血報告，她的白血球及血小板偏低、肝指數偏高，雖然X光正常，還是被當成SARS治療。吃過抗病毒藥物之後很快退燒，觀察到第二個禮拜出院。

影像醫學部放射師張武明負責小兒攝影兼行政工作，懷疑自己可能是在一次代班時，連續照了三、四位疑似感染SARS的病人，其中一位病情嚴重，因而遭到感染。「當時，我有確實換穿隔離衣、戴口罩和手套，因此懷疑是否幫病人照X光時，因為防護布上留有病人的飛沫或唾液，我在換布的過程中，不慎接觸感染？」

與一般ＳＡＲＳ病人不同，張武明被判定為ＳＡＲＳ「可能病例」，卻從頭至尾沒有出現典型症狀，住院十幾天，依然沒什麼特殊感覺，只有洗澡時會喘、肚子感覺脹脹的、食欲不佳，既沒有咳嗽、上吐下瀉，連高燒都在三十八度上下，在六月九日出院回家隔離。

轟疾管局 調度病房無方

對於台大醫院爆發院內感染，台大醫院副院長陳明豐對疾管局不假辭色，重炮抨擊病房調度無方，使台大醫院急診部被塞爆，這才導致群聚感染。期間，他們曾多次反映，卻始終得不到回音。醫護人員發病的發病、隔離的隔離，嚴重影響人力調度。

面對陳明豐的指責，疾管局長陳再晉辯稱，當初淨空和平醫院，不也花好幾天時間完成？

其實，台大醫院不過是冰山一角，不少醫學中心的急診室，亦出現同樣狀況。發燒病患接踵而來，感冒的、尚在ＳＡＲＳ潛伏期的、疑似病例和重症患者，全都擠在一起。急診室的隔離設備有限，想轉診又轉不出去，疾管局堅稱，隔離病床絕對足夠，簡直雞同鴨講，問題始終無法獲得解決。

疾管局所謂隔離病房足夠，是指手中可供調度的隔離病房有一千八百多床，而當時ＳＡＲＳ通報病例為一千兩百多例，所以應該足夠。問題是，一千八百多床分散在北、中、南等地，SARS病例多集中在北部，隔離病床不患寡而患不均。疾管局始終在病床數上打轉，態度顯得相當駝鳥。

況且，和平醫院在四月二十四日封院，衛生署直到四月二十六日才通令全國醫療院所，將療效較好的結核病患者移出，同時要全省北、中、南、東四家署立醫院待命。

衛生署長涂醒哲指出，除了和平醫院、松山醫院轉作專責醫院外，他們已緊急徵調台北縣立三重醫院，專門收治SARS病患。另外，台北榮總、慢性病防治院和私立馬偕醫院，隔離病房正在改裝，估計可以再提供六百零二張隔離病床。

張上淳急求援 焦心哽咽

當時，不只李源德在陳水扁總統的面前，含淚述說急診室爆滿的窘境；張上淳更在赴疾管局開會時，當著北部各大醫學中心院長的面，義憤填膺地問：「大家是否愛台灣？」陳宏一爆料，那段時間張上淳經常向他求援，好幾次在電話中焦急哽咽。

衛生署也有難處，當碰到公私立醫院雙手一攤，表明沒有病床時，他們也愛莫能助。當得知基隆長庚醫院和台北市慢性病防治院，願意伸出援手時，衛生署的公務員激動得掉下眼淚。

台大醫院急診室在五月二十六日晚上十點重啟。五月二十三日，李源德認為危機達到最高點。「台大醫院列管嚴重病人有九十一人之多、隔離人數高達六百六十二人，因為實施一人一室，僅有的負壓隔離病房早已額滿。我請同仁擬定封院計畫，好在最壞的情形沒有發生。」

事後，李源德寫下七千字長文，抒發他對防疫的看法。他提到，早在台灣爆發第一波疫情時，就有醫院譏諷道：「歡迎台大醫院把肺結核病患轉來，這樣就可以空出病床；希望他們把ＳＡＲＳ病人留在台大！」甚至假意推崇台大的醫術高超：「台大醫院比較有經驗，把ＳＡＲＳ病人留在台大較好！」

四月初，台灣第一波ＳＡＲＳ疫情暫歇，台大醫院收治的十一名ＳＡＲＳ病患，全數陸續康復出院，接觸照顧的一百三十多位醫護人員，感染率不到百分之一，遠低於香港、新加坡等地，算是交出一張漂亮的成績單。

四月二十二日，和平醫院爆發集體感染，消息一出，李源德的心情往下一沉：「完了！台灣好不容易建立的防疫網，已經破了！」四月二十四日下午一點，當衛生局「師出無道」，在沒有任何配套措施下倉卒封院，把上千位醫護人員、病患和家屬關在裡面，又未提供足夠的防護措施，李源德認為，政府發動「不給武器的戰役」，極為荒謬，歷史終會評斷。

病毒肆虐 多數醫院甩手

「一步錯，全盤皆輸。」自四月底開始，台大醫院急診處人聲鼎沸，每天有接不完的發燒患者。「我們的醫療人力及環境空間明顯超載，卻又不忍心見死不救。」總計從四月二十一日到五月十二日為止，總計篩檢了七百六十一位ＳＡＲＳ個案，經診斷為疑似或可能病例有一百三十七例，平均每天篩檢人數達四十人，診斷為疑似或可能病例為七人，暫留急診待床之疑似或可能病例有十一人。六十多位醫師、七十多位護士，每天在高壓的環境下工作，接近崩潰。

「當我們試圖將疑似或可能病例轉往他院時，得到的回應永遠是：『我們沒有隔離病房。』『隔離病房已經滿了！』絕大多數醫院冷眼旁觀，盤算著：『ＳＡＲＳ病人最好別上門！』有一家位於台北市中心的醫院，甚至在門口張貼『本院未收ＳＡＲＳ病人，請安心來院就診』的告示，真是百年難得一件的亂世奇景！」

「我清楚記得，四月二十八日那天，行政院晚上九點半，緊急召集多家醫學中心院長共商對策。醫學中心有人力、物力、能力對抗ＳＡＲＳ，如果能合組一隻團隊，就更好了。沒想到，我剛踏進會議室，就聽到一位『醫界大老』和林口長庚醫院院長（洪敏夫）叫囂：『這是你們公家醫院的事，與我們私人醫院無關！』令人難以置信。要不是行政院副院長林信義強力約束各家醫學中心共體時艱，恐怕ＳＡＲＳ防治，將由幾家公立醫院獨挑大樑。」

「『置身事外』，是這些醫院奉行不二的原則。我們賣力演出，還落得長庚前主委吳德朗在回憶錄中，揶揄我們在『作秀』！」

「我不能讓台大醫院變成下一個和平醫院……，我該怎麼做呢？排山倒海的壓力讓我煎熬，我不只一次告訴自己，不能讓任何一位同仁倒地不起，如果發生意外，我必將辭職負責。」

SARS戰役，導致台北市衛生局長邱淑媞、衛生署長涂醒哲、疾管局長陳再晉先後下台。涂醒哲在遭監察院約談時指稱，防疫出現漏洞，問題出在他高估基層單位和醫療院所的防疫能力。李源德反而認為，中央與地方政治角力、多頭馬車、不尊重專業、官大學問大、貽誤時機、不能有效指揮財團醫院，才是真實原因。

插管敢死隊

眼見台大醫師蔡子修為勤太太協助插管而染疫，以及和平、高雄長庚醫院住院醫師林重威、林子祥因插管陣亡，台大醫院麻醉科挺身而出，組成「插管敢死隊」，在關鍵時刻發揮關鍵力量。

這個構想由時任台大醫院麻醉科主任的孫維仁提出，當時台大醫院關閉急診。「插管是麻醉的一部分，台大醫院幾近封院，沒有刀可開，麻醉科兩三百人沒有事做。院長李源德期望台大醫院展現國家級醫院的擔當，要求各病房醫師練習插管，許多醫師開始緊張，甚至有人萌生去意。院長沒有想到，其實麻醉科醫師很會插管。於是，我在院務會議上建議組成『插管敢死隊』，獲得現場如雷的掌聲。我的想法是，不能讓不擅長插管的醫師扮演『神風特攻隊』，總該有人站出來！」

當時，孫維仁承受極大的壓力，同仁們認為他是在找死。「台大醫院當時收治許多ＳＡ

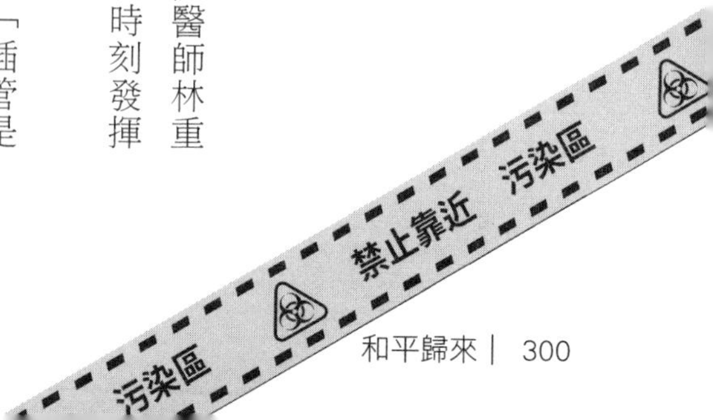

RS病患，其他醫院見死不救，院內醫師視插管為畏途，恐慌散布在各個病房。不同科別的醫師，突然要為病人插管，猶如新兵站衛兵，碰到水鬼上岸摸哨。沒有經過訓練，是不知道怎麼格鬥。」

林重威、林永祥兩位醫師，剛取得醫師執照沒多久，沒有經驗，也未受訓練，突然被丟進狹小的加護病房裡，插管時距離病人的口、鼻只有五到十公分，只有面罩和外科手術口罩遮擋，連N95口罩都沒有。病人不斷呼吸、咳嗽，空氣中遍布病人咳出來的病毒。如果沒有在短時間放入管子，無異將自身暴露在高濃度的病毒環境中，不被感染才怪，因此插管在當時變成最危險的醫療行為。護理人員身處這樣的環境，風險甚至比醫師還高。

孫維仁率麻醉科一起上

麻醉醫師進開刀房，一天為一百多位病人插管，就像上菜一般，一點都不覺得困難。重要的是，開刀房有完整設備、醫師穿戴全套式保護裝置——上頭有電風扇、後面有過濾器，完全與空氣隔絕，只要依既定流程，讓病人躺下、深呼吸、給氧氣、上麻藥，讓病人陷入癱瘓，不呼吸，也不咳嗽，很快將管子放入，就不會發生氣體傳染。與一般醫師插管，有極大的差別。

氣管插管被視為急救的包套，健保不給付。麻醉科不賺錢，資源集中在賺錢的大科。孫維仁要求醫院必須給予設備。「ＳＡＲＳ病人分散在各個病房，資源再多都不夠用。如果統一由插管大隊負責，可以用有限的資源，保護絕大多數的病人。」

孫維仁開出移動設備規格，要求緊急採購。「麻醉科以前吃癟，機器用了七年，甚至十四年，無法更換。我擔任主任的前三年，每年提科部預算，要求更新器材，即使三、四十台機器都出問題，卻只敢申請一、兩台。每當送到採購委員會，總是被臭罵一頓，怪我們沒有好好保養。有一年，我提出採購案，被院長罵完之後，直接往外走。院長把我叫住：『我話還沒有講完，你為什麼往外走？』我開玩笑說：『我要回去保養啊！』令長官又好氣又好笑！」自麻醉科願意挺身而出後，不僅有求必應，還可以討價還價。

孫維仁還要求院方給予時間，讓他整軍經武、說服同事。「每位同事都跟我哭，那段時間，就連他們去理個髮，都被當成瘟神看待。」就像諾曼第登陸前，艾森豪將軍和每位官兵握手一樣。孫維仁也向弟兄們允諾：「我和你們一起上！」

那段時間，他們兩兩一組，一、兩名醫師配一、兩名護士，像外送員一樣，推著機器到各個病房，為ＳＡＲＳ病人插管。「我們一定由主治醫師上陣，絕不會叫住院醫師插管，這是不道德的行為！我們叫他們站在旁邊看。」

令他頗為自豪的是，任務結束後，麻醉科同仁無一人感染。之後，他還帶領研發團隊，發明「SUNSCOPE 插管影像內視鏡」。有了這套裝置後，插管不再非得靠專業醫師操作，連救護車上的醫護人員，都可以直接將空氣注入患者肺部，進行插管手術。

ＳＡＲＳ結束後，孫維仁在採購會議上，提出更新機器的要求，依然只提出一台。李源德主動問：「孫主任，一台夠嗎？」「當然不夠！」「你們要幾台？」這時候他獅子大張口，一口氣要了二十八台。李源德問總務主任：「二十八台要多少錢？」總務主任回答：「三千萬元左右。」一見院長沒有搭話，孫維仁頭皮發麻。這時候，總務主任出面打圓場：「不多嘛！真的用太久了，該換了！」李源德討價還價：「換三分之一？」「你不要那麼小器，全部換，還可以殺價！分三次交貨？可以嗎？」看他們一搭一唱，像唱雙簧一樣，孫維仁頓時恍然大悟——原來他們早就套好招，國家級院長早就準備送國家級醫師一個大禮，只是靦腆罷了！

最後一疫

二〇〇三年十二月六日，國防部預醫所Ｐ４實驗室免疫學組長詹家琮中校，因為處理實驗室運輸艙廢棄物時發生失誤，成為全球第二起在實驗室感染ＳＡＲＳ的病例，也是台灣最後一例。

生物實驗室按照危險程度，分成Ｐ１到Ｐ４四個等級。詹家琮說，原本Ｐ３實驗室可以處理和平醫院院內感染，但因為ＳＡＲＳ病毒致死率高，所以改由Ｐ４實驗室擔綱。

Ｐ４實驗室位於新北市的三峽，為前總統蔣中正下令設立。在媒體筆下，這個國軍最機密的單位之一，戒備森嚴，極其神祕。有層層鐵網包圍、憲兵固守，連個門牌號碼都沒有。直到二〇〇三年ＳＡＲＳ爆發後，陳水扁總統前往視察，這才進入大眾的視野。

或許因為自一九八七年、詹家琮就讀國防醫學院生物學研究所一年級時，就進預醫所工作，他反而習以為常，認為除了實驗室之外，其他沒什麼可觀。

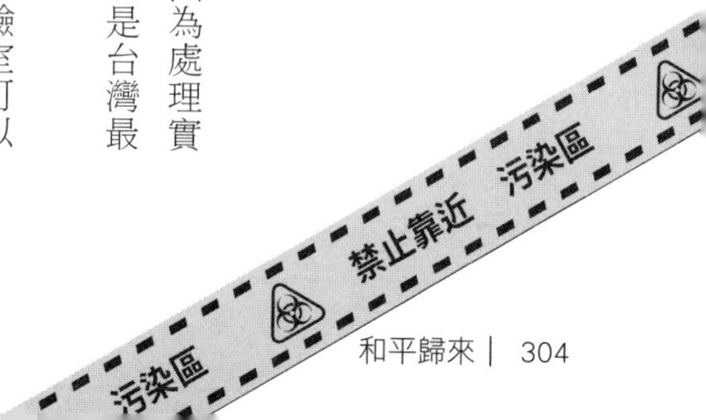

在ＳＡＲＳ尚未登陸前，詹家琮專門研究日本腦炎和登革熱；另外，有關疫苗的研究、藥物的研發，也都是預醫所的主要工作項目。

由於預醫所病毒學組長，學的是生化。詹家琮雖然負責免疫學組，卻是病毒學專業，在取得生物學碩士後，又前往美國約翰霍普金斯攻讀博士，因此，有關ＳＡＲＳ病毒研究，就全權交由他負責。

從二〇〇三年四月到十二月，詹家琮只有八天沒有上班，其餘的日子，都待在實驗室裡，每天總忙到晚上十點多才回家。

免疫學組原本有十幾個人的編制，有些組員一是因為害怕，二則因為孩子還小，又飽受師生與同學家長的壓力，所以最後和詹家琮進入實驗室工作的，只有寥寥數人。

詹家琮還兼行政職，每天除了需要參加例行所務會議之外，還得外出報告，舉凡中研院、國衛院、台北醫學大學和各大生技廠商所委託的案件，國防部均要求他每天回報，因此，他只能利用晚上的時間做實驗。

當時，前中研院長翁啟惠才從美國回來不久，投下數億元經費，在預醫所進行藥物研究，有「藥物頭」之稱，團隊中有二、三十位專家和學者，每天不是催報告，就是要求詹家琮前往開會討論，讓他疲於奔命。

大概從九月開始，他漸漸感覺吃不消。起初，翁啟惠團隊只要求他做出「是」或「否」

的結論。例如，經過實驗驗證，某藥物是否可以抑制病毒？他只要證明某研發藥物，能不能把細胞殺死就好。可是，後來有越來越多的學者為了發表文章，進而要他提供圖片和數據，光是要應付一個人，可能就要花上一年，還不一定可以完成。何況他手上有一、二十個單位要應付。儘管在實驗室越待越久，危險性相對增高，但委託單位抱怨他數據越交越慢，他只好繼續埋頭苦幹，過著打陀螺的日子。

新加坡政府在二〇〇三年七、八月間，曾經派員到台灣參訪。在十二月發函給三軍總醫院院長陳宏一，要他率團回訪。陳宏一把信函轉給國防醫學院院長王先震，要他在十二月八日帶隊訪星。由於行程安排，有到軍事研究機構參訪，因此王先震把腦筋動到預醫所上頭，臨時要求四、五人隨行。

清廢棄物 不慎感染

詹家琮在十二月六日突然接獲指令，隔一個周末假日就要出發。他怕一去三、四天，做完實驗的廢棄物無人清理，會出問題，於是趁周末的夜晚，動手清理廢棄物箱。

實驗室的操作箱為法國製，外觀打造成一個大箱子，與實驗者下半身完全阻隔。當機器啟動時，兩套半套式的太空衣懸空吊起，人只要鑽上去，上半身即被完全籠罩，頭套、手套、隔離衣一應俱全。每年維修保養都由詹家琮親自出面，與法國技師進行溝通，所以對於這套裝置，他再熟悉不過了。

每當進入實驗室，詹家琮習慣戴上外科手術口罩。有時候嫌操作手套過於笨重，而且容易流手汗，因此影響操作，他會戴上一般的防護手套。

當他小心翼翼地打開操作箱的艙門，將廢棄物箱推進滅菌箱時，照理說，兩個箱子間設計有對接口，應該一推就進去。可是，那一次，箱子推過去了，但手套卻搆不著汙染物。

他把手從操作箱抽出來，往旁邊一看，發現廢棄箱裡，包著培養皿的塑膠袋破了，裡面的病毒液，像紅酒一樣灑出來，在負壓底下全被風乾。

詹家琮心想，破掉的塑膠袋可以再包起來，但是漏在外面的培養液，要擦拭乾淨。於是，他先用酒精噴灑，過了五到十分鐘後，再用吸水紙擦拭。

為了試圖從另一邊伸手進去擦拭，他犯了一個致命的錯誤——把警急狀況下才能打開的另一邊門打開了。「機器有防漏設計，當負壓失衡，抽氣會慢慢變大。我想利用空檔，伸手進去擦。沒想到還沒擦完，就聽到轟轟聲，壓力瞬間變大。當時，我的身體和臉部與廢棄箱距離很近、手也留在裡面。雖然不是故意的，卻釀成大禍。」

詹家琮到新加坡第一天晚上，就開始發燒，卻不以為意。因為前一天中午，有一位重感冒的組員，與他討論事情時，和他靠得很近。他安慰自己，或許只是被組員傳染了感冒；加上，第二天，他恢復清爽，就繼續參訪行程。

四天後結束訪問，詹家琮回家，整個人開始很不舒服，持續發著高燒，不得已才在太太陪同下，到住家附近的診所看診。診所的負責人，是一位八十歲的老醫師，與兩夫妻相熟，開了藥給他，要他們放心回家。

發現詹家琮染疫之後，診所關門好幾天，令他感到過意不去。SARS早在六月銷聲匿跡，誰想得到，到了十二月還會冒出疫情？

手腳發抖 聲帶變化

看完診後兩、三天，詹家琮全身發熱，胸口像是有火在燒一樣，同時全身冒汗，躺在床上痛苦得翻來覆去。等汗流完之後，他又開始發冷，連蓋兩條棉被，都擋不住寒意。他不斷地腹瀉，好在房間裡有洗手間，否則他三不五時跑出去上廁所，難免會怕感染家人。

詹家琮身分特殊，想自己在家熬個兩、三天，等事情過去。他的父親和妻子有不同的看法，認為應該向上通報，再這樣下去不行。

詹家琮打電話給預醫所所長，對他如實以告。反而是對方有所顧忌，勸他在家多休息，連派救護車送他到醫院都沒有。詹家人從早等到晚，見預醫所不派車，於是在傍晚打電話到衛生局，請對方派車把詹家琮送到三總，這才令消息曝光。

王先震趕到急診室，一邊等待化驗結果，一邊通知疾管局。

陳宏一透露，詹家琮進急診室，就不斷劇烈咳嗽，胸腔X光片顯示，他的肺部反白，到樓上做PCR，結果在晚上十一、二點出爐，呈現陽性。衛生署開始緊張，又怕軍方隱匿。即使陳宏一再三保證，一切按規矩來，他們還是不放心，再增派了一組人前來，幫詹家琮又做了一次PCR檢測。清晨五點鐘，檢測結果出來，依然呈現陽性，決定將他轉診和平醫院。

和平醫院當時已轉做SARS專責醫院。陳宏一透露，整個轉診過程既驚險又好笑。「當我們準備在早上七點多，把詹家琮送過去之前，已看到電視台在跑馬，擔心等七、八點門診一開、人一多，到時候再送，消息馬上走光。正當焦慮時，接到和平醫院院長璩大成打電話來，哀求說：『一哥！一哥！可不可以晚一點送？我還沒有把病房清空！』我忍不住破口大罵：『他媽的！你們又搞成這樣！如果消息走漏，你就不要混了！』後來我才知道，他剛接院長不久，一直拜託VIP的病人讓出病房，卻無法搞定。我忍到十點多，無法再等，管不了那麼多，直接把人送過去！」

詹家琮自認，到和平醫院之後，他的症狀並不明顯，身體也不似先前那麼難過，只是血氧濃度依然處於低檔，在九十以下。醫師要幫他插管，他擔心上麻藥之後，再也醒不過來，於是加以拒絕。不過，瀕臨插管的震撼，讓他心有餘悸。事前打了電話給老父親，向他告別。

他在和平醫院待了六天，病情逐漸好轉，十二月十八日退燒，腹瀉情形改善，於十二月三十日凌晨出院。

住院期間，他失去味覺，非得要太太到三總對面，買湯底濃烈的什錦麵，才嘗得到味道。他還因為施打過量的類固醇，臉部變胖、手腳發抖，症狀一直持續到他回預醫所上班以後。

此外，他還意識到，每天早上起床之後總會咳嗽，精神變差，整天無精打采的、沒有氣力。預醫所有一段上坡路，他每天爬去上班，總是氣喘吁吁。

ＳＡＲＳ後遺症，還使他聲帶變化，剝奪了他唱歌的樂趣。

詹家琮染疫時，正逢四十四歲的壯年。在軍中任滿二十年後，他受翁啟惠之邀，到中研院基金體研究中心擔任研究技師。由於ＳＡＲＳ後遺症影響，他提前在二〇二一年八月辦理退休，於十二月二日正式告別實驗室生涯。

中研院Ｐ３實驗室一名女性研究員，在二〇二一年十一月中旬，因為操作不慎接觸到病原，十二月九日確診，詹家琮再次被媒體追逐。後經比對，他在十一月已將工作移交，第二次實驗室染疫事件，與他無關。

陳宏一爆料，前國防部長湯曜明原本打算查辦詹家琮，後經家屬抗議，加上陳水扁總統公開表揚，他非但沒有遭到懲處，反而因此晉升上校，拜ＳＡＲＳ病毒之賜，讓他掛上勳章。

陳水扁摘掉涂醒哲的烏紗帽

中國詩人卞之琳的新詩〈斷章〉寫道：「你站在橋上看風景，看風景的人在樓上看你。」SARS期間，衛生署長涂醒哲看台北市政府的防疫缺失，看得十分清楚，卻沒有發現陳水扁總統在樓上看他，早已埋下撤換他的伏筆。

陳水扁首度透露有意撤換涂醒哲的訊息，是在和平醫院封院第三天晚上舉行的國安高層會議上。他當著涂醒哲的面說：「中國的衛生部長都下台了……。」如果涂醒哲再拿不出辦法，恐怕烏紗帽不保。

陳水扁認為，和平醫院無配套封院，台北市政府固然難辭其咎。涂醒哲身為全國最高衛生主管，事前卻沒有掌握訊息，與地方政府無法溝通，使得疫情一發不可收拾，貽笑國際。

尤其，和平醫院原本的十八間負壓隔離病房，在關鍵時刻調度失靈，涂醒哲責無旁貸。

雖然陳水扁並不如外傳對他拍桌子，卻忍不住當眾痛斥他，並且對他下最後通牒，要求在

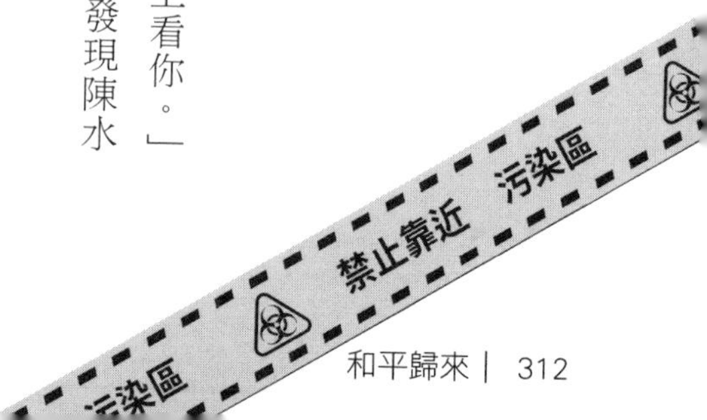

二十四小時內將病人移出。所幸，前衛生署副署長黃富源出面緩頰，才多爭取到二十四小時。

和平與仁濟醫院相繼失守後，病人擠爆台大醫院的急診處，醫學中心和私立醫院紛作壁上觀，而衛生署轄下的三十四家署立醫院，亦未能發揮救火功能。

陳水扁雖然認為：「涂醒哲是扁市府小內閣的衛生局長，工作賣力、認真，但畢竟層級不夠高，碰上發生SARS這樣的大事，壓不住陣腳，醫界大老不買他的帳，大家都看在眼裡。」

不假辭色　調整防疫鐵三角

根據監察院報告，五月一日到五日間，SARS個案通報數增加，苗栗以北總計有七百一十七名，平均每日通報人數為四十七人；但依照疾管局所提出的北台灣呼吸道隔離病房調查表，負壓隔離病房卻只有兩百四十七床、有效空床數（一人一室）僅五床，調度困難，才會發生台大醫院部分轉出病人，一時之間無法獲得安置。最後還得總統出面，徵用國軍松山醫院，拜託醫界大老，才陸續將病人轉出。

陳水扁一併考慮撤換疾管局長陳再晉。雖然他是第一夫人吳淑珍的親戚，曾在扁市府時期擔任市立和平醫院院長，但和平醫院爆發院內感染，他在狀況外，顯見能力有限，「就算關係再好，該換的時候就該換！」

陳水扁「賞罰分明、不假辭色」的個性，在ＳＡＲＳ期間表露無遺。行政院長游錫堃與他亦步亦趨，在默契下先將前衛生署長李明亮和黃富源請回衛生署坐鎮；再請李明亮出任「抗煞總指揮」，取代涂醒哲在「ＳＡＲＳ防治及紓困委員會」擔任副召集人的兼職。最後，陳水扁出手，直接換掉涂醒哲和陳再晉，改由陳建仁、蘇益仁上場，與李明亮形成「防疫鐵三角」，日後防疫變得順暢許多。

在人事調整的過渡期，涂醒哲如坐針氈，五月十二日抱病前往立法院「衛福委員會」備詢，頻頻被問到與職務相關的問題，立場顯得尷尬。

立委林惠官問：「李明亮取代你接任『ＳＡＲＳ防治及紓困委員會』副召集人，是因為陳水扁認為你沒有能力處理防疫問題，連副召集人都不讓你做？你是全國最高衛生主管，竟然變成跨部會組織中的一個棋子，有沒有被換掉的準備？」涂醒哲說：「政務官如果沒有把事情做好，本來就應該下台！」

楊麗環緊接著問：「委員會由游錫堃院長擔任召集人、副院長林信義是副召集人之一，萬一疫情加劇，再死很多人，你是不是要負責？」涂醒哲表態，身為衛生署長，該負責就負責。

民進黨立委邱垂貞認為，涂醒哲被邊緣化，應有即將被撤換的危機感。

林育生則透露，他不僅是涂醒哲的同鄉，還是他父親的學生，建議他要不辭職，要不就將事權統一，否則，李明亮不必向立法院負責，涂醒哲卻要。「你必須拿出對策！」

口罩難求 醫療物資也短缺

口罩荒，也成為涂醒哲下台的關鍵因素。

早在台北市長馬英九和市府官員戴口罩開記者會時，涂醒哲就大聲疾呼，一般民眾不需要戴N95口罩，以免排擠前線醫療人員的口罩需求量，卻依然無法阻擋民間的搶購潮。

後來，台北市政府進一步強制民眾搭乘捷運必須戴口罩，沒有戴口罩的民眾不得進入市府洽公，搶購N95口罩，幾乎成為全民運動。

以二〇〇三年五月四日禮拜一為例，碰到要上班、上學，隔個周末假日，各大賣場口罩賣到斷貨，即使民眾沿街瘋找，別說買不到N95口罩了，就連一般的活性碳口罩，也一罩難求。

價格隨之飆漲，原本一個N95口罩進貨價不過三十多元，在網路上販售，一日三市，可以從一百五十元飆到將近三百元，照樣供不應求。

進口業者抱怨，每天六萬多個口罩進口，一進海關就被徵收，下游廠商根本拿不到貨。背後有立委撐腰的廠商，可以順利通關，再拿去政府部門兜售，暴利驚人。

買口罩，頓時成為立委服務處應接不暇的選民服務案件。

衛生署更被迫扮演「口罩供應商」，一邊忙著防疫，一邊還要忙著徵調口罩。蠟燭兩頭燒，簡直焦頭爛額。

自和平醫院封院後，游錫堃即要求涂醒哲提出醫護人員 N95 口罩需求量。「可是，等下一次開會，問他口罩呢？他卻咿咿呀呀答不出來。我忍不住開罵，於四月二十六日轉請公共工程委員會主委郭瑤琪負責。」

郭接手四、五天後，向游錫堃回報，衛生署提出每天 N95 口罩的需求量為兩萬個。游錫堃心想，新加坡都一口氣採購了六百萬個，於是指示郭瑤琪，加購到兩千萬個。「自我接任閣揆以來，首創『統一發包中心』，訂定開口合約，郭瑤琪很快就買到了。就算每天需要兩萬個，也綽綽有餘。」

令游錫堃意想不到的是，衛生署從一開始每天需要 N95 口罩五千個、八千個、兩萬個，到五月十日卻提出需要十萬個，與之前落差極大，令中央感到無奈。「這要我們怎麼採購？」

五月十二日，立委徐少萍不知道從哪兒找來的資料，洋洋灑灑列出醫療物資短缺清單，對涂醒哲施予重拳。「從四月二十四日和平醫院封院，到五月十二日為止，台北市需要一般外科口罩十一萬六千一百三十九個，但中央只給了五千個；N95 口罩需要三萬八千七百二十八個，中央只給了四百八十個；PLOO 防毒面具需要六百九十一個，中央只給了三十個；濾罐需要兩千零六個，中央只給了一百二十個；第一線人員最需要的隔離衣，需求量為三千六百六十二件，中央只給了五百件；N100 口罩需要三百八十個、拋棄式隔離衣需要一萬八千六百五十一件、護目鏡需要兩千三百零五個、全罩式護目鏡需要兩百零六個、抗病毒藥物 Ribavirin Tab 需要四千四百九十劑、ＩＶＩＧ需要三千劑，中央卻連一個都沒有提供。「你要地方如何防疫？」

涂醒哲坦言，除了 N95 口罩外，其他物資，他一點兒辦法都沒有。「尤其，Ribavirin 是健保局給付用藥，我們沒辦法管！」

事實上，當時涂醒哲連徵調 N95 口罩都束手無策。五月十四日，陳水扁總統與游錫堃召開視訊會議時，對國內口罩亂象頻生，表達嚴重關切之意，責成行政院出面有效解決。經行政院緊急會商之後，才拿出對策。

游錫堃認為，自五月七日到十四日，海關進口大約三千萬個口罩，市場卻買不到，一定有人囤積，必須嚴加查辦。

另外，徵用滯留海關未報關的一千多萬個口罩，由各地加油站及民間通路，以平價販售；同時終止口罩輸出。

在五月二十日之前，國內還將供應六萬片新增 N95 口罩，由經濟部統籌負責。衛生署則必須想辦法，從海外進口四萬片口罩，以補缺口。

雖然相關措施在行政院宣布後三小時，貨主又提領走五百萬個口罩，但亂象稍是平息。

性格強烈　與北市府頻互槓

口罩風波餘波盪漾，當「《CNN》事件」爆發，就成為壓垮涂醒哲的最後一根稻草。

當時，台灣抗SARS處於低潮期，《CNN》給政府四分鐘說明機會，沒想到涂醒哲卻悍然拒絕，使得《CNN》報導不僅出現錯誤，內容還十分負面。涂醒哲事後接受十分鐘的專訪，上場不夠自信，雖然抱怨《CNN》只剪接一部分播放，但已踩到陳水扁的底線，乾脆在五月十二日由總統府出面，請陳建仁和李明亮向「外籍記者聯誼會」直接說明。

涂醒哲的政治性格強烈，防疫過程中與台北市政府齟齬不斷。陳水扁與前新光醫院副院長黃芳彥形成體制外第二軌，對疫情關心的程度，甚至到廢寢忘食的地步，並不樂見中央與地方政府互槓，但涂醒哲絲毫沒有察覺。

游錫堃證實，陳水扁認為抗疫重要，應與台北市長馬英九暫時休兵。

陳水扁第一次出手，是當涂醒哲為了是否將SARS列為「第四類法定傳染病」，與台北市衛生局長邱淑媞吵到不可開交之際。他透過私下管道得知，中國疫情已經升溫，連夜要行政院政策大轉彎，把涂醒哲搞得灰頭土臉。

就連涂醒哲與沖沖在四月二十日、二十一日舉辦「SARS國際研討會」，游錫堃透露，早有專家建議他不要開，涂醒哲不聽。等到會議結束，當晚接獲台大感染科主任張上淳告知，和平醫院有可能爆發院內感染。涂、陳均處於狀況外，游也嚇了一大跳，連續四度前往官邸向陳水扁報告，當時即建議他直接聽取第一線防疫專家的意見。

同一天晚上，「台北市ＳＡＲＳ專家委員會」委員蘇益仁質問涂醒哲：「為何還不出手？」涂竟然說：「等台北市政府先出手再說！」蘇於是向游錫堃求援。四月二十五日，游錫堃把馬英九、邱淑媞請進官邸，除了要蘇益仁向馬英九報告，也向馬釋出善意。李明亮更與馬會面，表達市府如果不加入抗煞團隊，他寧可不做總指揮的意念。

為了讓涂醒哲封口，陳水扁甚且透過中常會決議，要衛生署副署長李龍騰和「專家委員會」召集人陳建仁統一發言，但涂醒哲依然頻頻上新聞，為了要不要戴口罩，再度與台北市政府駁火。

雪上加霜的是，在和平醫院護理人員出面抗爭後，美國將台灣防疫定調為「失控」（out of control），四月二十六日，美國在台協會處長包道格向台灣提出撤僑的要求。李明亮透露：「我問他可以不撤僑嗎？他說已經定調沒辦法！我要他幫個忙，讓我們先處理疫情，不要對外宣告，安安靜靜退就好！」後來美國到底有沒有撤僑？李明亮忙著處理華昌國宅疫情，連查證的時間都沒有。（摘自《民視》）

緊接著，世衛組織在五月八日將台北與北京、內蒙古並列為旅遊警示區，昭告天下，沒有必要不要到台北，以免感染ＳＡＲＳ。有越來越多的國家，也拒發中華民國簽證，令陳總統頻頻對行政院和衛生署說出重話。

涂醒哲與陳再晉在五月十六日雙雙請辭獲准。從真除到請辭，涂醒哲在任衛生署長，短短不到半年。他再三強調，是自己主動向陳水扁請辭，且時間早於五月中旬。五月五日以後，他就不管事了，所以五月九日發生的華昌國宅事件，以及五月十二日台大醫院關閉急診，不能算在他頭上。

涂醒哲感慨，防疫最累的不是防病毒，而是處理「政治疫情」和「媒體疫情」。衛生署不僅凡事得向行政院請示，立法院尤其盯他盯得很緊，搞得他身心俱疲。「大約五月十幾號，我就主動向阿扁請辭：『我必須趕快下來，好讓同仁可以做事！』阿扁對我很好，要我接任有給職國策顧問。」

不做政務官以後，涂醒哲始終無法忘情政治。二〇〇八年當選民進黨不分區立委、二〇一四年當選嘉義市長，都只做了一任。直到二〇二一年一月，當他為了和平醫院封院決策，再度與邱淑媞槓上，涂醒哲的英姿再現，令人好生懷念。

馬英九揮淚斬淑媞

前衛生署長涂醒哲在二〇〇三年五月十六日去職，種下時任台北市衛生局長邱淑媞非走不可的命運。

宜蘭，是邱淑媞在政壇發跡的首站。一九九六年，她透過省議員謝三升的推薦，進入宜蘭縣長游錫堃的小內閣，擔任衛生局長一職。五年在任期間表現亮眼，是游錫堃眼中的拚命三娘。

一九九八年，馬英九當選台北市長，邱淑媞透過台大公衛系學長葉金川引薦，在二〇〇一年進入台北市政府，擔任副局長。葉金川辭去衛生局長一職後，建議馬英九將邱扶正，使她成為台北市第一位女性衛生局長。

一九九八年，陳水扁競選台北市長連任失敗，衛生局長涂醒哲升任衛生署防疫處長、疾管局副局長。二〇〇〇年，陳水扁取得政權，他再由疾管局長，升任衛生署副署長和署長。

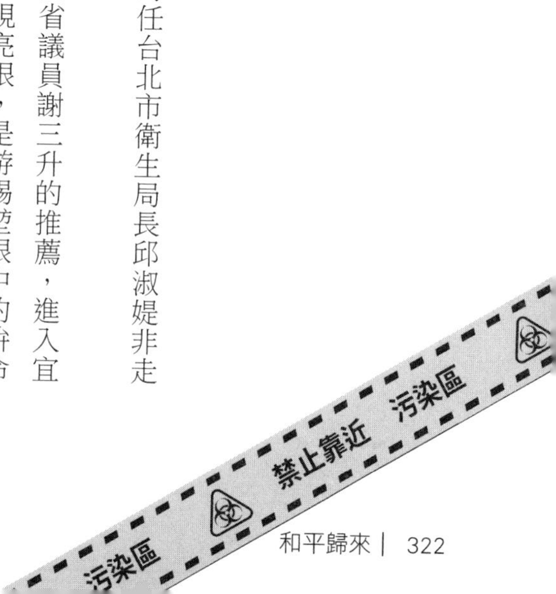

涂醒哲透露，他和在他之後繼任衛生署長的陳建仁，都是邱淑媞的老師。邱在攻讀台大公衛所碩士時，他是她的指定導師，陳建仁則是她博士班論文的指導教授。

由於先前邱淑媞曾在綠營執政縣市任過官，加上丈夫楊增慧醫師當時在羅東執業，因此二〇〇二年一月游錫堃組閣時，曾經考慮延攬邱淑媞到中央任官。二〇〇三年，涂、邱兩人因處理SARS針鋒相對，游錫堃夾在中間，很是困擾。

邱淑媞在宜蘭縣衛生局長任內，最顯著的政績是「送藥到府」，緊盯肺結核患者按時投藥，將宜蘭縣肺結核病患比例大幅降低。她把這套模式帶進台北市政府，將台北市肺結核控管提升至全國第一。

邱淑媞曾擔任和平醫院家醫科住院醫師，具臨床經驗。在SARS襲台前，即要下屬提高警覺。二〇〇三年三月十五日，台灣出現第一起SARS個案時，衛生局即進入備戰狀態。三月底，她更超前中央部署，要求各公、私立醫院做好應變計畫。

邱淑媞成功爭取將SARS列為「第四類法定傳染病」，身價一夕間暴漲，連當時《自由時報》，都對她讚譽有加。

她工作認真，在SARS最嚴峻時，每天睡不到三、四個小時，甚至乾脆直接睡在辦公室的長椅上。老家台南學甲的年邁雙親，三個月見不到她人影，只好每天緊盯電視，關心她的一舉一動。

剛愎自用 不聽專家意見

邱淑媞從天堂掉到地獄，其實有脈絡可循。她的個性逞強鬥狠，注定使她成為SARS戰役中的悲劇人物。

「她喜歡把所有事攬在自己身上，聽不進其他專家的意見。我們從來沒有聽她提過其他專家說，總是局長說。她自認自己就是專家！」一位核心幕僚透露。

二〇〇一年五月十二日凌晨，汐止東帝士大樓發生大火，兩名傷者被送到國泰醫院，到院前心肺功能停止（DOA）。邱淑媞很有自信地說，如果她在場，絕對有辦法讓他們起死回生。

另一位幕僚則認為，邱淑媞聰明、主觀強、求好心切，對下屬要求嚴格，罵起人來十分凶悍，但絕不是壞人。

邱淑媞經常當著幕僚的面說：「You are behind me（你們比不上我）！我比你們懂！我讀過那麼多……。」讓幕僚常常產生錯覺，以為自己從來沒讀過書。

「她的情緒管理有問題，罵人時臉上還帶著笑容，但是，嘴裡吐出的每一個字，句句像把刀一樣。她憤怒時，甚至會摔公文，令人望之生畏。」

身為邱淑媞博士班的指導教授，陳建仁不諱言，不管她擔任宜蘭縣衛生局長、台北市衛生局長，還是後來的國健署長時，對於屬下要求，都十分嚴厲。

SARS期間，當衛生署副署長李龍騰與邱淑媞僵持不下時，陳建仁出面溝通，李龍騰可以在十分鐘內決定；但，邱淑媞懸而不決，例如：要不要戴口罩？隔離十天即可？她表面上說可以考慮看看，但其實不贊成，等第二天又堅持要十四天。一旦邱淑媞有主觀看法，就很難聽進別人的意見。

邱淑媞所到之處爭議不斷。一位主任與她交惡，在她接任衛生局長後，只好拍屁股走人。與她共事長達兩年以上的幕僚，已經算很有耐性。有的同事受不了，沒做多久紛紛求去。邱淑媞擔任局長，只用許君強一位副局長。幕僚說：「因為她認為既然找不到好的，還不如不找！」

當時，衛生局一科和三科科長，都出身醫界。防疫科長張朝卿是美國約翰霍普金斯大學的公衛碩士，曾任仁愛醫院家醫科醫生；醫政科長沈希哲曾擔任陽明醫院急診科主任，來自緊急醫療體系，邱淑媞還是不聽取他們的意見，總是直接下決定。即使後來證明有錯，她也從來不會認錯，總是怪罪下屬執行有誤。

因此，當國衛院臨床研究組主任蘇益仁，在三度檢測出和平醫院感染源曹女士的檢體為陽性時，連續打好幾通電話給邱淑媞，拖到隔天回電，卻置若罔聞、毫不在乎。不僅使疫情炸彈開花，也為自己埋下地雷。

和平醫院封院前一天，台北市專家委員會早就擬妥配套措施，蘇益仁委員再三叮嚀邱淑媞務必徹底執行，她卻完全拋諸腦後，什麼配套都沒做。涂醒哲下公文和打電話，想跟她詳述配套細節，她也置之不理。等事後追究責任，她卻謊稱衛生局從來沒有看見衛生署在公文上，提過什麼「分區管制計畫」。「和平醫院的分層隔離措施，還是市府在封院第三天請專家建立的。」（摘自《自由時報》）

一位核心幕僚認為，馬英九只想把人抓進醫院，邱淑媞不一定得照做。她是主管，一旦出事，她可是要負責任的！

和平醫院發生院內感染，邱淑媞卻完全搞錯方向，還等著看中央笑話，預言將爆發大規模的「社區感染」。

根據監察院調查，和平醫院封院滿一周，和平醫院就診人數應該有一萬多人，衛生局卻只掌握一千多人。病人把病毒帶到仁濟醫院，使得第二家市立醫院於五天後封院，衛生局還是無法有效掌控居隔名單，自然無法進行後續的追蹤、管制。

馬英九先前不認識邱淑媞，邱就有辦法在接下衛生局長一職後，只花一年多時間，擄獲馬英九的青睞。尤其，當她成功逼使中央將ＳＡＲＳ列為「第四類傳染病」後，「馬團隊」更視她為抗疫英雄。一位核心幕僚甚至大膽臆測，如果邱淑媞沒有被ＳＡＲＳ打敗，很可能是馬英九角逐二〇〇八年大選的副總統搭檔。

「但，畢竟宜蘭縣只是個小縣，當邱淑媞被拔擢到首都擔任衛生局長，碰上SARS，已超出她的能力範圍。SARS屬於新興傳染病，邱淑媞盡說些大道理，證明她內心其實也感到恐慌。」一位幕僚觀察。

歐晉德冷眼　葉金川不挺

過去，邱淑媞與馬英九開會，經常直接走到她的身旁交談。後來，政治情勢丕變，副市長歐晉德已經對她失去耐性，她卻渾然未覺。

當邱淑媞堅持和中央唱反調，堅持居家隔離必須十四天，歐晉德冷眼旁觀，要她直接依照中央規定辦理，她卻不願意，繼續講一堆大道理，歐晉德不客氣地對她說：「妳不要再講了！就改為十天！」

歐晉德後來在馬英九面前，不惜以辭職相抗衡，搞到後來連邱淑媞的「貴人」葉金川，都主張撤換邱淑媞，可見馬英九換掉她，不過是早晚的事。

其實，早在和平醫院封院之初，市府高層即有撤換邱淑媞的聲浪傳出。國民黨市議員更一致認為，如果再不請葉金川出面救援，恐怕就只剩下換人一途。

身為衛生主管官員，面對和平風暴卻束手無策，早已功能盡失。當時的邱淑媞有如驚弓之鳥，經常躲在辦公室的角落裡哭泣，遑論有能力出面收拾殘局。葉金川重作馮婦，說穿了是為她擦屁股。

當記者頻頻追問，邱淑媞何時下台時，邱已完全無力招架，請李姓機要出面擋子彈。

邱淑媞的父親打電話給她，要她主動請辭，回宜蘭當個單純的醫生就好。但是，邱的個性不服輸，非得戰到最後一兵一卒不可。

五月八日，和平醫院淨空，邱淑媞提出書面辭呈，馬英九依然全力相挺，甚至拒絕棄車保帥，在內部會議說：「我也有責任！」

當晚，他與邱淑媞深談一個多小時，邱除了提到自己體力透支，對於其他局處不再伸出援手，她也了然於心。

五月十四日，民進黨議員展開連署，逼邱淑媞下台。劉耀仁更毫不留情地羞辱她：「妳晚上睡得著嗎？」邱見大勢已去，在台上透露：「我已經請辭了！」

令邱淑媞下台的壓力，還來自於衛生署長涂醒哲。他在五月十六日請辭獲准，馬英九如果再護邱淑媞，只顯得他軟弱無能了。

五月二十四日，前新光醫院副院長張珩，在市府主持專家座談時，給邱淑媞重重一擊。他深受馬英九信賴，敢在公開場合毫無顧忌地批判邱淑媞，馬英九之心已昭然若揭。

記者發覺苗頭不對，到處打電話找邱淑媞，未料，她早在上午十點鐘，向幕僚交辦事項，回到宜蘭家中，之後再也沒有北上。

接下來，只等馬英九一句話了。五月二十五日，馬英九終於說：「如果邱淑媞實在不適任，我考慮接受她的辭呈。」

馬英九在十天內完全對邱淑媞改觀，因為幾個因素：第一，邱淑媞以延遲通報為由，對和平醫院急診科主任張裕泰等三人開鍘，成為壓垮邱淑媞的最後一根稻草。馬英九不僅公開訓誡，還對她的防疫能力，信心動搖。

第二，疫調無法落實，令馬英九連續兩天在防疫會議上斥責衛生局，同時撂下狠話：「做不好就換人！」

第三，涂醒哲下台，馬英九已找不到不換邱淑媞的理由。

邱淑媞在去職記者會上潸然淚下，另一半楊增慧透露，過去她從未在壓力下流過眼淚；但是，SARS期間，夫妻倆幾次通話，她都對著話筒哭泣。

二〇〇四年一月三十一日，監察院專案小組提出彈劾名單，除了和平醫院院長吳康文、感染科主任林榮第之外，邱淑媞也包括在內。經過三個多小時的激辯，監察委員祕密投票，邱淑媞只差一票沒有過關。提案之一的委員廖健男坦承，結果令人遺憾。

邱淑媞全身而退，在馬英九參選總統時，悄悄回到他的團隊。馬英九當選總統，她即重返政壇，隔年接下衛福部國建署長一職。二〇一四年，邱淑媞接受國民黨徵召，帶職參選宜蘭縣長。對照五年前她含淚下台那一幕，不過是她與馬英九合演的一場大戲，令人望之興嘆。

事後審判

和平醫院淨空之後，醫療人員面臨史上最大一場事後審判。和平醫院院長吳康文和感染科主任林榮第首當其衝，從此人生進入黑暗期。

第一波「殺戮」為台北市衛生局長邱淑媞發動。她在去職前臨去秋波，於五月十二日召開記者會，宣布拔除吳康文的院長職務，並將他與林榮第移送監察院調查和「台北市醫師懲戒委員會」審議。

前台大醫院家醫部醫師張賢政記得，當吳康文在五月三日因發燒被送進台大醫院時，他剛好值班，一邊打病歷，一邊看電視，看見吳康文出現在鏡頭前。沒想到，不久後，有人按門鈴，吳康文竟走了進來。那種感覺既虛幻又真實，就好像他從電視畫面中走出來一樣。

之後，每當他進入吳康文病房時，吳總是主動向他吐露心事，不是感嘆好不容易做起來的業績在一夕之間垮掉，就是強調找人進院長室幫忙並非他的決定……，幾乎每天都有新的

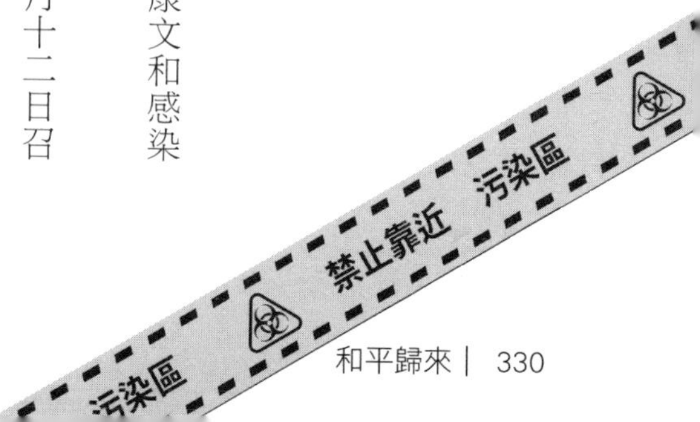

話題。「那段時間他的壓力很大，有一次他問我：『如果整件事真要有人負責，你覺得會是誰？這個人的位子不能太小，也不能太大，我覺得很可能是我！』」（摘自《台大醫院抗煞訪談紀錄》／李素芳採訪整理）

和平醫院急診室主任張裕泰和住院醫師辛國輝也難逃劫難，被衛生局以「延遲通報」為由，各自開罰九萬元。

原本有更多的醫護人員，將被列名懲處，當被要求交出懲處名單時，和平醫院護理長呂芳秋力抗，並對邱淑媞發出質疑：「你們誰有資格處罰第一線的工作人員？要我提出這樣的名單，根本違背良心！百分之九十九的護士都很認真，處罰她們於心何忍？」（摘自《和平抗ＳＡＲＳ實錄》）

前疾管局長蘇益仁透露，陳水扁總統原本也想對台大醫院開鍘，透過新光醫院副院長黃芳彥轉達，他對台大醫院涉嫌隱匿疫情有所不滿，但被他拒絕。蘇益仁認為，台大醫院已傾盡全力，爆發院內感染，是因為收治太多的ＳＡＲＳ病患。（摘自《回首ＳＡＲＳ》）

張裕泰被罰　灰心想離台

張裕泰夫人許玉暄回顧，他們收到罰單那天晚上，邱淑媞已經有下台的打算，打電話到張家，要張出來聽她解釋。張卻認為，邱這種行為是在大街打人，小巷要求和解，他拒絕接受。「醫師沾上這樣的汙點，以後哪家醫院敢收？我希望一切到我為止！」許玉暄則忍不住開嗆：「妳只會開罰單！」

張裕泰出身醫師世家，父親張炎虎是日據時代「台北縣木柵鄉」的名醫。他從小就聽父親的告誡：「半夜病人按門鈴，如果爬不起來，就別想當醫生！」立志當一名好醫師。

日本國立岐阜大學醫學系畢業後，張裕泰在日本國立信州大學取得碩、博士學位。剛開始在日本行醫，之後返回故里，拒絕各大教學醫院招手，刻意選擇連許多年輕醫師都不願意待的和平醫院，而且一待就是二十年。

張裕泰是「醫療奉獻獎」得主，源起於一九九六年開始義診，在九二一地震和納莉風災發生時，救助過不少災民；同時也將行腳進一步拉至非洲賴比瑞亞，更險因在馬拉威染上惡性瘧疾而送命。

他們夫妻均有日本醫師執照，當被莫名其妙開罰之後，心灰意冷之餘，原打算離開台灣，到日本行醫。後因為兩位台北市副市長出面解決，才願意放下。

根據許玉暄轉述，歐晉德解釋，市府無意懲處任何一位醫護人員。處理過程中，他要邱淑媞不要插手，由他和市長馬英九說理；未料，兩人發生爭執，經他與白秀雄以辭職相抗，馬英九才收回成命。

許玉暄還透露，歐晉德和葉金川都力主邱淑媞必須辭職，之後透過白秀雄形式上的調查，最後以衛生局「傳真機故障」做為下台階，收回懲處令。

與張裕泰同時遭到懲處的急診室醫師辛國輝，不過三十多歲，孩子還小，情急之下，向張裕泰求救：「主任救我！我父母只是一般人，我不能沒有這份工作，我還有貸款和父母、小孩要養！」

五月二十五日，邱淑媞請辭獲准，由新光醫院副院長張珩繼任衛生局長，歐晉德言猶在耳，未料，他上台以後，卻繼續揮刀，記衛生局主祕蕭東銘申誡兩支、一科科長張朝卿小過一支。另外，發布吳康文的免職令，降調他為台北市立忠孝醫院一級醫師，六月十八日召開考績會，記大過一支；林榮第免兼和平醫院感控科主任、記大過一支。

張朝卿明顯是替罪羔羊，遭到懲處之後，曾提出理由申訴，卻未被採納。失望之餘，回到故鄉高雄，降調衛生所所長。

吳康文 怕醫師執照不保

和平風暴暫歇之後，吳康文和林榮第同一時間遭逢台北市政府、台北市議會和監察院的調查；最令他們坐立難安的是，醫師執照可能被吊銷，難保未來不會有牢獄之災。

「台北市衛生局醫師懲戒委員會」率先登場。林榮第在五月二十五日前往市府向「醫懲會」進行說明，步出會場後遭媒體追逐，情緒快要崩潰，喃喃自語說：「我受不了了，想要自殺！」

五月二十九日，醫懲會以壓倒性的多數，廢除吳康文的醫師證書。多數委員認為，林榮第雖然誤判，卻未隱匿疫情，罰以停業六個月，必須接受六個月以上的臨床教育。

林榮第和吳康文不服懲處結果，雙雙向「衛生署」醫懲會提出覆審。吳康文最後勉強保住醫師身分，卻從忠孝、仁愛、和平醫院三任院長，被貶為普通醫師，先後在市立聯醫忠孝院區和萬芳醫院擔任顧問醫師、醫師，從此未再開設門診。直到二〇〇九年中國醫藥大學在內湖開設台北分院，延攬吳康文擔任首任院長，才終於鹹魚翻身。

至於林榮第則減輕停業三個月，但仍須前往醫學中心感染科，接受六個月的臨床再造。

前和平醫院小兒感染科醫師蔡秀媛與林榮第相識多年，兩人從在台大醫院代訓時期就認識。SARS尚未爆發前，林的孩子碰到要打預防針，都找她施打。和平醫院封院期間，蔡秀媛是少數對他伸出援手的人，見他疲憊不堪、缺乏睡眠，常常代他開會，換他出來休息。

在蔡秀媛眼中，林榮第是南部的古意人，個性木訥、軟弱、不太會說話。她因此研判，和平醫院處置失當，不可能是他主導。「要毀掉一個人，其實很容易！」

蔡秀媛透露，林榮第有感於官司纏身，沒有人幫他說話，下決心考進東吳大學法研所，自行鑽研法律，為自己辯護。

對於吳康文，蔡秀媛的認知是：「他從忠孝醫院院長的位子上被拉下來，調到和平醫院當院長，好不容易翻身，自然想力求表現，以致在關鍵時刻，容易犧牲人性。」

司法對吳康文和林榮第的追訴，從二〇〇三年五月二十六日開始。台北地檢署經過六小時的偵訊，依《刑法》第一百三十條「公務員廢弛職務釀成災害罪」，諭令吳康文、林榮第各自以新台幣兩百萬元和一百萬元交保候傳。

不到一個月，兩人遭到起訴，台北地檢署向法院求刑八年的重刑。

當時社會氛圍對吳、林兩人不利，人人皆曰可殺，檢察官辦案顯得異常剽悍。

林榮第向檢方辯稱，絕無隱匿疫情的意圖，實因劉姓洗衣工的病癥不像SARS，經過給予抗生素治療後，他的燒退了，看不出是SARS病毒感染；加上，患者的肺部變異，研判為心臟擴大所引起的肺水腫，並非肺炎。因此，他沒有診斷出SARS，應屬合理。

檢察官一一駁斥他的說法。第一，和平醫院湯姓放射師證稱，放射科醫師雖然在病歷上注記劉姓洗衣工有心臟擴大的問題，但同時提到，他的肺部出現間質性浸潤現象。

敏盛醫院胸腔科主任許衍道也作證，劉姓洗衣工在四月十八日的中央靜脈壓監測，數據遠低於正常值，就科學意義來說，顯示患者正處於脫水或嚴重發炎狀態，這是內科臨床上的ABC，林榮弟怎麼會不知道？反而強將肺炎解釋為肺水腫？

檢方質疑林榮第，既然照他所說，患者在四月二十一日的生命徵象，比十八日還要好，那為何他不在十八日，而在二十一日通報？顯然有違醫學倫理。

劉姓洗衣工到底是沙門氏桿菌感染，還是ＳＡＲＳ感染？成為攻防的重點。

檢方引述吳德朗翻譯的《哈理遜內科原理》一書佐證，沙門氏桿菌感染在臨床上固然經常出現腹瀉、嘔吐、發燒等症狀，但要同時引起肺炎卻相當罕見。反觀世衛組織在二〇〇三年三月十六日修訂公布的呼吸道症狀、肺炎或呼吸道窘迫症候群等定義，包括腹瀉，劉姓洗衣工的臨床症狀，顯然較接近ＳＡＲＳ。加上，按照前述的方式已排除劉姓洗衣工為肺水腫的可能性，則林榮第至少在四月十八日，將病人轉入Ａ棟加護病房前，就已經察覺他感染ＳＡＲＳ，卻隱匿了四天，直到四月二十二日凌晨才通報，是造成和平醫院重大傷亡的關鍵因素。

高檢署最後以「廢弛職務、隱瞞疫情」，偵結起訴吳康文和林榮第。

未料，原本可能身陷囹圄的兩人，卻在二〇〇五年八月九日台北地院做出判決時，逃過一劫。合議庭判決，吳康文和林榮第兩人無罪。

審理法官認為：「吳、林兩人在和平醫院封院前、後，或有不周之處，但ＳＡＲＳ是新興疾病，封院之舉前所未有，被告本於確信疾管局的資訊進行防疫，均已竭盡職責，並無過失也未涉及廢弛職務釀災罪，無法要求被告應負起比疾管局更高的注意義務，故判無罪。」

蘇益仁證詞　有利林榮第

前疾管局長蘇益仁曾到台北地方法院為林榮第作證。即使相隔二十年，對於當時場景，他依然記憶猶新。「我很少看過哪一個醫師，像林榮第那麼無助。他整個人趴在桌上，害怕我會做出對他不利的證詞。」

蘇益仁客觀地從劉姓洗衣工的整個療程來說，在二〇〇三年四月十八日以前，無法就患者拉肚子等症狀，懷疑他就是SARS病患。另外，就學理報告評斷，林榮第的判斷不僅正確，對於劉姓洗衣工與曹女士的處置，也十分得宜。

「當法官聽我傾向做出對林榮第有利的證詞，不斷打斷我，不讓我繼續說。相對地，林榮第像整個人活過來似的。開完庭，律師拉著他，不斷向我道謝。」

葉金川和璩大成也在交叉詰辯時到庭，證詞明顯對吳、林兩人有利，成為他們獲判無罪的關鍵。

審判長問葉金川：「就專業判斷，你在決定疏散和平醫院患者時，台大或榮總等其他醫院，是否做好收容SARS病患的準備？」葉金川回答：「當時，其他醫療院所並未做好準備，也沒有準備床位收治和平醫院病患。」

璩大成則被問到：「和平醫院封院時，你一個人這樣就進去，現在回想起來，是否覺得冒險？」璩大成笑了笑，尷尬地點頭說：「如果只能回答是或不是，我的答案是。」

吳康文乘機補了一槍，強調當看到璩大成進入和平醫院，一則一喜，一則以憂。「因為，璩大成並未帶來衛生局任何指示！」

璩大成回想進入和平醫院之初，原本戴著林榮第送他的 P100 口罩；但當看到大家都戴 N95 口罩，他也改戴 N95。此話意味著，和平醫院封院時，並非絕對缺乏救命物資。

至於隔離區的設置，璩大成也說，完全是在吳康文指示下運作。

葉、璩兩人更謙稱，在進入和平醫院之前，他們並不知道什麼叫「三級防護裝備」。葉金川是在進入和平醫院前一天，第一次從美國疾管局網站上得知。法官反問：「當時，疾管局是否也有相關訊息？」葉金川笑笑尷尬地說：「抱歉，我沒看！」（摘自《中國時報》）

對於台北地院做出無罪判決，檢方不服，上訴高院。二〇〇六年十月三日，台灣高等法院做出判決，依同年七月一日新修正《刑法》所指的公務員，判決兩人免訴，不成立犯罪。

相較之下，仁濟醫院院長廖正雄及內科主任林俊彥，顯得命運多舛，在二〇〇七年九月被台北地院依業務過失致死罪，分別判處三年及兩年六個月的有期徒刑。

是否誤判　醫界意見分歧

有關林榮第是否誤判、隱匿劉姓洗衣工的疫情？醫界彼此之間意見分歧。

身為醫師，林榮第提出八點辯駁：第一，他在通報劉姓洗衣工前、後，總計通報二十三起ＳＡＲＳ疑似病例。第二，醫護人員可隨時閱覽劉姓洗衣工的病歷紀錄及檢查結果。第三，在通報之前，他為劉姓洗衣工進行診療時，並未穿著任何防護裝備。第四，另一名胡姓ＳＡＲＳ患者擅自離院，是他召回，並且進行通報。第五，他太太連續兩天咳嗽，直到通報劉姓洗衣工之後，才催促她到醫院檢查。第六，醫院ＡＩＣＵ並無負壓隔離病房，就算他想把病人藏起來，一定會被發現。第七，劉姓洗衣工轉床，是因為病情變壞，住院醫師沈郁輝認為，病房無法監測其生命跡象及病況，因此要求轉至ＡＩＣＵ病房。轉床時，他曾告知陳姓醫師，一旦病人病情變好，可於下周一轉回Ｂ棟八樓病房。如果他存心隱匿，為何要做如此交代？第八，在通報劉姓洗衣工前，有十二位醫師診療過他，如何能夠隱匿疫情？

台北市議會組成「ＳＡＲＳ調查小組」，邀請馬偕、北榮、國泰、台大、北醫等醫院的感染科、急診室、胸腔科主任，到和平醫院實地調查，會後做出結論，根據胸部Ｘ光片及病歷摘要研判，若劉姓洗衣工疑似感染沙門氏桿菌，可能使Ｘ光片出現「毛玻璃現象」；再者，如果臆測為沙門氏桿菌感染，而持續投予適當的抗細菌藥物治療，之後未再給退燒藥，在判讀上難免會認為，患者之後退燒，是因為持續給予抗生素治療所致，而非退燒藥的效果。另外，劉姓洗衣工兩側全肺均勻浸潤、心臟擴大，最可能想到的是心因性肺水腫，與曹女士的Ｘ光片呈現情形有所不同。因此，任何人都不應該事後諸葛，推斷此案為延誤個案，而認定林榮第匿報或能力不足。

監察院彈劾 降兩級改敍

吳康文和林榮第亦遭到監察院的彈劾，與「公務員懲戒委員會」降兩級改敍的處分。

監察院痛批吳康文，在和平醫院封院之初，空等「接管小組」奧援，怠忽指揮權責，不僅未及時提供院內人員防疫（護）器材，也沒有進行分棟分層隔離措施，導致院內感控缺漏，疫情迅速擴延，顯有失職之處；另，吳康文明知自己在四月二十八日輕度發燒、X光片顯示有肺浸潤現象，卻自四月二十五日下午起，接受精神科主任李慧玟的指派，讓許、邱兩人輪流到院長室支援，造成院長室人員感染，明知故犯。

而林榮第自己都承認，他在二〇〇三年四月二十二日下午五點到六點間，接到台大醫院感染科主任張上淳的電話詢問，警示和平醫院有院內感染的可能。他身為院內感控小組總幹事、吳康文作為小組的召集人，卻未採取疫調、追蹤、隔離、防護、禁止人員流動等必要措施，導致多人陸續發病或死亡，並令國際社會對台灣觀感不良，怠忽職責甚明。

調查報告還指出，林榮第是和平醫院感染科主任，又是劉姓患者的主治醫師，卻在病人第四度急診時，誤判他感染沙門氏桿菌。直到第二天，見患者高燒不退，才安排他進住B棟八樓普通病房；兩天後，當患者出現呼吸窘迫症狀，才又將他轉入A棟加護病房。

再者，四月二十一日，B棟八樓施、鄭兩位護士和楊姓書記發病，林榮第卻未警覺院內可能爆發群聚感染，直到隔天才進行通報，中間衍生四天的空窗期，非但造成與劉姓洗衣工同病房的病患蔣、郝、高感染，更使五十多位醫護人員和員工受到波及，其中有七人死亡。在民眾方面，除了曹女士和楊游兩位患者，係院外感染外，其餘九十七位民眾，都是在院內感染。截至五月二十九日為止，共有二十四人死亡，其中一人自殺。

事隔多年，吳康文逐漸走出和平風暴。二〇一七年五月十二日，他現身太極門氣功養生學會內湖道館，主講「人生幸運的追尋」，提到行醫多年，希望讓更多的人找回健康；而健康的身體，來自於快樂的心情。練氣，則是強身健體、增強自體免疫力的有效方法。在練功過程中，能夠讓人用心體會生活中值得感恩的人、事、物，並且使生活變得更為感動與知足，好運也隨之而至。

二〇二一年四月三十日，他出席「國際良心日」活動，公開呼籲良心應從自律開始做起；並舉愛滋病為例，批評如果有所隱瞞，是不道德的行為。

林榮第則一直留在和平醫院，擔任改制後婦幼院區的感染科和內科主治醫師。

二〇一五年三月二十四日，林榮第再次躍居新聞版面。《壹週刊》報導，市立聯醫和平院區月餘來，有病患、醫護人員及職工十多人，全身起疹、紅腫，經過追查，發現病源來自於B棟六樓的一名病患，主治醫師正是林榮第，批評他並未從SARS中學習教訓。

叫逃兵太沉重

前和平醫院消化外科兼任主任周經凱，因為在和平醫院封院後拒絕返院，被封上「落跑醫生」稱號，從此與妻子李宜殷花了大半生的時間，為回復名譽而奮戰。

和平醫院在二〇〇三年四月二十四日封院，截至四月二十七日為止，應召回的九百七十五人當中，仍有四十二人未歸隊。

懲處名單只針對二十四人，少了十八位，可見有醫護人員享有特殊待遇，成為漏網之魚。

懲處名單記載，四月二十八日有九人在封院第五天返院，包括四位醫師、兩位行政助理、一位診間助理和兩位物理治療師，各自被開罰六萬元。

台北市長馬英九在當天下達拘提令，於四月二十九日凌晨開始執行，迫使十二位員工陸續返院。其中，一位護士因為擔心感染，早在封院之時返家，雖然與先生和五個月大的孩子保持距離，但還是在拘提的壓力下，不情不願地回醫院報到。根據媒體描述，她拎著兩袋行

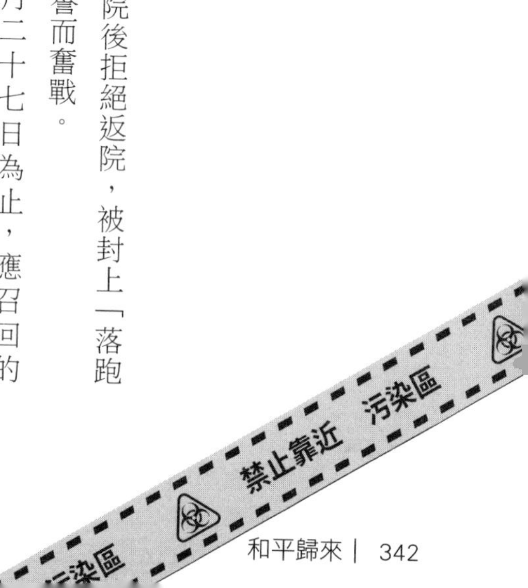

李，泣不成聲地走進醫院。

李姓泌尿科主任在執行拘提當天清晨五點多，回到和平醫院，自詡為「壯烈歸來」。封院當天早上，他看完門診、吃完午餐，發現醫院已經管制，乾脆直接回家。他家有七、八十坪大，三個冰箱都裝滿食物，每天吃好、睡好，大部分時間都在研讀《刑法》。

李主任拒絕返院，還理直氣壯。第一，他沒有接到電話通知返院；第二，他是泌尿科醫師，並無醫治SARS病人的專業；第三，他並未出現疑似感染SARS的徵兆。因此認為，實在沒有回院隔離的必要。尤其，院內A、B棟並未區隔，B棟的SARS病人與非SARS病人也全都混雜在一起，回去無異白白送死，只要一想到，他就怕。

李主任在民國九十年間，曾經借調花蓮，當過半年多的衛生局長。儘管如此，他還是試圖從《刑法》第一百九十二條找到迴旋空間。無奈，上有政策，下無對策，最後還是沒有逃掉十二萬元罰款。

四月三十日，有陳姓醫師、謝姓護士和林姓診間助理三人返院。陳姓醫師因為自國外返國，第一時間就向醫院報到，所以免罰。他曾經幫和平醫院「超級感染源」胡姓病患看診，在院內引起不小的恐慌。

最後回院的四人，不但遭到重罰，還被市府公布姓名。除了謝姓護士、林姓助理外，還有周經凱和一位行政助理。當諶姓助理被找到時，神情恍惚，衛生署准予居家隔離，但仍遭罰款六萬元。

合約醫師李易倉 竟遭罰

二〇〇三年五月一日，「獵巫行動」展開，李易倉和周經凱兩位醫師成為受災戶。李易倉很快就脫離暴風圈，但周經凱卻被推入萬丈深淵。

媒體是「獵巫行動」的發動者，在接獲所謂和平醫院「院內人士」的爆料，未查明清楚之前，直接將李易倉打入「落跑醫師」行列。

馬英九公開對周經凱和李易倉喊話，要他們不要知法犯法，成為醫界逃兵。

衛生局明明知道李易倉是和平醫院耳鼻喉科的合約醫師，並非編制內員工，一個禮拜不過到和平醫院看一到兩次門診，並非在召回之列，卻為掩蓋自身的疏失，將錯就錯，一路喊打喊殺。

和平醫院院長吳康文在四月二十八日深夜急電李易倉，勸他自行返院。經過溝通，由衛生局偕同警方，在隔天凌晨一點半將他帶回，對他開罰六萬元，並給予行政處分。

雖然事後「醫懲會」還李易倉清白，監察院也糾正衛生局，但他的名譽受損，家人也遭異樣的眼光。

李易倉在六月二十五日召開記者會，在媒體前聲淚俱下，要馬英九公開道歉，否則不排除提告。

周經凱傳真 衛生局否認

二〇〇三年，周經凱六十歲，在和平醫院任滿二十四年，差一年就要退休，沒想到卻碰上SARS。

封院前，他和其他醫師一樣，聽到院內感染的風聲，雖然內心忐忑不安，但由於高層從未證實，只好照常上下班。

封院當天早上，周經凱看完門診後，將消化科的住院病人一一清空，在醫院旁的餐廳用餐，突然接到護士小姐的電話，要他不用回去，醫院馬上就要關閉。他想了想，還是決定回醫院看看。才走到醫院門口，現場已拉起封鎖線。他心想，反正不會再有病人住院，於是打道回府。

回家之後，電視新聞報導，院內同仁都被召回。他覺得納悶，既然醫院已經出問題，為何還要大家回去？

他立刻上WHO網站查詢，發現早在封院前十三天，世衛組織即翻新規範，規定SARS的接觸者，只需居家隔離十天，一人一室、有獨立的衛浴設備。

消化科沒有收治SARS病人，照理說，周經凱連接觸者都不算，只需居家隔離就好。

為了讓政府知道，他的決定正確，並符合WHO的規範，他連忙將內容英翻中，傳真到馬英九辦公室、邱淑媞辦公室和台北市議會，還打電話確認。他感覺納悶，接電話的人，不但沒有反應，還要他不要囉嗦，趕快回院。沒多久，他看到衛生局官員對媒體說，傳真機壞了，根本沒有接到他們的傳真。他這才恍然大悟，大事不妙。

面對拘提，周經凱依然不動如山。他認為，政府犯了致命的錯誤，把一千多人關在院內，無異讓大家送死。

周太太李宜殷發表聲明指出，醫護人員不該在防護裝備不足下，被要求照顧SARS病患。況且，周經凱並非感染科或內科醫生，消化科沒有病人，他應該在家隔離。「我們全家已經自主隔離七天，兒子連期中考都沒去，沒有人出現發燒、咳嗽症狀，不是傳播者，之前也以傳真方式，告知衛生局，不知道為何還會列為失職人員，被公布姓名？」

周經凱的兒子代父寄發電子郵件，向世衛組織、美國疾管中心和世界人權觀察組織求援。

周經凱拒不歸營，成為媒體追逐焦點。某台北市議員扮演市府與周家的橋樑。李宜殷接到電話問：「現在醫院狀況如何？」突然間，市府祕書長陳裕璋把電話搶過去，對周經凱夫婦嗆聲：「要不是市議員想跟你們談，不然我們連談都不想談，一切沒得商量！」李宜殷感嘆：「要我先生回去送死，卻連起碼的溫柔都不給，真是好大的官威！」

居隔返家　三種官司纏身

「市府代表」居間緩頰，說明院內情形變得緩和，如果周經凱拒不歸隊，一旦被拘提，場面一定十分難堪。

周經凱的大兒子當時就讀台大醫學院四年級，堅決反對父親回去，拉著他的手說：「裡面太危險了，你不能回去！」李宜殷形容，當時的場面很像訣別。她反問兒子：「如果爸爸被革職、吊銷執照怎麼辦？」他拍胸脯保證：「我養你們！」

後來雙方達成協議，依照市府要求，周經凱從廣州街側門回去，以免在正門碰到記者，又會大放厥詞。

五月一日傍晚六點，周經凱回到和平醫院，先在大廳排隊領睡袋，接著搭電梯一層樓一層樓找晚上睡覺的地方，好不容易在十樓大禮堂的走道上，找到一塊空地，把睡袋攤平。之後一連八天，和大家生活在一起，一日三餐領取便當，並與幾十個人共用一間衛浴設備。

身為太太，當李宜殷看到葉金川對媒體說：「他（周經凱）回來幹什麼？只不過多一個人吃飯，乾脆槍斃算了！」氣得咬牙切齒，發誓以後如果遇到葉金川，鐵定會抓他的頭髮去撞牆。「我們沒有做錯事，是政府胡搞瞎搞！」

和平醫院在五月八日淨空，周經凱前往基河國宅繼續隔離十天，於五月十八日返家，打擊接踵而至。

首先是在五月二十日，他接到違反《傳染病防治法》的二十四萬元罰單；其次是六月十三日，接到違反《醫師法》停業三個月的處分；再者是六月二十三日，因違抗政府重大政令，被記兩大過停職。三種處分，意味著將來得同時面對三種官司。

走投無路 遠赴池上開業

周經凱個性木訥、不善言詞。遭逢打擊之後，腦袋變得更加遲鈍，幸虧有李宜殷一路相伴，走過漫漫長路。

李宜殷曾經在兩所中學任職，直到結婚、生子後，才辭去教職，專心在家帶孩子。兩夫妻育有二子，老大從醫，老二取得密西根大學應用物理學博士之後，在谷歌總部上班。一家美滿和樂，令人稱羨。

周經凱遭到革職，生計頓成問題。他研判，市立醫院不敢與政府作對，鐵定不會回聘他；而私立醫院更不敢任用所謂的「落跑醫師」。走投無路下，他與妻子決定遠離塵囂，到台東池上開業；而只有當家庭醫師，才能打開一條生路。

他當起老學生，埋首書堆，苦讀又厚又重的「家庭醫師手冊」和「台大內科醫師手冊」，文字密密麻麻的，他耐著性子研讀，兒子也在一旁協助。

周經凱專攻糖尿病、高血壓和高血脂專業，遇到有不解之處，總是不恥下問，向老同學討救兵。前馬偕醫院心臟科主任李德福即使再忙，總會抽空回覆，令他們夫妻感念在心。

周經凱到池上開業，慢慢累積不少病人。凡是血壓降不下來的，經過介紹，會上門找他。李宜殷則在診所幫忙行政、管帳和煮飯。兩夫妻從此不看報紙、不看電視，幾乎與世隔絕。

行到水窮處，冷暖在心頭。

周經凱落難之初，昔日醫學院的同學、和平醫院的同事，不約而同發起連署，打算聲援他。由於大多數人還在公家機關上班，周經凱怕他們為難，而加以婉拒。

每次逢年過節，周家總會收到一位和平醫院離職主任寄來的禮品，數十年如一日，從未間斷。

還有一次，兩夫妻到宜蘭參加北醫「五五醫師」同學會。臨別之際，一位在馬偕醫院任職的同學，紅著眼眶，不斷地對他們揮手，像是對他們的遭遇，一掬同情淚。

落跑醫師稱號 人人喊打

相反地，殘酷的現實，也令他們永生難忘。

李宜殷記得，當丈夫被冠上「落跑醫師」稱號時，幾乎大街小巷人人喊打，就連隔壁鄰居的小孩，都叫周經凱：「和平醫院那個爛醫師！」兒子在台大醫學院校園內，隨處可以聽到同學們在批評自己的老爸。與李宜般原本有通家之好的書法老師，不再接她的電話。她還傻呼呼地跑去參加彰化女中同學會，訴說丈夫被記兩大過免職的遭遇，沒想到同學竟哈哈大笑。

到池上開業後，過第一個農曆春節，周經凱想去拜訪也在東部行醫的老同學，沒想到對方接起電話回答：「我不記得有一個叫周經凱的同學！」「周經凱那麼有名，怎麼會不記得？」李宜殷心裡有數，周經凱卻不死心，與她搭火車到花蓮，一下車就急著打電話，固執地以為：「或許見到面，他會記得我！」後經李宜殷再三勸阻，兩人逛了一下百貨公司，就返回池上。

就連過年期間，他們也不敢回到台北，深怕回來晚了，病人會就此散掉。「比起我們遭受的打擊，這些都是小事，不算什麼。」

為名譽戰　要馬英九道歉

長達六年的時間，他們官司纏身，飽受煎熬，而且官司越打越多，從五審擴大為十五審。

二〇〇五年戰績一敗一勝，兩大過停職官司敗訴，遭最高行政法院以「違抗政府命令」駁回；撤銷《醫師法》停業三個月的處分勝訴，台北高等行政法院在六月二十一日做出判決，判決台北市政府敗訴。這是周經凱第一場勝仗。法院認為，周經凱當時被召回隔離，並非執行醫師業務，並未違反醫師職責。

經媒體大篇幅報導之後，「市府代表」又再出現，要周經凱與市府各退一步。李宜殷開出條件，要馬英九在記者會上公開道歉，並對ＳＡＲＳ受害者加以賠償。對方一句話不說，就把電話掛了。

李姓泌尿科主任後來離開和平醫院，因不服遭罰十二萬元，天天在台大圖書館苦讀，想取得律師執照，為自身權益平反。他後來提請訴願，遭到最高行政法院駁回。之後，即慫恿周經凱，繼續打釋憲官司，如果不聽他的話，他就不幫忙看狀子。

二〇一一年九月三十日，大法官會議做出釋字第六九〇號解釋，認定《傳染病防治法》對醫護人員召回醫院強制隔離的規定並不違憲。

大法官認為，強制隔離為剝奪人身自由，但主管機關為迅速及專業防疫而強制隔離，未違反正當法律程序；此外，強制隔離為維護生命和健康等重大公益的必要手段，未違反比例原則。至於主管機關基於疫情需要，也有權實施必要處置，不違反法律明確性原則。

針對釋憲結果，「台灣人權促進會」提出批判，認為強制隔離的程序不正義，持續侵害人民的人身自由。

二〇〇六年三、四月，可謂周經凱的多事之秋，除了國賠官司輸掉之外，還遭台北地檢署以「公共危險罪」起訴，幸而在五年後獲判無罪。

「老天之所以挑選我們，自然有祂的道理。我們耐操、耐磨、足堪負荷。近二十年來，我們從未放棄。一位媒體記者私下鼓勵我們，說我們是受害者僅存的希望。如果官司贏了，許多人會受到安慰。所以，我們能放棄嗎？他們有的家破人亡、有的一年多都找不到工作……，我們必須咬著牙撐下去，絕對不能放棄！」

老婆護夫　吶喊公平裁判

李宜殷像隻母獅子，見不得丈夫受苦。出庭時，經常雙眼滿布血絲，在法庭上痛苦吶喊，甚至當庭教訓法官：「你們讀聖賢書，所學何事？」無外乎希望他們能秉持良知，做出公平裁判。

一位法警聽到她當庭咆哮，前來關切，等聽完她的抗辯，反而站在他們這一邊。退庭時主動表明，他正在夜間部讀法律系，可以幫忙找資料。等下一次出庭時，果然提出有用的資料，協助他們打官司。

李宜殷曾經多次與市府代表在法庭上針鋒相對。「市府害死那麼多人，還不認錯，我們是受害者，為何要被處分？」退庭時，她感覺不好意思，特別前往致歉，並解釋並非針對他們。沒想到，對方要她儘管罵，「我們只不過代表市府出庭罷了。」

二〇二〇年，陳菊接任監察院長，在監察院成立「國家人權委員會」，專責調查、判定人權侵害事件，周經凱儼然找到一線曙光，與三位自認為封院決策下的「受害者」，向人權會提出陳情。

二十年過去，「周經凱事件」在社會上引發兩極化的爭論。

一日，前疾管局長蘇益仁接到「國家人權委員會」的邀請，希望他針對周經凱事件引發的人權爭議，做一個表述。幾經思考後，蘇益仁決定赴約。他認為，如果周經凱事件成為判例，未來台灣若遇重大疫情，公務人員將可抗命，茲事體大。

前台北市衛生局長張珩曾經私下對周經凱夫婦說出真話，或可做為最後注腳。「那是不對的！那是疫區，應該把人移出，怎麼反而把人抓進去？可是，政府若是承認做得不對，就要對九百六十三人負責。」「既然如此，是否撤銷對當事人的處罰？」張珩回答說：「我不能當聖人，會被罵死！」

SARS之前沒有英雄

當ＳＡＲＳ成因未知、定義不明，又缺乏測試方法之前，身處第一線的臨床醫師，猶如面對「俄羅斯輪盤」，稍有不慎，即可能成為眾矢之的。

ＳＡＲＳ之前沒有英雄，也不應該有狗熊。

前和平醫院感染科主任林榮第，二〇〇三年四月九日，在曹女士沒有旅遊史和接觸史的情形下，第一時間判斷她疑似感染ＳＡＲＳ，直接向衛生署進行通報，並且在將病人轉診新光醫院的過程中，每一個環節都做到滴水不漏，卻未獲得掌聲；反而因為誤判下一個病例劉姓洗衣工的病情，並且延遲通報，進而被打成落水狗。

就處理曹女士一案來說，疾管局採用專家會議議決，將她排除ＳＡＲＳ可能病例，即使委員蘇益仁透過ＰＣＲ檢測，三次檢驗出曹女士的檢體呈現陽性，卻遭到漠視，之後疫情一路從和平醫院、仁濟醫院，燒到南台灣。若論功過，疾管局和專家會議嚴重誤判，卻沒有遭

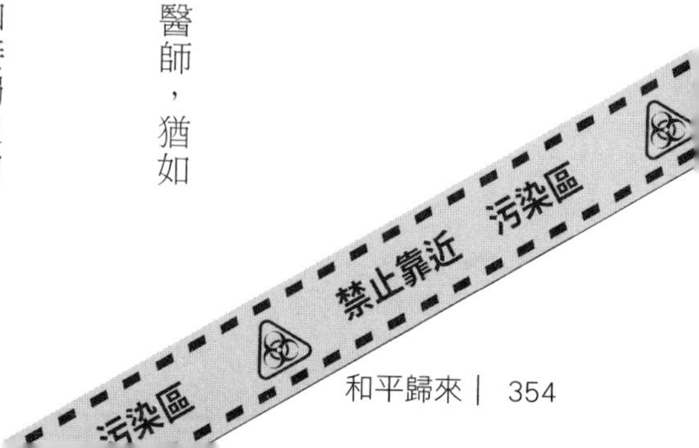

到任何追究，部分專家還被捧成「抗煞英雄」。

不僅曹女士，當胡姓蜂窩性組織炎患者的X光片出現變異，林榮第判斷他疑似感染SARS，先行通報，後將患者轉診台大醫院。但是，到了台大醫院之後，感染科主任張上淳又判斷他並非SARS患者。

已故交通部公路總局景觀科長周啟輝自四月二十八日起，連續兩次到台大醫院急診，醫師只開退燒藥，就要他和太太回家。四月三十日，他持續高燒不退，和太太帶著行李前往台大醫院，照了X光和抽血，卻因為並未出現異常，醫師又叫他們回去。期間，周太太兩次問醫師：「他可不可以上班？」醫師都說可以，如果害怕的話，可以自行居家隔離。等到五月二日，病情急轉直下，周科長第三度到台大醫院急診，最後驗出SARS，他卻在三天後不幸過世。（摘自《壹週刊》）

「SARS男孩」陳睦雅的父親高燒不退，家人懷疑他感染SARS。五月二日陪他到台大醫院急診，醫師卻認為他只是過勞，只要回家休息、多喝水就好。三天後，不幸暴斃家中。台大醫院是否處置失當？外界浮現檢討聲浪。

通報標準過於僵化

專家認為，部分病患沒有被診斷出SARS，或可怪醫護人員大意；但是，衛生署的S

ARS通報標準過於僵化、保守，也是重要原因之一。

和平醫院染煞印傭，因為同時下體出血，經感染科會診，認為她並未感染SARS，將她收治在兒婦科病房，導致護士林佳鈴枉死。在此之前，小兒科和婦產科醫師爭執不下，癥結點在於，她的病徵並不符合世衛組織所訂定的標準。

關渡醫院爆發院內感染，最早發病的七樓李姓清潔工，曾經在五月十一日前往急診室檢查，醫師雖然高度懷疑他感染SARS，卻因為病人沒有明顯的接觸史和旅遊史，只好要他暫時回家隔離。直到五月十六日，他持續高燒不退、肺部出現浸潤現象，醫院才進行通報。過程中，已造成一位醫師、三位護士和一位家屬感染。

對於中間隔了五天才通報，台北市衛生局對關渡醫院開罰三十萬元，就連衛生局內部都出現不同意見。關渡醫院大呼冤枉，認為通報時機如何拿捏見仁見智，如果病人發燒，就逕行通報，專家小組恐將應接不暇。

陽明醫院爆發院內群聚感染，疾管局怪罪醫院，明知看護工已在六月三日發燒，卻遲至六月五日才進行通報，又因為管理不當，因此對醫院開罰一百五十萬元，創下有史以來最高紀錄；代理院長王泰隆後來也被拔除職務。

陽明醫院抱怨說，看護工在六月三日只有發燒，連咳嗽都沒有，X光和血液檢查也都正常，不符合疾管局在五月二十三日新發布的通報規定，要他們怎麼通報？

二○○三年四月二十三日，和平醫院爆發院內感染，在此之前，衛生署依然沿用世衛組織在三月十六日公布的舊標準——體溫超過攝氏三十八度、到過感染區、和ＳＡＲＳ病例有過接觸，才判定為「疑似」病例；如果Ｘ光片出現肺炎變化，才可進一步確認為「可能」病例。

其實，ＷＨＯ早在四月一日即更新標準，加注「或住在ＳＡＲＳ感染地區」一項。和平醫院曹女士、劉姓洗衣工和胡姓患者，都未到過疫區，也找不到感染源，衛生署依舊規矩辦事，無法有效防堵疫情。直到和平醫院疫情一發不可收拾，才終於將標準放寬。

和平醫院封院後，有更多的醫院害怕被罰、更怕影響業績，只要病人發燒，就直接向上通報，使得「待審個案」在專家會議嚴重塞車。

前中研院副研究員何美鄉呼籲，衛生署不該死抱著定義不放，把無接觸史的病例完全丟掉。如果這種做法說得通的話，那出現在中國廣東佛山的第一起ＳＡＲＳ病例，又該如何處理？是否一定要找到他曾與誰接觸？（摘自《聯合報》）

監察院糾正衛生署，在尚未取得檢驗試劑之前，臨床診斷受定義標準影響，如果在感染初期沒有及時發現，只以一般疾病對待，很可能導致疫情擴散。

衛生署為何死抱著舊定義不放？難道有意將ＳＡＲＳ個案推給境外移入？只有零星個案？不禁啟人疑竇。

審查繁複延誤治療

二〇〇三年三月十四日，台灣出現第一起ＳＡＲＳ境外移入案例，疾管局自三月十八日起，每天召開「研討嚴重急性呼吸道症候群相關事宜會議」，進行ＳＡＲＳ通報病例的審查，與會專家則自訂「我國ＳＡＲＳ病例定義」，判定通報病例為「可能」、「疑似」或排除。

自四月五日起，專家會議有感於審查案件越來越多，由疾管局先進行初審，再交由專家複審。疾管局於是在四月二十八日，邀集胸腔科、感染科和疾管局各一到兩名醫師，組成「ＳＡＲＳ病例先審小組」，進行ＳＡＲＳ通報病例的初審。

很難想像，患者的黃金治療時機，很可能在「通報」、「待審」、「疑似」和「可能」模稜兩可之間，一點一滴流失。

和平醫院護理長陳靜秋死亡前，仍被列為疑似病例；林姓看護工已經被火化了，還被列為通報病例；蔣姓病患還來不及通報，就發病身亡。

就連衛生署長涂醒哲在立法院備詢時都說，可能、疑似或懷疑，聽起來很類似。立委陳茂男進一步追問：「是否通報病例，就是可疑病例？」其實，兩者不同，但涂醒哲卻回答說：「對，可以這麼說。」

立委邱永仁在SOGO李姓收銀員感染ＳＡＲＳ後，因為業者打算申請國賠，委託他調查，結果發現，患者曾經在四月三十日到新莊新泰醫院、五月三日到台大醫院檢查。照理說，五月五日應可判定她為「可能病例」，但他在五月七日打電話給疾管局，對方卻一問三不知。邱永仁因此建議，通報系統該好好統整了。

由於程序卡關，內政部和衛生署的統計數字，也出現明顯落差。根據內政部五月底的統計，ＳＡＲＳ「疑似病例」被火化者有三百三十一人；但是，衛生署只向ＷＨＯ通報了八十一人。經進一步追查，當時有三百多個「待審」案例被堵在衛生署。ＷＨＯ因此懷疑，台灣的疫情真相，可能遭到掩蓋。

專家小組召集人陳建仁解釋，其實當時主要靠臨床特徵和ＴＯＣＣ（旅遊史、職業史、接觸史和群聚史）來判斷，只要符合前者，就可定義為疑似病例，必須加以隔離；若再加上後者，就是可能病例。「因為我們要向世衛組織通報，必須符合他們所訂定的標準。直到四月十六日，我們從美國ＣＤＣ取得病毒株，確定病毒為何，才發展出快篩工具，之後就可以判定誰是確診了。ＳＡＲＳ時期與後來的COVID-19不同，COVID-19很快找出基因定序，馬上可以做確定診斷，沒有模稜兩可的狀況。」

臨時編組疊床架屋

令人霧煞煞的，還有行政院、衛生署五花八門的臨時編組。

二〇〇三年三月十七日，衛生署成立「嚴重急性呼吸道症候群疫情處理中心」，由副署長李龍騰負責召集，流行病學專家、感染科醫師、疾管局及跨部會代表，主要在確定病例、探求病原、檢驗方法、研擬防疫相關措施和研商跨部會議疫情對策。

三月二十八日，成立「ＳＡＲＳ因應小組」，由衛生署長涂醒哲主持，下設專家組和行政組，由兩位副署長督導、陳建仁擔任專家會議的召集人。

行政院在四月二十八日成立「嚴重急性呼吸道症候群疫情處理委員會」，五月二日更名為「嚴重急性呼吸道症候群防治及紓困委員會」，下設十個組，在疫情吃緊時天天開會。直到六月十七日ＷＨＯ將台灣自旅遊警戒區解除，七月五日自病例集中區除名之後，才改為每星期開會一次，一直到七月十五日為止。

為了與行政院「嚴重急性呼吸道症候群防治及紓困委員會」對口，衛生署還在四月三十日成立「ＳＡＲＳ疫情災害管控小組」。

五月一日，陳水扁總統召開國安高層會議後，增設「全民抗ＳＡＲＳ委員會」，於五月七日任命李明亮為總指揮。

連官員都要憑小抄，才搞得清楚有哪些防ＳＡＲＳ會議，不禁令人懷疑，政府疊床架屋之後，到底獲得多少成效？

意外的訪客

二〇〇三年五月二日《蘋果日報》創刊，成為《壹週刊》的勁敵。週刊於是派了兩名記者潛入和平醫院，進行臥底採訪。

裴偉當時是《壹週刊》的社長兼總編輯，找了少數幾位副總編輯開編輯會議。由於考量進入感染區，有一定的風險，因此不由高層指派，要在場副總編輯表態，結果「社會組」和「人物組」決定派記者進去。

行前，他們做沙盤推演，以記者能進到院內為首階段任務。四月二十四日下午兩點多，社會組記者試圖從太平間進去沒有成功，人物組記者翻牆入內順利達陣；社會組記者則轉作外部支援。

進入和平醫院的文字記者為女性李姓記者、攝影記者為男性莊姓記者，是《壹週刊》公認抗壓性最強的。時至今日，《壹週刊》依然保護當事人，即使內部同仁知道，也心照不宣。

記者臥底十一天 揭亂象

和平醫院封院前兩天混亂無章，兩位記者如入無人之境，得以自由進出疫情嚴重的汙染區、地下室洗衣間、B棟急診室。從禮拜四封院，到禮拜天完成第一波採訪。

《壹週刊》記者大多時間待在A棟，晚上逐水草而居，有時睡在樓梯間，有時窩在儲藏室，偶爾可以在醫師辦公室找到一席之地。

《壹週刊》透露，兩位記者有抽菸習慣，發現中華路和廣州街邊角，是適合「丟包」的地點。四月二十五日，攝影記者丟出第一批底片，先與同仁透過手機聯絡，等看到同事的機車燈時，再走到二樓露台，把底片丟下。

之後，雙方約定，每天午夜時分，按既定模式傳接底片。攝影記者的小鏡頭電池沒電了，接應記者也以同樣路徑，從一樓把電池丟上二樓。

至於畫面的取得，必須講究技巧。攝影記者將DV裝在小包包裡，再挖個洞拍攝，神不知鬼不覺；但受制於被包包遮擋，所以拍出來的畫面，經常出現暗角，畫質也不夠好。

為掩人耳目，兩位記者在院內分頭行動，另外考慮到，就算其中一人被發現，還有另外一人可以留下。

兩人原本準備了些乾糧進去，但到了第二天就彈盡援絕。《壹週刊》試圖在急診室通道把便當送進去，擔心引人注目，從第二天開始，指派週刊內勤人員負責。之後，還陸續送了筆電等必需品進去。

社內主跑醫療線的記者，安排院內一位醫師充當內應，偶爾會提供便當給兩人；另以化名方式，傳達院內醫師的惶恐與不安。

台北市新聞處長吳育昇指控，兩名記者曾在四月二十九日，在A棟八樓病患的陪同下，佯裝成病患家屬，到櫃檯登記領取物資。十八年後，《壹週刊》首度解密，過程令人莞爾一笑。原來又是拜吸菸所賜，兩位記者才得以結識簡姓病患。

當《壹週刊》透過記者得知，和平醫院缺乏醫療物資，特地買了一百套防護衣和N95口罩送進去，算是盡到社會公益。

兩位記者從四月二十四日進去，到五月五日被發現，前後總計藏身和平醫院十一天。首先識破他們的是院內一位護士，她向上級通報，某一個層樓的「病患家屬」形跡詭異。即使知道以後，院內高層還是無法在一時之間，把他們找出來。「身分曝光，反而是件好事，忙了四、五天，壓力終於得以釋放，以後只要專心隔離就好，我們懂得見好就收。」

唯一令長官感到憂心的是，攝影記者在交出最後一批底片時，透露自己體溫升高，社方做好最壞的打算，要他在體溫若超過攝氏三十八度時，就直接前往急診室報到。「我腦海中甚至浮現，想把他們救出來的打算。」

四月二十九日，首篇報導出爐，標題為〈獨家直擊　深入和平醫院一百小時〉，揭露和平醫院無配套封院後的亂象。對於記者的報導內容，社方照單全收。裴偉認為，兩位記者既然冒死採訪，社方應該毫不保留刊登。

《蘋果日報》將兩位記者的姓名公布，《壹週刊》依然保持沉默，既不承認也不否認。

接下來，《壹週刊》開始籌備第二篇報導。裴偉在白板上畫出分析圖，將矛頭鎖定和平醫院的院長吳康文。裴偉認為，B棟八樓的護理長陳靜秋，不是《蘋果日報》包裝的「抗煞英雄」，而是受害者，若非院方隱匿疫情，未予她妥善照顧，她也不會轉而向其他醫院求助。

第二篇報導出爐，斗大的封面標題指控「官僚殺人」。對於吳康文後來獲判無罪，裴偉至今耿耿於懷，認為司法對他有所維護，否則以當時《壹週刊》所列舉的犯行，足以定他的罪。

五月五日晚上十點半，兩位記者分乘兩輛救護車，被送往南港基河國宅隔離十四天。

事後，黎智英親自頒發兩位記者十萬元獎金，並且給予心理輔導。兩人繼續留在《壹週刊》，陸續做了許多報導。

裴偉透露，他們與兩位記者為了是否具名一事，發生過衝突。社方想保護記者，不希望他們曝光；但，兩位記者滿腔正義，表示無所謂。最後，在高層的堅持下，不讓他們出頭。

吳育昇控違法　揚言提告

《壹週刊》因為先前報導馬英九為職業學生，與台北市政府結下梁子。當得知周刊記者潛入和平醫院，吳育昇立刻召開記者會，除了搬出《行政執行法》強制查扣採訪配備，並將兩人送往基河國宅進行隔離之外，還搬出新頒布的《嚴重急性呼吸道症候群防治及紓困暫行條例》第十五條規定，指控《壹週刊》記者未經當事人同意，對其錄音、錄影或攝影，簡姓病患和家屬的畫面曝光，就是違法的具體例證。由於該條文並無罰則，吳育昇最後抬出《刑法》揚言提告。

吳育昇將矛頭同時指向《壹週刊》高層，認為社方非但縱容記者在院內採訪，還送睡袋給記者，完全無視院方隔離規定，公然鼓勵違法。

疾管局同時祭出《SARS特別條例》第十八之二條，揚言對周刊開罰五十萬元。《壹週刊》則回應，等收到罰單再說。

《壹週刊》強調，兩位記者是在和平醫院尚未實施隔離措施前進入，始終按照規定在A棟工作，並無任何破壞醫療秩序或隔離規定的情事發生。對於台北市政府限制新聞採訪和人身自由，並且破壞器材等行為，他們將保留法律追訴權。

台大新研所副教授張錦華認為，國家管控重大災難，均有法律相關規範，就算媒體為了報導真相、維護民眾知的權利，也不能違反法律，讓自己成為可能的傳染源。現場拉出封鎖線，意味著對某些權力有所限制，即使媒體也不能違反，否則就是觸法。

「如果我們散布謠言，才涉及《刑法》。我們報導的是真相，完全站得住腳。吳育昇在鏡頭前進行宣示，之後兩三天就把官司撤了，最後不了了之。」《壹週刊》透露。

對於《壹週刊》的行為，院內醫護人員持兩極化看法。A棟六樓護兒科護士高錫卿認為，雖然她不認同《壹週刊》的行為，但報導內容呈現相當真實。

第一時間進入支援的前仁愛醫院副院長璩大成表示，院方早就明令禁止所有記者入內採訪，記者擅自闖入，就是違法。況且，週刊記者宣稱，吃、住沒有麻煩醫護人員，與事實不符。最重要的是，記者在院內任意走動，無形中增加了病毒擴散的機會。（摘自《和平抗SARS實錄》）

媒體競相報導　激化情緒

除了《壹週刊》外，《民視》透過特殊管道取得和平醫院院內光碟，以及《TVBS》近距離採訪居家隔離者，也引發不小的爭議。

和平醫院封院後，平面及電子媒體，幾乎都成立「SARS專案小組」。有線新聞台每天至少派出十組以上記者，平面媒體至少出動六、七名記者，二十四小時在現場待命。各媒體均要求記者不要返回辦公室，直接住在外面的飯店，並且競相提出各種保護措施，有的發獎金，有的為記者買保險，有的幫記者注射免疫球蛋白。

儘管如此，還是有一位有線電視台記者，因為到居隔者家中進行採訪，出現發燒症狀，被列為ＳＡＲＳ疑似病例，成為採訪記者中，首位列為通報病例者。

過度的新聞競爭，容易激化當事人或受害家屬的情緒。

台中曾姓死者的女兒，看見電視媒體重複播放父親在隔離病房中的病容，情緒崩潰，斥責媒體對其父親進行二度傷害。

大批媒體日夜在曾家社區守候，也令母女三人有家歸不得。有的媒體甚至跟到火葬場，讓家屬無法接受。

曾太太說，她和兩個女兒無法到病房見先生最後一面，或到火葬場為他送行，心中已留有遺憾。當她們在四月二十七日中午回家，看到電視新聞重複播放丈夫插著呼吸器最後垂死掙扎的模樣，心防瞬間決堤，忍不住嚎啕大哭，女兒才會打電話到衛生局，哭著拜託他們，請電視台記者不要再打擾她們。

和平醫院Ｂ棟人員，在五月一日轉到公訓中心隔離，由於不堪媒體記者不停地在宿舍外拍攝，不滿情緒終於爆發。和平醫院一名駐衛警，先打電話向公訓中心抗議，緊接著將房門反鎖，在陽台上作勢要跳樓，場面一度緊張。忠孝醫院副院長柯景塘緊急要求媒體撤離，並請警方將封鎖區域擴大，請消防車和救護車到現場待命，經同仁與家屬到現場勸說，才解除這場僵持近四個小時的危機。

「新聞公害防治基金會」執行長盧世祥等多位學者專家直言，電視新聞及部分平面媒體報導，已淪為比ＳＡＲＳ病毒還恐怖的「媒體病毒」。尤其，有線電視二十四小時不打烊，集中報導抗爭、自殺、疑似病例增加等負面新聞，甚至預言台灣即將爆發社區感染，都逾越媒體應有的分際。不少病人、居隔者和遊民身分被曝光，難免受到歧視。

新聞局廣電處長吳水木抱怨，政府做了許多宣導，卻未獲得媒體重視，因此得不到民眾的關注；相對地，部分媒體過度報導中央與地方之間的摩擦、批評政府公權力不彰，使人民對政府充滿高度的不信任感，不利於政府防疫。

和平經驗

二〇二〇年武漢肺炎病毒在全球大流行，國際期刊《ＢＭＪ》讚美台灣抗疫成功，關鍵在於記取了ＳＡＲＳ的慘痛經驗。

前總統陳水扁說：「起初，台灣不知道什麼是ＳＡＲＳ，是美國教會我們的，就像老師教學生一樣。十七年後，我們變成模範生，老師反而不及格。」

中研院士陳建仁接受日本媒體訪問時指出：「台灣對抗武漢肺炎病毒，做得比較好，是因為在ＳＡＲＳ期間累積經驗。當時，台灣被拒於ＷＨＯ門外，是美國疾管中心（ＣＤＣ）給予我們病毒株，也派了一群人來協助我們。」

陳水扁透露，美國前後派了二十四位防疫專家來台，其中還有一位專家感染ＳＡＲＳ，用專機送回。

「衛生署長陳建仁後來到美國考察，美國衛生部長湯普生告訴他，台灣需要一個ＮＨＣ

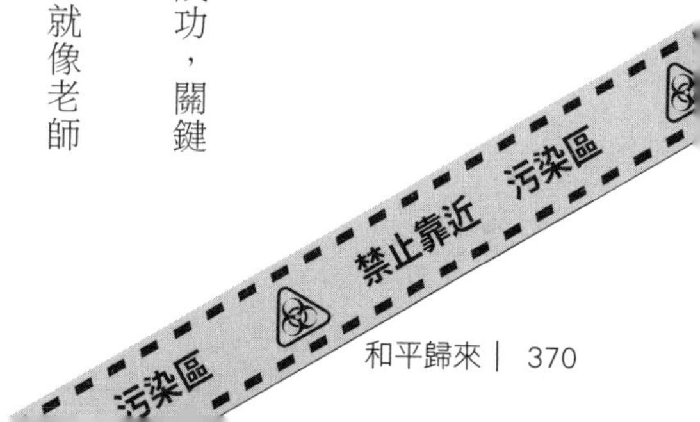

Ｃ（國家衛生指揮中心），獨立於ＣＤＣ之外。政府因此在疾管署七樓，建置『國家衛生指揮中心』，結合中央流行疫情指揮中心、生物病原災害中央災害應變中心及反生物恐怖攻擊指揮中心，架構出完整的防災機制。」

從失敗經驗記取教訓

陳建仁認為，ＳＡＲＳ防疫有八項缺失：院內感控沒做好、對疾病的診斷標準不一、為建置「專責醫院」、法規不夠健全、缺乏居家檢疫和隔離的明確規範、未廣設「發燒篩檢站」、早期醫療物資嚴重缺乏、假新聞氾濫。

吸取ＳＡＲＳ失敗經驗後，台灣從二〇二〇年開始防疫，有關「邊境檢疫」、「病毒檢測」、「居家檢疫」、「專責醫院」、「負壓隔離病房」、「發燒篩檢站」的建置，均趨近於完備。

疾管局署長周志浩指出，疾管局還針對醫院訂定感控指引、「專責醫院」定期演練、透過「健保雲端查詢系統」協助醫護人員問診。（摘自《衛福月刊》）

自二〇一九年底獲知武漢肺炎病毒開始流行後，政府在隔年一月二日即成立「應變小組」，三天後召開專家會議，確定通報定義、採檢及處置流程；一月十五日，將武漢肺炎列為「第五類法定傳染病」，並且在一月二十日開設「中央流行指揮中心」，後升格為一級開設；一月二十三日，「口罩實名制」上路。

台灣民眾戴口罩、勤洗手，公共場所均提供消毒劑、要求量測體溫。

政府還進一步開發「科技防疫」、「電子圍籬」、「雙向簡訊」」等防疫措施，加強邊境防疫和高風險族群的追蹤。

由前疾管局長蘇益仁催生的「防疫醫師」制度，在十七年後開花結果。

蘇益仁回憶，不管是ＳＡＲＳ期間來台支援的美國防疫專家，還是香港的防疫人員，多半是醫師；相較之下，疾管局八百四十九位員工，只有七位醫師，連北、中、南、東分局的主任和分局長，都不具有醫師資格，在其他醫師面前，不僅矮了一截，聲量也不夠大，如果不催生「防疫醫師」，疾管局永遠只能聽取其他專家意見。

防疫醫師送國外訓練

蘇益仁在行政院會拋出構想，副院長林信義反問：「為何台灣的醫師都不願意到疾管局？」蘇益仁回答，問題出在薪水和定位。普通醫師月薪大約為十五萬到二十萬元，疾管局的防疫醫師月薪只有七萬元。他建議比照檢察官和法官的薪水，為國舉才。林信義出身企業界，一聽就懂，一口答應。

至於定位問題，蘇益仁接連打通考試院和立法院關節，在考試院會上獲得三分之二的委員同意，立法院也做出決議，准許疾管局開放十二個主管職，由防疫醫師擔任。

疾管局在二〇〇五年招聘近三十位防疫醫師，送往國外訓練；在二〇二〇年防疫期間派上用場。羅一鈞在第一時間吹哨，可說十五年磨一劍，令人眼睛為之一亮。

建立防疫醫師制度，必先修改《疾管局組織法》；除此之外，為了照顧染病風險高的老人，還修正了《衛生署組織法》，設置「長期照護處」；而《傳染病防治法》的修訂，補強了對人員、物資、機構、醫療體系的完整規範，連對假新聞都訂定了罰則。

防疫基礎改頭換面，使得政府在二〇〇九年面對Ｈ１Ｎ１、二〇二〇年處理武漢肺炎流行時，有周全的準備。當登革熱肆虐南台灣之際，入境旅客在機場必須接受「紅外線體溫感測」，當時，有許多人不解，向蘇益仁提出疑問。蘇輕鬆以對：「因為我們有登革熱啊，從東南亞入境的旅客很多，一定要妥善防範。」

台灣進不了ＷＨＯ，疾管局另闢蹊徑，透過《國際衛生條例》（International Health Regulations，簡稱ＩＨＲ）做為窗口，與世衛組織、歐洲疾病預防控制中心（European Centre for Disease Prevention and Control，簡稱ＥＣＤＣ）和各國對口。

中國並非一無是處，有關基因定序 mNGS 的技術領先，在武漢肺炎病毒爆發後的一周內，即確認病毒的全基因序列，讓研究人員知道敵人是誰，可以立即開展作業。

世界幾個主要國家早在二〇二〇年三、四月間，即開始研發疫苗，台灣至今一籌莫展。

中國大陸採取「封城」手段抗疫，台灣不乏類似的呼聲。陳建仁認為，台灣只有封院經驗，沒有封城經驗，他不曉得後果如何？不過，和平醫院封院實際構想不錯，可以使可能的感染者或被感染者，尤其醫護人員，獲得較好的醫療照顧，再由外部醫生進場支援。可惜封院過於倉卒，沒有做好準備，反而使問題變得複雜。

緊急應變措施更完善

二〇二一年五月十三日，和平醫院爆發院內感染武漢肺炎，緊急關閉急、門診，再度成為媒體焦點。

前衛生署長葉金川出面喊話，要指揮中心穩住陣腳。台北市立聯醫副總院長璩大成親上火線，以「同心圓」方式，先後對醫護人員和密切接觸者展開全面篩檢，並將病人移至負壓隔離病房、把被匡列者送往集中檢疫所隔離十四天、規定住院病人只出不進、出院病人需經過檢驗並做後續追蹤、針對不同病房進行疫調、對於接觸病患採取「一人一室」隔離。

媒體比較和平醫院處理武漢肺炎疫情，與十八年前的ＳＡＲＳ有何不同？最大相異處在於，和平醫院封院十四天，創下台灣醫院封院首例，召回九百多位工作人員返院隔離、兩百多位住院病患住院隔離。十八年後，和平醫院封院天數為零，當初步匡列採檢的五十七人均呈現陰性時，即可鬆一口氣。

衛福部桃園醫院（簡稱部桃）在二〇二一年一月十一日發生院內感染，猶如十八年前和平醫院的翻版。截至二月二十三日，最後一位接觸者解除隔離為止，前後歷時四十四天，規模不可謂不大。總計有二十一人確診，其中有兩位醫師、四位護理人員、十二位家屬和一位外籍看護。

部桃在第一階段即成立「緊急應變中心」，由院長徐永年擔任指揮官，中央流行疫情指揮中心專家諮詢小組召集人進場指導，所採取的緊急應變是：病人只出不進、接觸病患採「一人一室」隔離、擴大居家隔離範圍、擴大全院員工採檢、加強動線管制。

第二階段成立「前進指揮所」，指派衛福部醫福會執行長王必勝進駐，啟動「清空計畫」、嚴格執行居家隔離、陽性病人入住專責病房、隔離期滿前再次採檢；並實施「擴大回溯專案」，回溯相關接觸者，包括：部桃員工、專案對象和社區隔離者在內，總共隔離四千八百八十八人、出動防疫計程車一千零三十五趟，直到二十一天後才解編。

第三階段進行清零，對全院員工（包含外包人員和分院員工）三千零二十四人，進行PCR檢測及血清抗體檢驗，同時也在七百六十七處進行環境採檢。直到二月七日結果出爐，所有人呈現陰性，危機宣告解除。

台灣免疫學權威張南驥認為，在SARS肆虐之初，感覺非常可怕，但實際歷經八個月，全球只有八千零九十八人遭受攻擊，死亡人數為七百七十四人，致死率雖然高達百分之九點六，但死亡總數沒有想像中那麼高。

據疾管局統計，截至二〇〇三年八月二十八日為止，台灣ＳＡＲＳ通報病例為三千零一十九人，其中可能病例為六百六十四人、疑似病例為一千兩百九十七人，另有一千零五十八人不過虛驚一場。

醫護人員感染ＳＡＲＳ人數為七十四名，包含十六位醫師（含一名牙醫師）和五十八位護理人員。其中，三位醫師（含一名牙醫師）和四名護理人員死亡，占所有ＳＡＲＳ死亡人數的百分之八點四、所有醫護人員可能病例的百分之九點五。

如果台灣後續防疫有任何足以稱道之處，都是他們用生命換來的。

和平歸來

和平醫院封院，在許多醫護人員心中，留下不可磨滅的傷痕。有的心智退化成小朋友，有的一靠近和平醫院就尿褲子，有的聽到關門聲就跳起來，有的一閉上眼睛就想起昔日恐怖場景。

在公視《和平風暴》紀錄片首播記者會上，當散落一地的枕頭、棉被，以及眾人瘋搶便當的場景再現，現場立刻響起啜泣聲。精神科主任李慧玟、急診科主任郭聖達、婦產科主治醫師黃崇賢，甚至在散場後抱頭痛哭。

根據統計，全台灣有三百四十六個ＳＡＲＳ確診病例，其中七十三人死亡，兩百七十三人雖然救回一命，但往往出現後遺症。和平醫院護士林雅芳、鄭鈺鄁和翁瑋儒骨頭嚴重壞死，護士楊大音則失去嗅覺。

「中華民國醫事勞動權益促進會」主任陳自立表示，當香港公布ＳＡＲＳ患者出現後遺

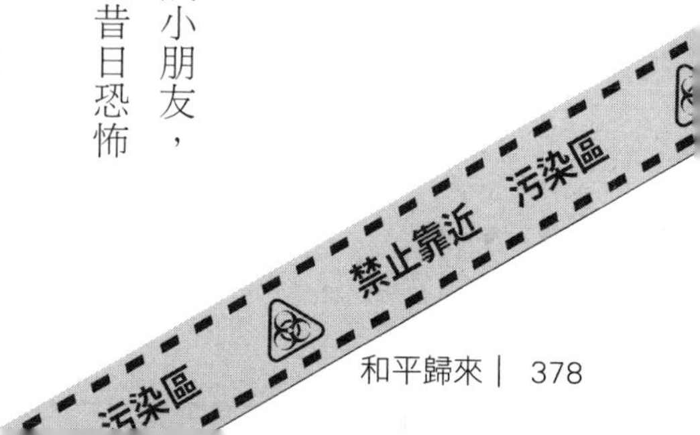

症時，衛生署還幸災樂禍地說，台灣完全沒有這種狀況。當時，他們就很擔心，政府的態度是否太過輕忽？

根據和平醫院對康復醫護人員的追蹤檢查發現，SARS患者普遍有肺部纖維化、易喘、骨頭痠痛、骨質酥鬆和禿髮等後遺症。陳自立的太太、和平醫院護士郭雯蓉，曾經感染SARS，每天都得噴「支氣管擴張劑」，才能正常呼吸。

楊大音失去嗅覺

和平醫院急診室護士楊大音有一次在家燒開水，連鍋蓋都被燒焦了，她卻聞不到燒焦味，才發現失去嗅覺。即使她哥哥跑到她面前放屁，想要喚起她的嗅覺，她還是聞不到。

楊大音有「創傷後症候群」，斷斷續續回憶著往事。她說，急診室非常忙碌，有時候忙到需要用跑的，感染SARS而不自知，還以為是流行性感冒。

封院前，她就有感冒症狀，曾經去其他醫院看過，對方要求她回和平醫院看。

封院前一天，楊大音躺在急診留觀室最前面那張床，急診病人無法分流，全擠在急診室，許多人和她一樣，在等病床。

後來，她住進B棟六樓病房，隔壁床還有另一位病人，床與床之間，只隔著一個簾子。護理人員很少進來，多半靠她自理。

楊大音在和平醫院住院三天，不斷拉肚子，當時就失去嗅覺。轉診忠孝醫院，又住了五、六天，醫護人員站在門外，都不敢踏進病房一步。經過抽血，她的血紅素和血小板，只剩下不到正常人的一半。

被移往國軍松山醫院後，她的情緒陷入低潮，感覺很悲傷，一度萌生輕生的念頭。隔離期間，她腹瀉不止，每到隔離十四天期滿前夕，又出現症狀，隔離期限一延再延，就這麼反反覆覆，直到七月才解除隔離，重返和平醫院上班。

她是在刷牙時，嗅不到薄荷味。連續試了五香、八角、香水，都嗅不到氣味。後來是台大醫院的工作人員，穿著兔寶寶裝，用救護車把她送到台大醫院。

她對醫師說，她失去嗅覺；醫師不敢看她，也沒做什麼處理。後來，她聽醫師說，可能因為住院期間施打過量的類固醇所導致，原本應該可以救回來，卻因為錯過黃金治療期，而沒辦法回復。

之後，她的脾氣變大。向內政部申請殘障手冊，但SARS後遺症不符合規定，無法如願。

曹女士呼吸會喘

曹女士在四月二十九日康復，和先生一起在國軍松山醫院隔離。當時，蕭先生就發現太太的身體虛弱、雙腳無力、不斷喘氣。每當她拔掉呼吸器，去上廁所的時候，非但不停地喘氣，雙腳也無法抬高，連穿褲子都要別人幫忙。

曹女士原本有暈眩症，六年來看了很多醫師，始終看不好，一場ＳＡＲＳ，讓原有的痼疾不藥而癒，卻留下心臟肥大、肺部纖維化導致喘氣等後遺症。當時，感染ＳＡＲＳ的康復者中，沒有人有心臟肥大現象，她算是首例。

曹女士沒有心臟病史，醫師懷疑可能因為ＳＡＲＳ病毒侵襲胸部而引起。台大醫院感染科主任張上淳指出，並非所有的ＳＡＲＳ患者，都會留下後遺症，感染嚴重肺炎的患者，才會出現肺部纖維化現象，康復後呼吸會喘。當時，國內針對ＳＡＲＳ病患，施以類固醇治療，雖然明知容易產生續發性細菌性感染，但為了救命，也是沒有辦法的辦法。

曹女士在治療過程中，僅使用少量類固醇，康復後卻出現心室肥大現象。張上淳坦承，臨床研究沒有發生過，她是首例，還需要觀察。（摘自《中國時報》）

曹女士和先生經人介紹，與和平醫院外科醫師張深港一起學氣功，夫妻倆經常騎著機車到大安森林公園練習。

二〇〇三年四月二十一日晚間，張深港高燒到攝氏三十八度，全身潮熱，感覺很不舒服。隔天，到急診室就醫，經過檢驗，才知自己感染ＳＡＲＳ，轉診台大醫院，晚上七點半被送進隔離病房。四月三十日緊急插管，之後打針治療，病況嚴重時，曾經一天要打三十針，下嘴唇因為插管爛掉，缺口過了好久才復原。

在台大醫院住院期間，張深港一度出現幻覺，以為自己受重傷，受困於基隆某個山洞；之後，又在病房的冷氣孔，看到有燕子飛來；想要轉院，又因為欠錢，不准出院。他把幻覺當成真實，還真的打電話向朋友借錢。朋友感覺納悶，問：「你不是在住院嗎？怎麼打電話來借錢？」他這才知道那是幻覺。

隔離期間，張深港的身體虛弱，從洗頭到洗澡，要分階段完成。SARS嚴重影響到他的肺部功能，肺活量變差、呼吸時喘不過氣來、講話變得斷斷續續。不過，比起其他病患關節壞死，他感覺自己已經夠幸運了。

肺部功能受損，令張深港不想出門、不想講話，後來在太太的鼓勵下出門運動。剛開始，只不過走二十公尺就會喘，需要停下來休息。長時間之後，他不僅習慣每天出門，早上到公園練習吐納、訓練呼吸。如今肺功能已經恢復，說話也不會喘。（摘自《自由時報》）

二〇〇三年五月二日，曹女士和丈夫蕭先生一起在媒體前亮相，勇敢地告訴社會大眾，他們會再站起來。

小寶用血漿治療

三總護士「小寶」的丈夫李勇興，這輩子都沒有想到，素昧平生的曹女士和蕭先生，會成為他們全家的救命恩人。

當三軍總醫院開始收治ＳＡＲＳ病患後，「小寶」和同事換班，三天後不幸染疫。

前三軍總醫院院長陳宏一透露，當時李勇興還是「小寶」的男朋友，聽說血清療法效果不錯，於是「威脅」他比照這種方法，救他的女朋友。

陳宏一的消息來源是三總感染科主任張峰義，當時血清療法尚屬於試驗性質，他叮囑張峰義，必須先向衛生署報備。張峰義回答說，他已按程序報備。

李勇興在網站上急徵血清，沒想到最後伸出援手的竟是飽受外界歧視的曹女士和蕭先生。「感謝你們，你們真是天使！」見到蕭先生時，李勇興激動地搭著他的肩，不斷致謝。蕭先生瀟灑地說：「護理人員對我們有救命之恩，如果捐血可以救人，為什麼不做？」

五月二十二日，三總用蕭先生捐出的兩百五十西西血液，先對三總神經外科醫師的太太、李姓護士進行血漿治療；隔天則用在「小寶」身上。第二天早上，兩人燒就退了，兩側肺葉浸潤也獲得改善。「小寶」後來成為李太太，與李勇興生下一子一女。

前新光醫院副院長黃芳彥，當時擔任國軍松山醫院總指揮，不贊成松醫使用血清治療，只接受中研院「研究治療中心」所建議的方式。

張峰義解釋，他們採用的是「血漿治療」，與「血清治療」差不多，只不過在血漿裡加了抗凝血劑。就科學觀點來說，血漿療法效果還不明朗，他們會在嚴格規範下實施。（摘自

《中國時報》）

事實上，最早捐血救人的是台灣首兩起ＳＡＲＳ病例勤姓台商夫婦，他們各捐出兩百五十西西血液，供台大醫院分離製作免疫球蛋白。感染科主任張上淳說，一般而言，病人感染ＳＡＲＳ三到四周，體內抗體會升到相當高，利用血液製成的免疫球蛋白，具有治療效果，或可跳過人體試驗步驟，進行專案申請，直接用在病患身上。（摘自《聯合報》）

高雄長庚醫院在失去醫師林永祥之後，也呼籲痊癒患者捐血，救助染疫的蘇姓醫師。最後，林口長庚醫院取得ＳＡＲＳ痊癒患者，捐贈兩百五十西西血液，經衛生署和「長庚人體試驗委員會」同意之後，為蘇醫師進行血清抗體療法。

身心受創恐斷炊

ＳＡＲＳ患者康復之後，除了需要身心復健之外，恐怕還得應付經濟窘迫的難關。

曹女士一家五口平時靠在工地打零工維生。長子抱怨，母親被送到新光醫院的隔天，若不是因為疾管局誤判，將她排除為ＳＡＲＳ可能病例，才會讓前往醫院探視的父親、二弟和阿姨，都遭到感染。

雖然慶幸一家五人走過鬼門關，但出院後馬上得面臨家中經濟狀況惡化到可能斷炊的地步。蕭先生擔心，病後不知道他還能不能繼續做水泥工？他們每個月還有一萬多元的房貸壓力，眼見就要付不出來，親朋好友也沒有錢可借，不知道以後的日子要怎麼過？

和平醫院鄭姓護士，一家五口染疫。中風的爸爸原本住在和平醫院九樓的護理之家，媽媽在病房照顧，兩人均因感染ＳＡＲＳ而不幸身亡。父、母親原本要送到桃園殯儀館，卻遭到拒收，最後只好放在私人墓園。兩個哥哥出院後，找不到工作，透過和平醫院急診科主任張裕泰夫人許玉暄的協助，打電話向時任桃園縣長的朱立倫求助。不到十五分鐘，朱立倫就回電話，幫兩位在「廣達」謀得警衛工作。

走筆至此，全書完結，嘆和平歸來者幾希？「和平歸來」既寫不出和平，那失去的也不復歸來。

【附錄】SARS大事記

二月二十一日：勤姓商人自大陸返台，二月二十六日發病。

三月八日：勤姓商人發病，前往台大醫院急診。

三月十四日：勤姓商人被衛生署列入台灣第一個SARS可能病例，三月六日發病的勤太太，在同一天列入，也住進台大醫院。

三月二十日：勤姓夫妻的兒子發病，住進台大醫院。

三月二十五日：台大醫院胸腔內科醫師蔡子修發病，為台灣第一個染SARS的醫護人員。

三月二十六日：中鼎員工在三月十五日搭乘香港飛北京航班，遭同機旅客傳染，三月二十六日，經台大醫院診斷為SARS。

三月二十七日：行政院將SARS列為《第四類法定傳染病》。

三月三十日：世界衛生組織確認全球首例SARS病例，發生在二〇〇二年十一月十六日廣東佛山市。

四月十日：台灣實施入境旅客量體溫。

四月二十日：台灣舉辦全球第一場SARS國際研討會，台灣當時保持「零死亡、零輸出、零社區」感染的SARS「三零」紀錄。

四月二十一日：和平醫院深夜爆發院內感染。

四月二十四日：和平醫院封院。
四月二十六日：香港「淘大花園」曾姓民眾的弟弟，病逝於中國醫藥學院附設醫院，是台灣第一起ＳＡＲＳ死亡病例。
四月二十九日：仁濟醫院封院。
五月一日：和平醫院護理長陳靜秋病逝於林口長庚醫院，是台灣第一位染ＳＡＲＳ死亡的醫護人員。
五月七日：行政院成立「ＳＡＲＳ防治及紓困委員會」，由前衛生署長李明亮擔任副召集人。
五月八日：世界衛生組織將台北列為旅遊警示區。
五月九日：「華昌國宅」疑似爆發社區感染，封樓封街。
五月十一日：高雄長庚醫院爆發院內感染。
五月十二日：和平醫院院長吳康文遭免職，成為ＳＡＲＳ發生以來第一位去職的公務人員。
五月十二日：台大醫院關閉急診二周。
五月十六日：衛生署長涂醒哲、疾管局長陳再晉請辭獲准，由陳建仁、蘇益仁接任。
五月十九日：關渡醫院院內感染，關閉急、門診。
五月二十一日：世界衛生組織將台灣列為ＳＡＲＳ感染區。
五月二十五日：台北市衛生局長邱淑媞晚間請辭獲准，由新光醫院副院長張珩接任。
六月六日：陽明醫院晚間爆發院內感染。
六月十七日：凌晨，台灣從ＳＡＲＳ旅遊警示區除名。
七月五日：世界衛生組織宣布台灣自ＳＡＲＳ感染區除名，台灣是最後一個除名的地區。

研商台北市立和平醫院醫護人員感染SARS因應措施會議簽名單

開會時間：九十二年四月二十四日（星期四）上午十時三十分

開會地點：本院第一接待室內廂

主持人：林副院長信義

出席單位：

劉秘書長世芳

教育部吳常務次長鐵雄

國防部陳常務次長鎮湘

本院新聞局蔡主任秘書仲禮

本院衛生署涂署長醒哲

本院衛生署疾病管制局陳局長再晉

本院國軍退除役官兵輔導委員會第六處林處長有嘉

台北市政府歐副市長晉德

台北市政府衛生局邱局長淑媞

本院林發言人佳龍

本院院長辦公室

本院秘書長辦公室譚科長宗保

本院第六組陳組長德新

行政院

這些人決定和平醫院封院。

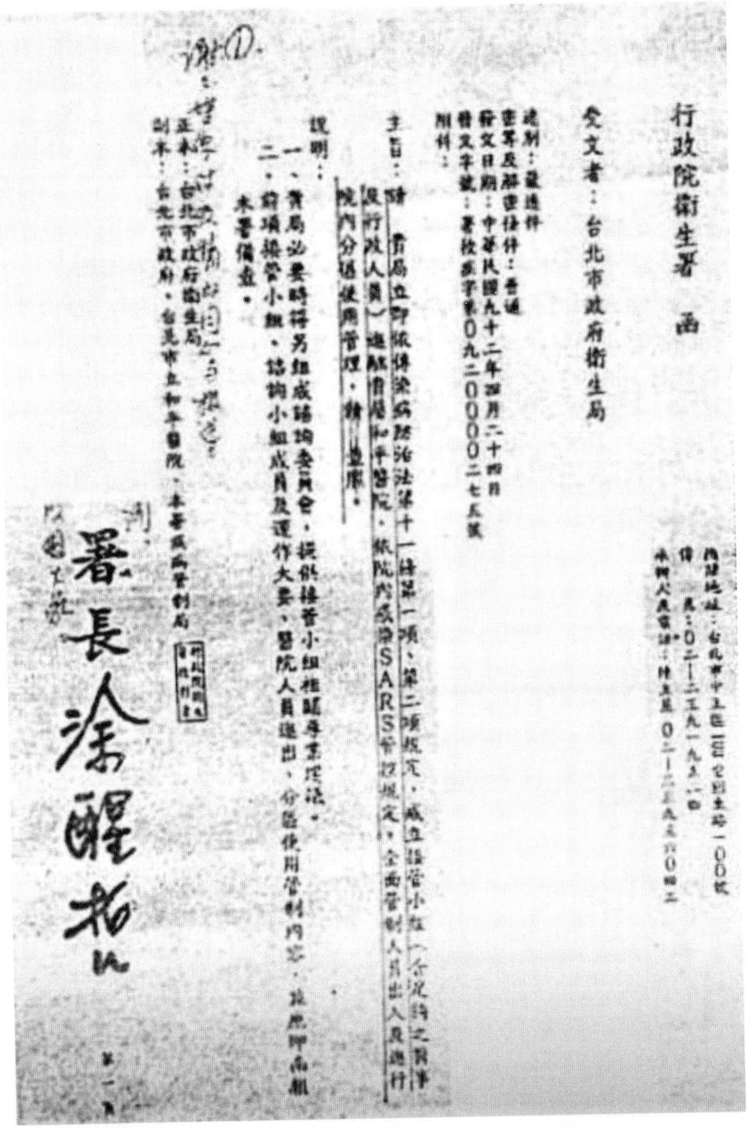

行政院衛生署　函

機關地址：台北市中正區愛國東路一〇〇號
傳真：〇二－二三九一－九五一四
承辦人及電話：林Ｏ莫 〇二－二三九五－六〇四三

受文者：台北市政府衛生局

速別：最速件
密等及解密條件：普通
發文日期：中華民國九十二年四月二十四日
發文字號：署授疾字第〇九二〇〇〇〇二七五號
附件：

主旨：請貴局立即依傳染病防治法第十一條第一項、第二項規定，成立接管小組（含院外之醫事及行政人員）進駐貴局和平醫院，執行院內感染SARS管控規定，全面管制人員出入及進行院內分區使用管理，請查照。

說明：
一、貴局必要時得另組成諮詢委員會，提供接管小組相關專業諮詢。
二、前項接管小組、諮詢小組成員及運作大要、醫院人員進出、分區使用管制內容，請應即函報本署備查。

正本：台北市政府衛生局
副本：台北市政府、台北市立和平醫院、本署疾病管制局

署長 涂醒哲

涂醒哲公文要求分區管理。

創 第一類公文

臺北市政府　公告

裝　訂　線

發文日期：中華民國九十二[illegible]
發文字號：府衛技字第09[illegible]
附件：傳染病防治法第十一[illegible]四條、第[illegible]及第三十七條

主旨：公告臺北市立[illegible]准者外，應即時返回該院，全體工作人員、病患及有關民眾，非經本府核准，嚴禁出入該院，並應接受本府之檢查及其他有關之防治措施。

依據：依據傳染病防治法第十一條、第二十四條、第三十四條及第三十七條規定辦理。

公告事項：臺北市立和平醫院因爆發SARS院內感染，為避免疫情擴大，前經本府管制該院之出入，並透過新聞媒體公告，另分別通知所有醫院員工即時返院接受隔離，全體工作同仁、病患及有關民眾非經允許，不得進出該院，並應接受本府之檢查及其他有關之防治措施、否則將依法辦理，為維護全體民眾健康起見，特重申前令。

市長　馬英九

馬英九公文只把人召回來。

台北市政府舉行「防止SARS疫情擴大緊急應變小組」會議紀錄

紀錄：黃鳴毅

壹、時間：中華民國九十二年四月二十四日十一時。

貳、地點：市府大樓十一樓首長會報室。

參、主持人：歐副市長晉德

肆、出席人員：（詳如簽到單）

伍、主席致詞：（略）

陸、主席結論：

一、本府將與中央全力合作，有效配合防堵疫情擴散。

二、和平醫院暫予封閉，全面管制人員進出，住院病人管制在後棟建築，其他人員管制在前棟建築。

三、有關和平醫院員工集中隔離管理，家屬則居家隔離。

四、過去兩週內至和平醫院就診病患、曾自行離院患者予以追蹤管制，必要時召回治療檢視。

五、國防部雖同意借用國軍英雄館作隔離人員安置，但考量方便性及本府資源運用性仍以本府公訓中心為優先考量，國軍英雄館為第二替代方案，或可考慮替代役中心，請衛生局綜合評估。

六、請衛生局會同流行病理學專家，感染症專家及衛生署疾病管制局協助和平醫院進行後續調查與防疫措施。

七、有關各項疫情對外不作任何辯解，統一由新聞處配合衛生局對外發言，同時市長亦指示：誠實面對，據實通報，切實防治。

八、請社會局動員相關志工，由衛生局派員協助防護指導，並請交通局配合專車運送，進行專案隔離。

九、為強化SARS的宣導，請衛生局向衛生署索取相關資料，並請民政局就和平醫院的附近住家，於二天內完成逐戶發送宣導資料作業。

和平醫院封院前，仍未找到隔離安置處所。

2003 SARS

和平歸來

SARS 20周年紀念專書

和平不再，永不歸來

作　　者：黃光芹
總 策 畫：國際橋牌社
文字編輯：李秋絨
美術編輯：魏綾鴻
封面設計：陸六

出 版 者：馬克吐溫國際影像有限公司
地　　址：10560 臺北市松山區光復北路 100 巷 20 號 1 樓
讀者服務電話：02-2578-3232
讀者服務信箱：islandnation2773@gmail.com
國際橋牌社官網：https://www.islandnation.tw
法律顧問：寬和法律事務所謝良駿律師

印　　刷：晨捷印刷裝訂公司
初版一刷：2022 年 11 月 1 日
定　　價：新臺幣 420 元

總 經 銷：時報文化出版企業股份有限公司
電　　話：02-23066842
地　　址：33343 桃園市龜山區萬壽路 2 段 351 號

2003 SARS 和平歸來：和平不再，永不歸來：SARS 20 周年紀念專書 / 黃光芹作 . -- 初版 . -- 臺北市：馬克吐溫國際影像有限公司，2022.11
面； 公分
ISBN 978-626-96753-0-2(平裝)

1.CST: 嚴重急性呼吸道症候群 2.CST: 歷史

415.4　　111017261

ISBN 978-626-96753-0-2